ट्रॉमा देखभाल में प्राथमिक सहायताकर्ता हेतु निर्देशिका

AF519393

दिनेश व्यास

एमडी, एमएस, एफ.ए.सी.एस.

कार्यक्रम निदेशक, सर्जरी रेजीडेन्सी, सहायक प्रोफेसर,
कैलिफोर्निया नॉर्थ स्टेट यूनिर्वसिटी, यू.एस.ए. (USA)

निदेशक, ग्लोबल हेल्थ इंस्टीट्यूट
निदेशक, अनुसंधान एवं नवाचार केन्द्र
उप निदेशक सर्जरी, सेन जोआकिन जर्नल अस्पताल

साईन्टिफिक® पब्लिशर्स

साईन्टिफिक ®
पब्लिशर्स

जोधपुर

5–ए, न्यू पाली रोड, पो. बो. नं. 91
जोधपुर–342 001 राजस्थान (भारत)
E-mail: info@scientificpub.com

नई दिल्ली

4806/24, अंसारी रोड़,
दरिया गंज,
नई दिल्ली – 110 002 (भारत)

Website: www.scientificpubonline.com

© दिनेश व्यास 2023

समस्त अधिकार आरक्षित है इस प्रकाशन अथवा इसमें प्रस्तुत रूपान्तरित संक्षिप्त अनुवादित या भण्डारित पुनः प्राप्य प्रणाली, कम्प्यूटर प्रणाली, छाया चित्रांकन या अन्य पद्धतियों अथवा किसी भी प्रारूप में संचारित अथवा किसी साधन से इलेक्ट्रॉनिक यान्त्रिकी प्रतिलिपीकरण, ध्वनि अंकन अथवा अन्यथा तरीकों से प्रकाशन की पूर्व पूर्व लिखित अनुमाति के बिना नहीं की जा सकेंगी।

अस्वीकरणः यद्यपि प्रत्येक प्रयास त्रुटियों एवं लोगों को टालने का है। यह प्रकाशन इस समझ–बूझ पर है कि न तो सम्पादक (या लेखक) ना ही प्रकाशक, ना ही मुद्रक, किसी भी रूप से किसी व्यक्ति के प्रति जिम्मेदार नहीं हो सकेंगे। इस प्रकाशन में यदि किसी त्रुटि या लोप के लिये अथवा उस किसी कार्यवाही के लिये ही जो इस कार्य के आधार पर की जाये। कोई असावधानी की विसंगति प्रकाशक के ध्यान में भविष्य के संस्करण में उसके सुधार के लिये लायी जा सकेंगी। यदि उसका प्रकाशन हो।

व्यापार चिन्ह सूचनाः उत्पादन अथवा निगमन नाम, व्यापार चिन्ह अथवा पंजीकृत व्यापार चिन्ह हो सकेंगे और उसका उपयोग उल्लंघन के इरादे के बिना केवल पहचान या स्पष्टीकरण के लिये किया जा सकेंगा।

ISBN: 978-93-87893-72-6
eISBN: 978-93-88172-14-1

भारत में मुद्रित

संपादक - मण्डल

मुख्य संपादकः

दिनेश व्यास, एमडी,एमएस,एफ.ए.सी.एस.
कार्यक्रम निदेशक, सर्जरी रेजीडेन्सी, सहायक प्रोफेसर,
केलिफोर्निया नॉर्थ स्टेट यूनिवर्सिटी, यू.एस.ए. (USA)

निदेशक, ग्लोबल हेल्थ इंस्टीट्यूट
निदेशक, अनुसंधान एवं नवाचार केन्द्र
उप निदेशक सर्जरी, सेन जोआकिन सामान्य अस्पताल

सह-संपादकगणः

मयूर नारायण, एमडी, एमपीएच, एमबीए, एफएसीएस, एफसीसीएम, एफआईसीएस
सहायक प्रोफेसर, सर्जरी विभाग
मुख्य सर्जिकल अन्तः केयर इकाई, कोरनेल यूनिवर्सिटी, न्यूयॉर्क

अजय मल्होत्र, एमडी, एफएसीएस
प्रोफेसर, सर्जरी
प्रभाग प्रमुख, ट्रॉमा एण्ड एक्यूट केयर सर्जरी, यूनिवर्सिटी ऑफ वेरमोन्ट

विजय मित्तल, एमडी, एफएसीएस, प्रोफेसर, सर्जरी
कार्यक्रम निदेशक, सर्जरी रेजीडेन्सी
वायने स्टेट यूनिवर्सिटी, मेडिकल सेन्टर से सहबद्ध, डेट्रोइट

अभिषेक स्वामी, एमडी
प्रोफेसर, क्लिनीकल, ऑकलैण्ड यूनिवर्सिटी, डेट्रोइट

अंकुश गोसेन, एमडी, पीएचडी, एफएसीएस, एफएएपी
सहायक प्रोफेसर, सर्जरी एण्ड पेडियेट्रिक्स
डिवीजन ऑफ पेडियेट्रिक सर्जरी, सर्जरी विभाग,
यूनिवर्सिटी ऑफ टेनेसैइ हेल्थ साइंस सेंटर
चिल्ड्रन फाउण्डेशन रिसर्च इंस्टीट्यूट, ले बोनहेयूर चिल्ड्रन अस्पताल

सेरेने परकिन्स, एमडी, एफएसीएस
सिमूलेशन एण्ड इनोवेशन चेयरमेन
लिगेसी ईमानुल मेडिकल सेन्टर, ट्रोमा सर्विस, पोर्टलैण्ड, यूएसए

अनुवादकः

रूचिरा अग्रवाल, एम.एस.सी. बी.एड

सहायक सम्पादक

अंजलि गर्ग, एमडी
केस वेस्टर्न रिजर्व यूनिवर्सिटी

मनीषा भाटिया
टेक्सास टेक यूनिवर्सिटी ऑफ हेल्थ साइंसेज

चिराग अलूर
टेक्सास टेक यूनिवर्सिटी ऑॉफ हेल्थ साइंसेज

कैवल्य देशपांडे
मिशीगन स्टेट यूनिवर्सिटी

त्रिषा सारण
यूनिवर्सिटी ऑफ टेक्सास, परमियान बेसिन

चित्रण मुख्य

एलिजाबेथ बौडियाब, एमडी
ऑकलैण्ड यूनिवर्सिटी

सहायक चित्रण

जियेरिक लापुट, एमडी
यूनिवर्सिटी ऑफ साउदर्न केलिफोर्निया

योगदान एवं सहयोग

अर्पिता व्यास, एमडी
पेडियाट्रिक्स एंडोक्राइनोलॉजी, टेक्सास टेक यूनिवर्सिटी

कवर डिजाईन

अनुष्का व्यास, भव्यजीत

लेजर टाईपसेट

एम.एस. कम्प्यूटर्स

विषय सूची

प्रस्तावना

चिकित्सालय पूर्व आपातकालीन देखभाल में प्राथमिक सहायताकर्ता हेतु निर्देशिका उन सभी विवेकशील, कर्त्तव्यनिष्ठ नागरिकों के लिए, जो आपातकालीन दुर्घटना के समय अपने सहयोगियों की सहायता करना चाहते है, एक उपयोगी एवं सरल शैक्षिक पुस्तिका है। इसके लक्षित पाठक अग्नि शमन कर्मचारी, सुरक्षा अधिकारी पुलिस कर्मी, शिक्षक, नर्स, वाहन चालक, आपातकालीन चिकित्सा केन्द्र के कर्मचारी, चिकित्सा विज्ञान के छात्र शल्य चिकित्सक एवं शल्य चिकित्सा के स्नातकोत्तर छात्र हैं। इस निर्देशिका में लेखकों ने आपातकालीन स्थिति में आने वाले विषयों को सरल एवं आसानी से समझ आने वाली भाषा के माध्यम से समझाया है। साथ ही आम व्यक्ति के लिए प्राथमिक सहायताकर्ता के रूप में काम करने हेतु विस्तृत एवं व्यावहारिक सुझाव सरल रूप से दिये गये हैं।

इस निर्देशिका का उद्देश्य आगे सुधार की अपेक्षा रखते हुए चिकित्सालय पूर्व देखभाल के सर्वोत्तम मानक को लक्षित करना है। इसमें हमने सामान्य आपातकालिक दुर्घटना की चिकित्सीय देखभाल को संघात, श्वसन मार्ग एवं रूधिर परिसंचरण जैसे अध्यायों में बताया है।

यह निर्देशिका चिकित्सालय पूर्व देखभाल के बारे में शिक्षित करने के एक बड़े अभियान की शुरुआत है, जो समसामयिक मुद्दे एवं क्षेत्रीय भाषा में लोगों को शिक्षित कर सकें। शुरूआती पहल में अध्यापन में विशेष रूप से उत्कृष्ट अनुकरण, एनीमेशन और बहुआयामी प्रतिक्रिया तंत्र में नये प्रयोगों पर जोर दिया गया है।

व्यास ग्लोबल प्री हॉस्पीटल एजुकेशन इनिशिऐटिव (VGPEI) और इसकी सहयोगी शाखा एम वी सर्जिकल यू एस ए और आरोग्य व्यास हेल्थ केयर (इण्डिया) है। साथ ही इसके कार्यान्वयन में इण्डियन अमेरिकन सर्जन ऐसोसिऐयन की भी अहम् भूमिका है। यह प्रयास भी मजबूत पहल का नेतृत्व करता है।

(दुर्घटना रोको एवं सड़क खोजियों को बचाओ)

सूचना

चिकित्सा ज्ञान, विज्ञान का सबसे तेजी से उभरता हुआ क्षेत्र है। अनुसंधान एवं प्रौद्योगिकी ने इसको बदलने में महत्वपूर्ण भूमिका निभाई है अनुभव एवं सूचनाओं के आदान-प्रदान से चिकित्सा में गुणवत्ता की संभावना बढ़ी है। दुनिया के विभिन्न भागों में अपनी अलग-अलग गति से चिकित्सीय कार्य हो रहे थे जो संसाधनों के कारण अब सभी को पता चल रहे हैं। अब कुछ उपचार, न्यायोचित उपचार की आवश्यकता के कारण लागू किये जाने के बाद हटा दिये गये हैं।

प्राथमिक सहायताकर्ता एवं चिकित्सक अपने अनुभव एवं ज्ञान के आधार पर घायल का उपचार करते हैं एवं उसे बीमारी से आराम पहुँचाते हैं। प्राथमिक सहायताकर्ता का उनकी सुरक्षा एवं अपने सहयोगियों की सुरक्षा के प्रति सचेत रहना आवश्यक है। उसका समय-समय पर सामयिक प्रपत्रों के पठन पर ध्यान देना आवश्यक है।

निर्देशिका में लिखे किसी भी विचार, निर्देश, ऑपरेशन या प्रयोग की विधि में लापरवाही के कारण हुई किसी भी दुर्घटना, किसी व्यक्ति को हुए नुकसान, भूमि या वस्तु के नुकसान के लिए प्रकाशक, लेखक अनुवादक या संपादक किसी भी प्रकार से जिम्मेदार नहीं हैं सभी चिकित्सा कर्मी एवं देखभाल कर्मचारियों का उत्तरदायित्व है कि वे सामयिक प्रपत्रों से खुद को अवगत कराते रहें।

कृपया ध्यान दें कि कोई भी चिकित्सीय प्रक्रिया मरीज पर प्रयोग करने से पहले उसमें दक्षता हासिल कर लें। सीखने के लिए प्रतिदिन असंख्य अवसर उपलब्ध हैं।

प्राक्कथन

आज के युग में जब विश्व स्वास्थ्य की बात होती है तो अधिकतर लोग एचआईवी/एड्स, महामारी जैसे इबोला एवं गरीबी, अशिक्षा के कारण होने वाली बच्चों की बीमारियां या सामाजिक-आर्थिक विषमताओं के सम्बन्ध में सोचते हैं अक्सर दुर्घटना को विश्वव्यापी समस्या के तौर पर न जान कर अनेदखा किया जाता है।

विकासशील देशों में फैलते हुए शहरीकरण एवं बढ़ती मूलभूत सुविध ाओं के कारण हम दुर्घटना के समय '108' पर फोन करके और एम्बुलेंस के शीघ्र आने की सोच तक ही अपनी जिम्मेदारी मान लेते हैं। जब कि पश्चिमी देशों में शहरी क्षेत्रों के लोग जो प्राथमिक सहायताकर्ता हैं जैसे ड्राईवर (अग्निशमन वाहन के) नर्स और अस्पतालों में काम करने वाले प्राथमिक कर्मचारी हैं, जो अधिकतर '108' को फोन के बाद आपातकालिक केन्द्र से कुछ मिनिट की दूरी पर उपलब्ध होते हैं। साथ ही पश्चिमी देशों के अधिकतर नागरिकों को प्राथमिक चिकित्सा, कृत्रिम श्वसन क्रिया अत्यधिक रक्तस्राव की अवस्था में दबाव द्वारा या रुधिर बहाव रोकने की पट्टी बाँध कर रक्त स्राव रोकना स्थिरीकरण करना, Heimlich प्रक्रिया का आधारभूत ज्ञान होता है, साथ ही साथ स्वास्थ्य कर्मी को समय पर बुलाने की जरूरत का ज्ञान होता है परन्तु विकासशील देशों में यह अनुपस्थित है तथा आम व्यक्ति को इसकी उपयोगिता का ज्ञान नहीं है। विकासशील देशों में आधारभूत सुविधाओं की कमी है या अभाव है यहाँ तक कि प्राथमिक सहायताकर्ता की सोच भी संभव नहीं है। कई बार आपातकालीन दुर्घटनाएं अनुपचारित रह जाती हैं। सभी तरह की दुर्घटनाओं चाहे वे सड़क दुर्घटना हो या कार्यस्थल पर लगी चोट या बुजुर्गों का गिरना, घर में दुर्घटना (जलना, गले में किसी वस्तु का फँसना या गंभीर स्वास्थ्य सम्बन्धी बीमारियां हृदयघात, शर्करा का उच्च या निम्न स्तर पर होगा इत्यादि) हो सकती हैं। इनके उपचार में कमी का

मुख्य कारण प्राथमिक सहायताकर्ता को प्राथमिक जीवन रक्षक उपचार के ज्ञान का अभाव है।

विकासशील देशों में हाल ही में प्रस्तुत की गई नयी तकनीकों में दुर्घटनाओं की संभावना अधिक होती है। ये दुर्घटनाएँ कार, बस, मोटरवाहनों या कार्यस्थलों पर खराब रखरखाव या जटिल मशीनों (संभावित रूप से खतरनाक) के कारण मजदूरों की उचित सुरक्षा में कमी के कारण हो सकती है। ये तकनीकी प्रगति आपातकालीन दुर्घटना से सम्बन्धित वास्तविकता से अवगत नहीं होने के कारण प्राथमिक उपचारक को तात्कालिक एवं संभावित जीवन रक्षक तकनीक से शिक्षित करने में असक्षम है। कई देशों में, इस तरह के संभावित इलाज योग्य चोटों का प्रभाव पूरी तरह से वित्तिय भार से परे है। अरबों डॉलर का वित्तीय बोझ पहले से ही नाजुक या कई स्थानों पर अनुपलब्ध स्वास्थ्य देखभाल प्रणाली को भावात्मक रूप से दबा रहा है। जिससे अगिनित बचने योग्य मृत्यु एवं गंभीर आजीवन रहने वाले रोग बढ़ रहे हैं। अब प्रश्न यह उठता है कि कैसे हम इस विषय को उचित तरीके सुलझायें कि वह लागत प्रभावी, प्रासंगिक रूप से अनुकूल एवं भविष्य में भी आने वाली पीढ़ी के लिए प्रभावी रहें।

इस सवाल का उत्तर व्यास ग्लोबल प्रीहॉस्पीटल-केयर एजूकेशन इनिशिएटिव है। 2015 में इसने 10,000 से ज्यादा वास्तविक प्राथमिक उपचारक (पुलिस मैन, अग्निशमन कर्मचारी, कारखानों में काम करने वाले, अध्यापक साथ ही आम व्यक्ति) को प्रशिक्षित किया। यह मंच जो मिशन मिलियन लाईफ फाईटर्स (MMLF) के नाम से जाता है, एक तेजी से उभरता हुआ, गतिशील शैक्षिक मंच है भारत, टेक्सास (यूएसए), कोस्टारीका और अन्य देशों में मौजूद स्वास्थ्य संकट के कई पहल को सुलझाने में मदद कर सकता है, और कर रहा है। वाईईटी (YET) की सरल योजना के तहत प्राथमिक और आभासी इन्टरफेस को एकीकृत कर प्रयोगिक प्रशिक्षण दिया जा रहा है, MMLF ने आपातकालीन दुर्घटना में पारंपरिक प्रशिक्षण की बाधाओं को प्रभावी रूप से पार कर लिया है, जैसा कि हम जानते हैं पश्चिमी देशों में इस प्रकार के बुनियादी प्रशिक्षण को

आम लोगों में स्थानांतरित कर दिया जाता है जिन्हें कुछ देशों में प्राथमिक सहायताकर्ता (First responder) कहते है डॉ. दिनेश व्यास और उनकी टीम ने भारत में बहुत से आत्म-निर्भर प्रशिक्षण केन्द्र जो 'प्रशिक्षकों को प्रशिक्षण' धारण पर काम करते हैं, स्थापित किये हैं, इससे चिकित्सीय एवं गैर चिकित्सीय क्षेत्रों से समर्थ प्राथमिक सहायताकर्ता तैयार हो रहे हैं जो घायल व्यक्ति को स्थिरीकरण एवं अन्य आवश्यक उपचार के बाद तुरन्त सपीपवर्ती स्वास्थ्य केन्द्र पर स्थानांतरिक कर सकें। ये दुर्घटना के समय स्थिरीकरण एवं तुरन्त उपयोग में लिये जाने वाले प्रारंभिक चरण हैं जो घायल व्यक्ति को आवश्यक एवं आधुनिक चिकित्सा व्यवस्था मिलने तक दिये जाते हैं। इसका मुख्य उद्देश्य विश्व स्तर पर एम्बुलेंस, आपातकालीन या चिकित्सालय की संख्या बढ़ाना नहीं है बल्कि आम जनता में जागरुकता बढ़ाना है और उन्हें प्रशिक्षण देकर समाज में, कार्यस्थल पर, घर पर यहां तक सड़क के किनारे भी आपातकालिक स्थिति में जीवन-रक्षक प्रणाली की उपयोगिता बढ़ाना है।

अन्त में यह स्पष्ट है कि दुर्घटनायें किसी भी व्यक्ति या परिवार के लिए दुःस्वपन हो सकती हैं, किन्तु यदि आम व्यक्ति सही शिक्षण एवं प्रशिक्षण के साथ जीवन रक्षक प्रणाली का उपयोग करे तो आसाधारण परिणाम आ सकते हैं। यही MMLF एवं सहयोगियों का मुख्य उद्देश्य है।

प्रोफेसर माइकल सार

मेयो क्लिनिक

रोचेस्टर, एमएन

प्राक्कथन

विश्व में प्रतिदिन 3,300 लोगों की मृत्यु सड़क दुर्घटना में होती है। वैश्विक स्तर पर 1.3 मिलियन से अधिक मृत्यु प्रति वर्ष 25-50 मिलियन स्थाई चोट विकलांगता के साथ होती है। दी एसोसियेशन फॉर सेफ इन्टरनेशनल रोड ट्रेवल के अनुमानुसर 2030 तक पूरे विश्व में सड़क दुर्घटना के कारण मृत्यु पाँचवा मुख्य कारण होगा, अगर इसे रोकने के गंभीर प्रयास नहीं किये गये। सड़क दुर्घटना एवं उसमें होने वाली मौत ना सिर्फ स्वास्थ्य तन्त्र पर करोड़ों रूपये का वित्तीय भार डालती है बल्कि हर पल बचायी जा सकने वाली मौतें अत्यधिक मानसिक एवं भावात्मक तनाव देती हैं। अब हम इस मुद्दे को कैसे हल करें कि यह लागत प्रभावी प्रांसगिक रूप से अनुकूल एवं भविष्य में भी आने वाली पीढ़ी के लिए प्रभावी रहे।

इसका जवाब मिशन मिलियन लाईफ फाईटर्स' है। 10,000 से ज्यादा प्राथमिक सहायताकर्ताओं को प्रशिक्षित करने वाला मिशन मिलियन लाईफ फाइटर्स एक उभरतर हुआ गतिश्सिील शैक्षिक मंच है जो आज दुर्घटनाओं में चिकित्सीय देखभाल में सहायता कर रहा है।

नई एवं सरल प्रशिक्षण योजना के तहत एकीकृत प्रौद्योगिकी और आभासी इन्टरफेज से प्रायोगिक प्रशिक्षण दिया जा रहा MMLF ने आपातकालिक दुर्घटना में देखभाल के पारंपरिक प्रशिक्षण की बाधाओं को प्रभावी रूप से पार कर लिया है और इसे आम व्यक्ति के लिए सरल बना दिया है। डॉ. दिनेश एवं सहयोगियों में भारत में बहुत से आत्मनिर्भर प्रशिक्षण केन्द्र स्थापित किये हैं इससे चिकित्सीय एवं गैर चिकित्सीय क्षेत्रों से समर्थ प्राथमिक सहायताकर्ता तैयार हो रहे हैं।

कई स्थापित प्रशिक्षण कार्यक्रमों, अध्यन एवं कार्यप्रणाली सुधार व्यवस्थाये जैसे 'सिक्स सिग्मा', इत्यादि से प्रशिक्षण कार्यक्रमो में काफी

परिवर्तन हुए हैं उनके उद्देश्य न सिर्फ वैश्विक स्तर पर जानकारी देना है बल्कि स्थानीय स्तर पर जन स्वास्थ्य को भी बेहतर करना है अन्त में जब यह मान लिया गया है कि दुर्घटना से होने वाली मौतें सही शिक्षा एवं प्रशिक्षण से रोकी जा सकती हैं एक आम आदमी का इन असाधारण परिस्थितियों में कार्य करने के लिए तैयार होना ही MMLF और उसके प्रतिभागियों की मूल शक्ति है।

मेलिना आर. किबे
एमडी, एफएसीएस, एफएएचए
प्राफेसर एण्ड हेड
सर्जरी विभाग,
प्रोफेसर, बायोमेडिकल इंजीनियरिंग विभाग
नॉर्थ केरोलिना विश्वविद्यालय,
चैपल हिल
प्रधान संपादक – जेएएमए सर्जरी

अध्याय 1

आकस्मिक चोट लगने की स्थिति में सहायता की प्रक्रिया

सारांश

- चिकित्सालय पूर्व उपचार से तात्पर्य उस उपचार से है जो किसी घायल या चोटिल व्यक्ति को चोट लगने से लेकर अस्पताल पहुँचाने से पूर्व प्रदान किया जाता है। इस समयावधि को स्वर्णिम काल (गोल्डन अवर) कहा गया है इस समय का सदुपयोग करके दुर्घटना के कारण होने वाली एक तिहाई मौतों से बचा जा सकता है।
- गंभीर चोट से होने वाली मुत्यु के प्रकार:
  - **त्वरित मृत्युः** चोट लगने के तुरन्त बाद होने वाली मृत्यु।
  - **अल्पत्वरित मृत्युः** पहले कुछ घंटो में होने वाली मृत्यु (जिसे रोका जा सकता है)
  - **विलंबित मृत्युः** कुछ दिनों या सप्ताहों में होने वाली मृत्यु।
- निम्नलिखित उपाय घायल व्यक्ति की प्राणरक्षा के लिए सकारात्मक उपाय है:
  - सहायता के लिए रुकना
  - मदद के लिए दूसरे लोगों का बुलाना
  - घायल की स्थिति का आकलन
  - श्वास, प्रश्वास देना
  - रक्तस्राव रोकना

पदयात्री को लगने वाली चोटें

- इसमें जोखिम के प्रमुख कारक समय एवं स्थान हैं।
- धीमी गति के कारण लगने वाली चोटें- आमतौर पर घुटनों, पैरों और श्रोणि (कूल्हों) पर लगती हैं।
- तीव्र गति के कारण लगने वाली चोटें- सामान्यतः वक्षस्थल (सीने), सिर व उदर पर लगती हैं।

- प्रथम सहायताकर्ता के रूप में दुर्घटना ग्रस्त व्यक्ति और दुर्घटना का भली-भांति निरीक्षण करें, स्वयं के हाथ धोयें और सुरक्षात्मक उपकरण पहनें एवं तुरन्त सहायता के लिए लोगों को भी बुलाएं।

दो पहिया वाहन से लगने वाली चोटें

- विशिष्ट रूप से कई जगह पर चोट लगना, आमतौर पर पैर और शरीर का निचला भाग।
- अगर चालक सचेत है तो उसे स्वयं हेलमेट उतारने के लिए कहें, नहीं तो 'दो व्यक्ति दोनों हाथों का प्रयोग करें' का सिद्धान्त प्रयोग में लाते हुए हेलमेट उतारें।
- चिकित्सालय स्थानांतरण के समय हेलमेट साथ में अवश्य ले जायें।

आकस्मिक चोट लगने की स्थिति में सहायता की प्रक्रिया

प्रस्तावना

चिकित्सालय पहुँचने से पूर्व होने वाली एक तिहाई मौतों को रोका जा सकता है इसमें चिकित्सालय पूर्व उपचार का महत्वपूर्ण स्थान है। चिकित्सालय पूर्व उपचार से तात्पर्य उस उपचार से है जो किसी घायल या चोटिल व्यक्ति को चोट लगने से चिकित्सालय पहुँचाने से पूर्व प्रदान किया जाता है इस समयावधि को 'स्वर्णिम काल' (60 मिनट) भी माना जाता है चूंकि सामान्यतः चोट लगने से लेकर अस्पताल पहुँचने तक 30-45 मिनट का समय लग जाता है अगर आम व्यक्ति को इस स्वर्णिम काल व अनुसंधानों एवं प्रकाशित शोधपत्रों प्रपत्रों के संदर्भ में जानकारी एवं थोड़ा सा प्रशिक्षण दे दिया जाये तो अस्पताल पूर्व देखभाल में महत्वपूर्ण सुधार हो सकता है।

इस अध्याय में वाहन से लगने वाली चोटों को प्राथमिक उपचारक किस प्रकार सार संभाल कर सकता है, का विवरण दिया गया है।

विश्व स्वास्थ्य संगठन (WHO) के अनुसार गंभीर दुर्घटना में मृत्यु तीन स्तर पर होती है: त्वरित मृत्यु, पहले कुछ घण्टों में होने वाली अल्प त्वरित मृत्यु और दुर्घटना के बाद कुछ दिनों या हफ्तों में होने वाली मृत्यु। इसमें प्रथम सहायताकर्ता पहले कुछ घंटों में होने वाली अल्प त्वरित मृत्यु को बचा सकता है इस अध्याय में विभिन्न चोटों के बारे में बताया गया है। इसके साथ-साथ निम्नलिखित प्रक्रिया को अपनाने से मरीजों का उपचार बेहतर तरीके से होगा।

- सहायता के लिए रुकना
- मदद के लिए अन्य लोगों को बुलाना
- दुर्घटनाग्रस्त व्यक्ति का आकलन
- श्वास/प्रश्वास देना शुरु करना
- रक्तस्राव रोकना

घायल व्यक्ति के आकलन के बाद सर्वप्रथम इस बात पर ध्यान दें कि दुर्घटना कैसे हुई? अगर प्रमाणपत्र की आवश्यकता न हो तो हृदय श्वसन

पुर्नजीवन प्रक्रिया (CPR) और प्राथमिक उपचार की कक्षायें आजकल इंटरनेट पर मुफ्त में उपलब्ध हैं प्राथमिक सहायक को इनका पूर्व ज्ञान होने से वह कई घायल व्यक्तियों की जान बचा सकता है। आपातकालीन चिकित्सा तकनीशियन (EMTs) के पहुँचने के बाद यह महत्वपूर्ण है कि उन्हें व्यवस्था संभालने दी जाये जो सूचनायें आप के पास हैं उनसे उन्हें अवगत करवायें।

पैदल चलने वालों को लगने वाली चोटें

1. जोखिम के कारक: पैदल चलने वालों को लगने वाली चोटों में जानने योग्य दो बड़े कारक हैं कि दुर्घटना कब और कहाँ हुई? अधिकतर दुर्घटनाऐं सांय 6 बजे से अर्धरात्रि के बीच अविभाजित सीधी सड़कों पर होती हैं। शहरी क्षेत्रों में दुर्घटना का कारण ज्यादा भीड़भाड़ और ज्यादा वाहन होना है। जब कि ग्रामीण क्षेत्रों में पैदल दुर्घटना का कारण वाहनों की तीव्रगति, सही पैदल पथ एवं सड़क का अभाव है और दुर्घटना होने के बाद चिकित्सालय की दूरी अधिक होने के कारण जान की जोखिम बढ़ना है।

घायल व्यक्ति की उम्र भी जोखिम का महत्वपूर्ण कारक है। बच्चों एवं बड़ी उम्र के व्यक्तियों में वाहन से टक्कर होने पर चोट लगने का खतरा बढ़ जाता है। अक्सर 16 वर्ष से कम आयु के बच्चों की वाहन से दुर्घटनायें ज्यादा होती है पर इनमें जान की जोखिम कम होती है, जब कि 65 वर्ष से अधिक आयु के व्यक्ति की वाहन से टक्कर होने पर मृत्यु होने का खतरा बढ़ जाता है।

अन्तत: निम्न आर्थिक-सामाजिक वर्ग के व्यक्तियेां के दुर्घटना ग्रस्त होने की संभावना ज्यादा होती है उदाहरण के तौर पर अफ्रीकन-अमरीकन बच्चे जो 4 से 7 वर्ष की आयुवर्ग में आते है, उनमें दुर्घटना के पश्चात् मृत्युदर 47 प्रतिशत पाई गई, उसमें से भी 8-15 आयुवर्ग के बच्चों की मृत्युदर 37 प्रतिशत है। इसका कारण पिछड़े वर्ग में जागरुकता की कमी होना, खतरा लेने की प्रवृत्ति एवं संसाधनों की कमी के चलते बच्चों पर पूरी तरह से ध्यान न देने की आदत है।

2. शारीरिक हिस्सों पर चोटः पदयात्री की किसी वाहन से टक्कर होने पर तीन प्रभाव पड़ते है पहला वाहन के बम्पर से टाँग पर टक्कर फिर वाहन के ऊपरी हिस्से से जांघ पर टक्कर और तीसरा इन दोनों के संयुक्त प्रभाव से वाहन की गति की तीव्रता के अनुसार शरीर का घूम जाना इस प्रकार तीसरा कारक वाहन की गति होगी जो व्यक्ति के सिर व कन्धे पर वाहन के हुड और विंडशील्ड से चोट करेगी।

वाहन की गति पदयात्री के टकराते समय	अधिकतर लगने वाली चोटें
कम गति	घुटने टाँगें कूल्हा खरोचें
तीव्र गति	सिर वक्षस्थल (सीना) उदर कूल्हा

बच्चों में मांसपेशीय चोट की जगह सिर एवं गर्दन पर चोट लगने की संभावना ज्यादा होती है। पैदल चलते हुए टक्कर लगने पर गर्दन एवं मेरूदण्ड् की हड्डियाँ अपनी जगह से हिल जाती है। जबकि व्यस्कों में मांसपेशी व अस्थियों की चोटें सिर व गर्दन की चोटों से ज्यादा होती है। व्यस्कों में साधारणतया पायी जाने वाली चोटें निम्नलिखित हैं।

- सिर की चोट
- टाँग की हड्डी टूटना
- कूल्हें की हड्डी टूटना
- टखने की हड्डी टूटना
- घुटने के तंतुओं की चोटें
- मस्तिष्क की अन्दरुनी चोटें

3. प्राथमिक सहायताकर्ता द्वारा किसी दुर्घटना में पदयात्री की सार-संभाल: चिकित्सालय की दुर्घटना स्थल से दूरी किसी भी दुर्घटना में होने वाली मृत्युदर को कम करने में महत्वपूर्ण कारक है। इसलिए यह जरूरी है कि जब किसी पैदल यात्री की टक्कर हो जायें तो सहायता के लिए रुकें एवं दूसरों को मदद के लिये बुलायें।

आकस्मिक चिकित्सा सुविधाओं (EMS) को तुरन्त फोन करें तथा उन्हें घटना स्थल का सही पता, अपना फोन न. बतायें। क्या हुआ? और घायल व्यक्तियों की संख्या कितनी है? इसकी पूरी जानकारी दें। इसके अलावा दुर्घटनाग्रस्त व्यक्ति की पूरी स्थिति से अवगत करायें या अन्य कोई विशेष जानकारी मिलें तो उसे भी बतायें। दुर्घटनाग्रस्त व्यक्ति का आकलन करते समय इस बात का ध्यान रखें कि जब कोई पैदल यात्री किसी वाहन से टकराता है तो अधिकतर एक से ज्यादा चोटें लगती हैं।

अगर आप को लगे कि स्थिति आपके और दुर्घटनाग्रस्त व्यक्ति के लिए खतरनाक है तो 911 (भारत 108) पर फोन करें एवं दुर्घटना स्थल से दूर रहें। संक्रमण से बचने एवं बचाने के लिए स्वयं के हाथ अच्छे से धोयें तथा व्यक्तिगत सुरक्षा उपकरण पहनें। अगर घायल सांस नहीं ले पा रहा है तो CPR शुरू करें। जब तक कि 'ई एम एस' नहीं आ जाता तब तक CPR करते रहें। कहीं से रक्तस्राव हो रहा है, तो उसे दबाव से रोकें।

दो पहिया वाहन और कार

(दो पहिया वाहन की टक्कर में चोट अधिकतर सिर पर लगती है)

प्रस्तावना

दो पहिया वाहन चालक को सामान्यतः दुर्घटना में ज्यादा चोटें लगती हैं। आजकल दो पहिया वाहनों की संख्या भी ज्यादा हो गई है और बहुत से राज्यों में यातायात के नियमों में हेलमेट पहनने पर सख्ती भी नहीं है। जिसके कारण इस प्रकार की दुर्घटनायें बढ़ रही हैं एक अध्ययन के दौरान देखा गया कि अगर कोई व्यक्ति 17 वर्ष की आयु से रिटायरमेण्ट की आयु तक लगभग 13,500 किलोमीटर प्रति वर्ष वाहन चलाता है

तो उसके घातक चोट लगने या मृत्यु होने की आशंका शत प्रतिशत है। दो पहिया वाहन चालक अक्सर चमड़े के वस्त्र व हेलमेट का प्रयोग करते हैं इसलिए दुर्घटना में उनको लगने वाली चोटें अलग प्रकार की या विशिष्ट हो सकती हैं।

सामान्यतः लगने वाली चोटें: दो पहिया वाहन चालक को किसी भी दुर्घटना में अनेकों चोटें लग सकती हैं। इसमें मुख्यतः सिर, पैर एवं कूल्हे प्रमुख है किसी अन्य प्रकार के सड़क दुर्घटना से लगने वाली सिर की चोट से दो पहिया वाहन की टक्कर से होने वाली सिर की चोट ज्यादा गंभीर होती है। सिर की चोट से लगभग आधे से ज्यादा वाहन चालकों की मौत हो जाती है।

सिर की चोटों में सामान्यतः मस्तिष्क का आघात, रक्तस्राव, चहेरे की एवं सिर की अस्थियों का टूटना है। जानलेवा दो पहिया मोटर दुर्घटना में अधिकतर मौत का कारण मस्तिष्क की चोटें होती है।

गैर जानलेवा दुर्घटनाओं में सामान्यतः पाँव व कूल्हे की चोटें होती हैं। जांघ की अस्थियाँ टूटना, पैर या टांग का टूटना और रीढ़ की हड्डी का टूटना प्रायः इस तरह की दुर्घटना में मिलता है। रीढ़ की हड्डी में भी चालक के गर्दन की जगह वक्षस्थल (सीने) की अस्थियों में ज्यादा चोट लगती है। जो कि अनेक जगहों पर हो सकती है।

प्राथमिक सहायतकर्ता के रूप में मोटर साईकिल दुर्घटना में चोटग्रस्त व्यक्ति को संभालना: चूंकि वाहन चालक ने सुरक्षात्मक उपकरण जैसे हेलमेट आदि पहना होता है इसलिये उनका दुर्घटना स्थल पर उपचार करते समय विशेष ध्यान रखना पड़ता है।

सामान्यतः चालक को हेलमेट पहने रहने देना चाहिए जब तक वह अस्पताल में चिकित्सक तक पहुँच न जाये। परन्तु यदि हेलमेट से उसे साँस लेने में तकलीफ हो या रीढ़ की हड्डी में तकलीफ हो तो हेलमेट उतारने में निम्नलिखित प्रक्रिया अपनायें। हेलमेट को सही तरीके से उतारना बेहद जरूरी है हेलमेट उतारने की प्रक्रिया Joint college ambulance liaision committie ATLS (Advance Trauma Life Support) के अनुभवों एवं निर्देशों पर आधारित है।

- अगर वाहन चालक होश में है और सहयोग दे रहा है तो वह अपना हेलमेट स्वयं ही उतारें यह सबसे सुरक्षित तरीका है। क्योंकि इससे रीढ़ की हड्डी में खिचांव नहीं होगा चूंकि इससे चालक को दर्द होगा तो वह सुरक्षित तरीके से हेलमेट उतारेगा।
- अगर ऐसा नहीं हो तो 'दो व्यक्ति, दोनों हाथों की सहायता से' के सिद्धान्त को अपनाते हएु मरीज को लेटे हुई स्थिति में ही रहने दे अब एक व्यक्ति दोनों हाथों से हेलमेट को पकड़ कर सिर की तरफ धीरे से उतारे व दूसरा व्यक्ति अपने दोनों हाथों से सिर व गर्दन को संभालें।

इसके अतिरिक्त वाहन चालक ने अपनी जैकेट के पीछे वायुगतिकीय हम्प लगा रखा होता है। जिससे उनके वाहन की गति बढ़ जाती है ये कभी भी सुरक्षित नहीं होते है और अधिकतर दुर्घटना होने पर सांस लेने में तथा रीढ़ की हड्डी को संभालने में अवरोध उत्पन्न करते है। इन्हें हटाने के लिए घायल को करवट के बल लिटा कर ब्लेड से अवरोध को काट कर हटा दें। इससे हम्प लैदर की जैकेट से अलग हो जायेगा।

लैदर के वस्त्र अगर चालक ने पहने हुए है तो उन्हें अधिकतर हटाया नहीं जाता है क्योंकि वाहन चालक को लगने वाली चोटों में पाँव की हड्डी टूटना सामान्य होता है। इसमें यह वस्त्र पट्टी (Support/Splint) का काम करते है।

लैदर के वस्त्र अधिकतर चिकित्सालय में तब ही हटाये जाते है जब वह रक्त परिसंचरण में बाधक होते हैं। इसके अतिरिक्त यदि चालक ने कमर का सुरक्षा कवच (बैक प्रोटक्टर) पहन रखा हो तो उसे भी नहीं हटाया जाता है ये चालक की मेरूदण्ड़ को सहारा देता है। इसे केवल चिकित्सक ही आवश्यकता होने पर चिकित्सालय में हटाते है।

चिकित्सालय से पूर्व देखभाल

जब घायल या पीड़ित व्यक्ति को चिकित्सालय ले जाया जाये तो उसका हेलमेट अवश्य साथ ले जायें। क्योंकि हेलमेट की जांच कर चिकित्सक दुर्घटना कैसे हुई होगी, ये समझ सकता है एक भयंकर दुर्घटना में अच्छे क्वालिटी के हेलमेट के बाहरी भाग को बेहद नुकसान हो सकता है क्योंकि यह भाग दुर्घटना के आघात को वहन करता है। जब कि हल्की क्वालिटी के हेलमेट में चालक के सिर पर ज्यादा बोझ पड़ेगा व चोट भी हेलमेट की जगह सिर पर ज्यादा लगेगी।

लैदर के वस्त्र व कमर की सुरक्षा कवच को अस्पताल जाने के बाद चिकित्सीय निगरानी में एवं अन्त:शिरा (IV) लगाने के बाद ही हटाना चाहिये।

❑❑❑

अन्त:शिरा नियोजन (IV लाईन लगाना)

अध्याय 2

सारांश

सुई को शिरा (Vein) में सही प्रकार से लगाना महत्वपूर्ण है क्योंकि इसके माध्यम से दवाईयों को सीधा रक्त में दिया जा सकता है

सभी घायल मरीजों के साथ-साथ निम्नलिखित मरीजों में IV लाईन लगाने की आवश्यकता होती है:

- वे घायल जिनमें अत्यधिक रक्तस्राव हो गया हो।
- वे जिन्हें ज्यादा दर्द हो रहा हो।
- वे जिन्हें दवाईयाँ देनी हो।
- संभावित आवश्यकता के कारण

IV लाईन लगाने की प्रक्रिया

- अग्र बाहु या कोहनी के ऊपरी भाग में त्वचा के नीचे उचित मोटाई की शिरा को चिन्हित करें।
- इस प्रक्रिया के दौरान दस्ताने अवश्य पहनें। अब चिन्हित जगह को रोगाणुरहित कर, रक्त बहाव रोकने वाली पट्टी को बांध कर ही सुई को शिरा में प्रवेश करायें।

अगर शिरा (Vein) नहीं मिले तो उसके निम्नांकित परिणाम हो सकते है:

- घायल के शरीर में रक्त एवं इलेक्ट्रोलाईटस की तेजी से कमी हो सकती है जिससे रक्त मस्तिष्क तक पूरी मात्रा में नही पहुँच पाता और इससे मरीज बेहोश हो सकता है।
- घायल को दर्द की दवाईयाँ मिलने में देरी हो सकती है।

ध्यान रखें कि रखी हुई सुई किसी को लग न जाये, सूईयों का निस्तारण संक्रमण से बचाव को ध्यान में रखते हुए करें। जब सुईयां काम में नहीं आ रही हो तो कवर करकें रखें।

अन्तः शिरा नियोजन (IV लईन लगाना)

प्रस्तावना

प्राथमिक सहायताकर्ता के लिए IV लाईन लगाना (अन्त:शिरा नियोजन) एक आवश्यक कौशल है। इसमें सुई एवं कैथेटर शिराओं (Veins) में बहने वाले रक्त के सीधे सम्पर्क में होते हैं इसमें मरीज को IV लाईन से दवाईयाँ व जीवन रक्षक तरल दिया जाता है जो घायल की स्थिति में जल्दी सुधार लाता है। IV लाईन से दी जाने वाली दवाईयों का प्रवाह रक्त में सीधा होने के कारण, तुरन्त इसका प्रभाव आता है व इसके द्वारा दिये गये तरल से शारीरिक द्रव्य व रक्त के नुकसान की भरपाई शीघ्र हो जाती है। यह आपातकालीन व्यवस्था का अभिन्न अंग है। चिकित्सालय पूर्व उपचार में अपातकालिन परिस्थितियों में हाथों, पाँवों की IV लाईन लगाने की उपयोगिता रहती है।

जिन घायलो के स्थानान्तरण में समय लग रहा हो उनमें भी IV लाईन लगाने की उपयोगिता ज्यादा है।

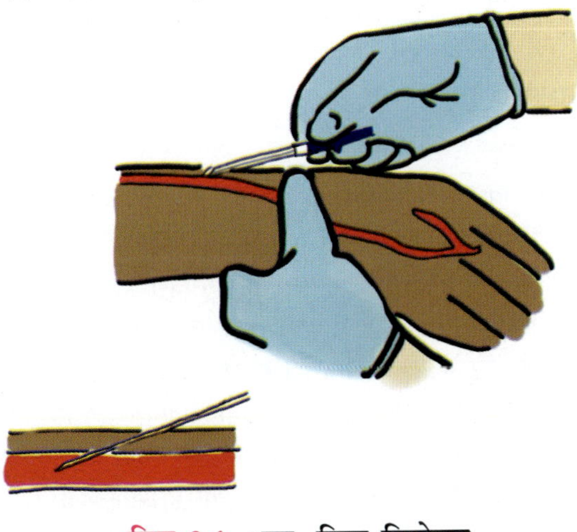

चित्र 2.1. अन्तः शिरा नियोजन

सभी प्रकार के घायलों का सामान्य आकलन

↑ अधिक प्राथमिकता वाले घायल

अधिक प्राथमिकता वाले घायल	कम प्राथमिकता वाले घायल
1. दुर्घटना के प्रकार को जानना।	1. दुर्घटना के प्रकार को जानना।
2. श्वसन नली, श्वसन गति और रक्त परिसंचरण एवं प्राणघातक स्थिति का आकलन।	2. श्वसन नली, श्वसन गति और रक्त परिसंचरण एवं प्राणघातक स्थिति का आकलन।
3. प्राणघातक स्थिति में तुरन्त स्थानान्तरण करें।	3. प्राणघातक स्थिति न होने पर पर विस्तृत आकलन करें।
4. जीवन रक्षक प्रक्रिया जारी रखते हुए चिकित्सालय स्थानान्तरित करें।	4. दुर्घटना स्थल पर ही सामान्य चोटों को संभालें।
	5. चिकित्सालय स्थानान्तरित करें

↓ कम प्राथमिकता वाले घायल

आकलन

सभी गंभीर घायलों के लिए IV लाईन बेहद जरूरी है क्योंकि गंभीर मरीजों की स्थिति कभी भी खराब हो सकती है इसमें निम्नलिखित प्रकार के घायल हो सकते है।

- जिनमें अत्यधिक रक्तस्राव हो गया हो
- जिन्हें ज्यादा दर्द हो रहा हो
- जिन्हें दवाईयाँ देनी हो
- संभावित आवश्यकता के कारण

IV लाईन लगाने के प्रक्रिया:-

सबसे पहले अग्रबाहु (कलाई) या कोहनी के आगे के भाग की त्वचा के नीचे उचित मोटाई की शिरा (Vein) को चिन्हित करें।

IV लाईन लगाने से पूर्व रक्तस्राव पर नियत्रण करना जरूरी है तभी IV फ्लयूड का पूरा प्रभाव आ सकेगा। IV लाईन का प्रवेश त्वचा के द्वारा किया जाता है और आपातकालीन चिकित्सा के समय IV लाईन अग्रबाहु (कलाई) या कोहनी के ऊपरी भाग (antrcubital fossa) में लगाई जाती है इसके अलावा हाथ का पिछला भाग, उरूसन्धि (पेट व जांघ के मिलने की जगह), टखना या पैर का ऊपरी भाग भी हो सकता है।

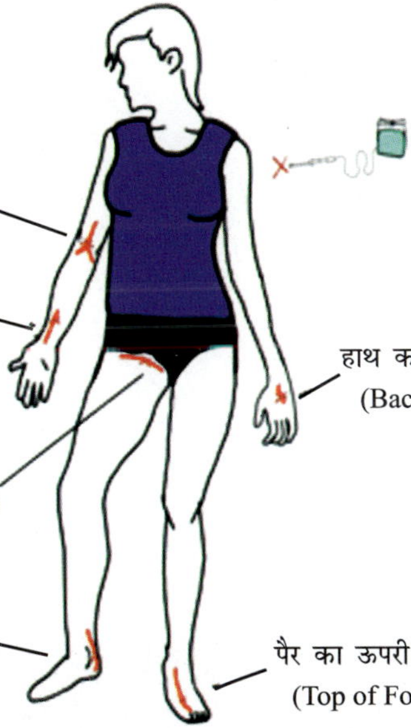

चित्र 2.2. IV प्रवेश की जगह

लम्बी परन्तु कम व्यास के कैथेटर की जगह कम लम्बी पर ज्यादा व्यास की कैथेटर ज्यादा तीव्र गति से तरल द्रव्य को चढ़ाती है इसलिए मोटी उपलब्ध कैथेटर (14–16 गेज) को प्रयोग में ले।

IV लाईन की तैयारी

1. सबसे पहले IV लाईन को ले अब रोलर कलैम्प को बन्द करें ताकि IV लाईन को IV तरल बैग के साथ जोड़ने पर रिसाव न हो। तीर की दिशा में रोलर को घुमाने से उस बिन्दु से आगे तरल का बहना रुक जता है और रोलर को उल्टी दिशा में घुमाने से तरल बहने लगता है।

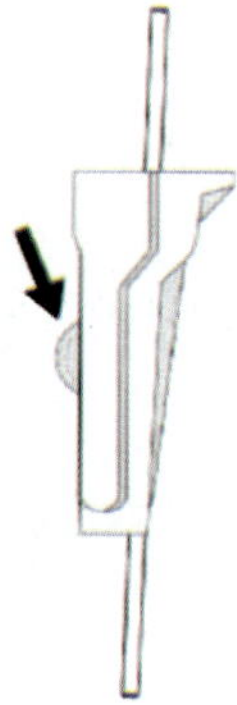

चित्र 2.3a. रोलर क्लैम्प

2. IV लाईन के नुकीले सिरे को IV बैग से जोड़े।
3. अब IV लाईन लगे बैग को उल्टा पकड़ कर धीरे से लटका दें।

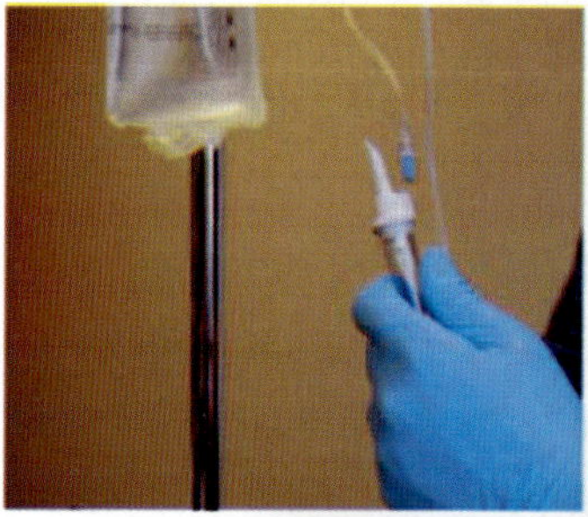

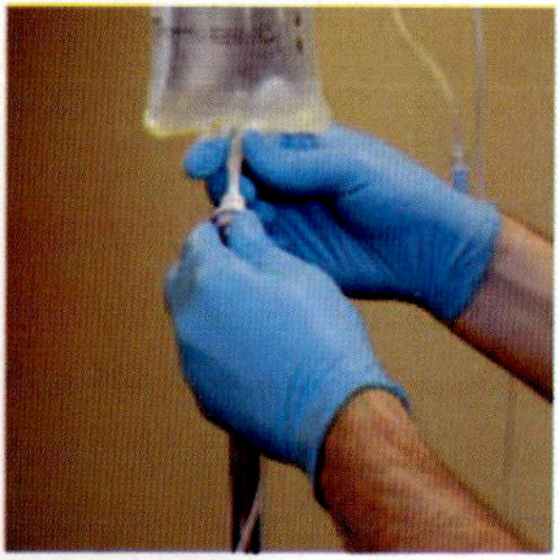

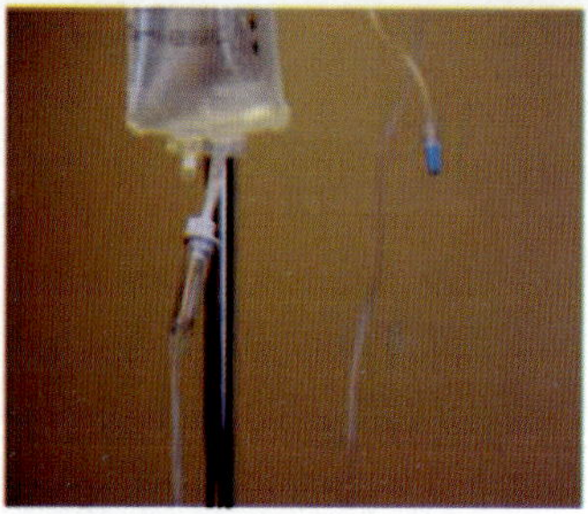

4. ड्रिप चैम्बर को दबाते और छोड़ते हुए आधा भरें।

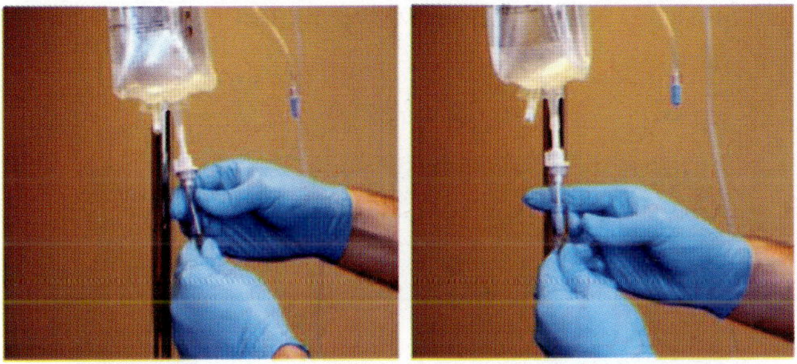

5. अब रोलर कलैम्प को खोल दें इससे तरल द्रव्य पूरी IV लाईन में भर जायेगा। साथ ही ध्यान रखें कि IV लाईन में कोई बुलबुला न हो।
6. अब कैथेटर को IV लाईन से जोड़ने तक रोलर कलैम्प को बन्द कर दें कैथेटर घायल की शिरा (Vein) में सही से लगने के बाद IV लाईन से जोड़ें।

IV लाईन लगाना

1. दस्ताने पहनें
2. IV लाईन की जगह से कुछ ऊपर रक्त बहाव रोकने वाली पट्टी बांधे (Tourniquet)।
3. शिरा (Vein) को ढूंढें।

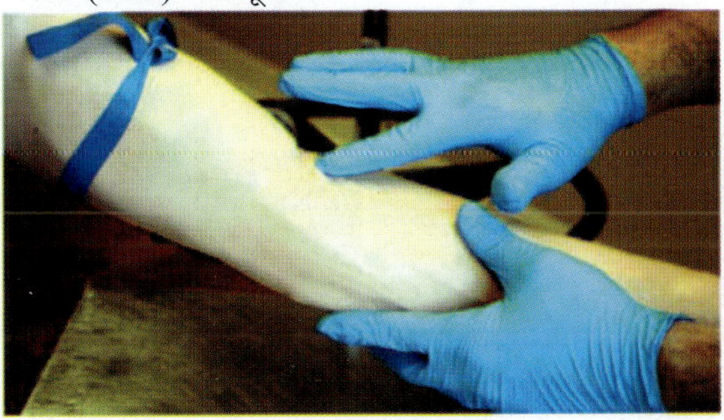

नोटः शिरा (Vein) को सही कोण व उचित प्रकाश में बेहतर देखा जा सकता है मरीज के मुठठी बांधने से भी यह प्रक्रिया आसान हो जाती है।

4. सुई लगाने की जगह को अल्कोहोल से रोगाणु रहित करें।

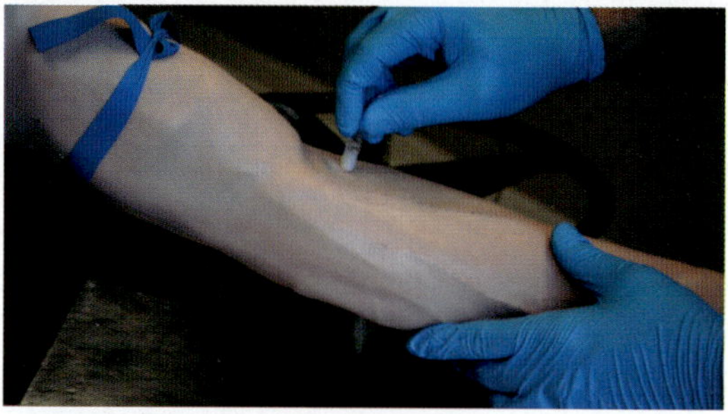

5. सुई का नुकीला (bevel) सिरा ऊपर की तरफ रखें।

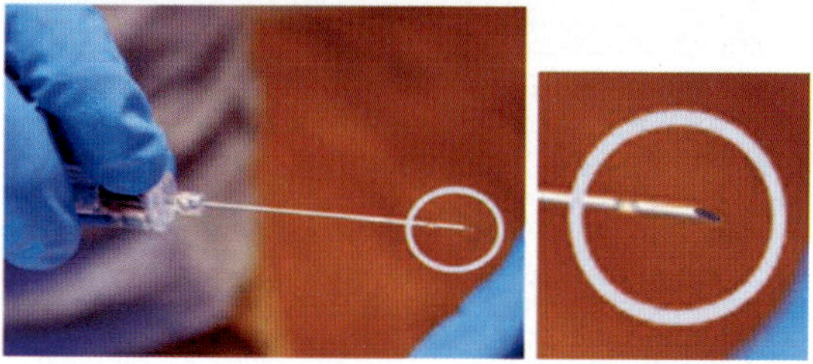

6. अपने हाथ से घायल के हाथ को नीचे से सहारा दें एवं शिरा (Vein) के पास की त्वचा पर खिंचाव बनायें।
7. सुई एवं कैथेटर को ऊपर की तरफ से कोण बनाते हुए धीरे-धीरे नीचे लायें एवं त्वचा में पंचर करें।

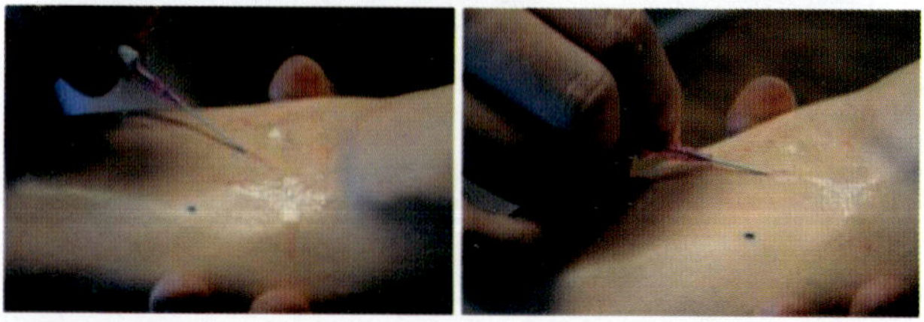

नोटः IV लाईन त्वचा में धीरे-धीरे प्रवेश न करवाएँ इससे एक तो दर्द ज्यादा होगा दूसरा शिरा अपनी जगह से हिल सकती है।

8. एक बार रक्त फ्लश वैक चैम्बर में भर जाये तो सुई को 2 मिली मीटर अन्दर धकेलें।
9. सुई के साथ कैथरेटर को पूरी तरह से शिरा (Vein) में प्रवेश करा दें।

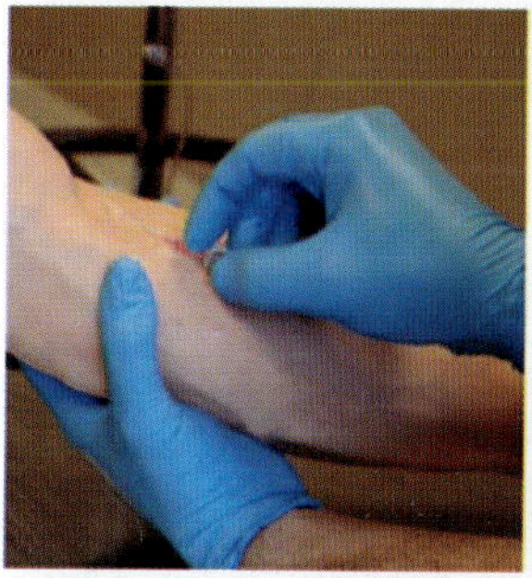

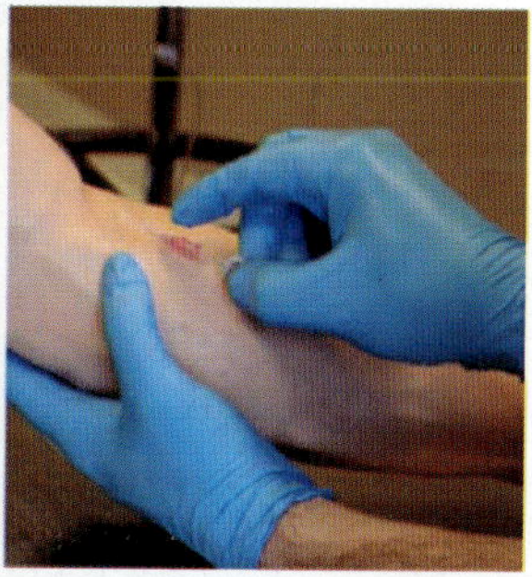

10. सुई को निकालते समय उस जगह शिरा (Vein) पर जहाँ कैथेटर लगा है, ऊपर दबाव बनायें रखें ताकि कैथेटर से रक्तस्राव न हो।

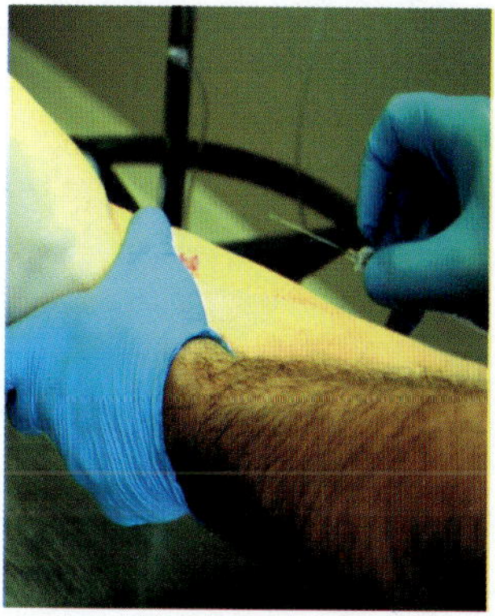

11. सुई का निस्तारण सही जगह पर करें
12. रक्त बहाव रोकने वाली पट्टी को हटाये एवं तुरन्त से IV लाईन को कैथेटर से जोड़ दें। अब इन्हें टेप लगा कर स्थिर कर दें।

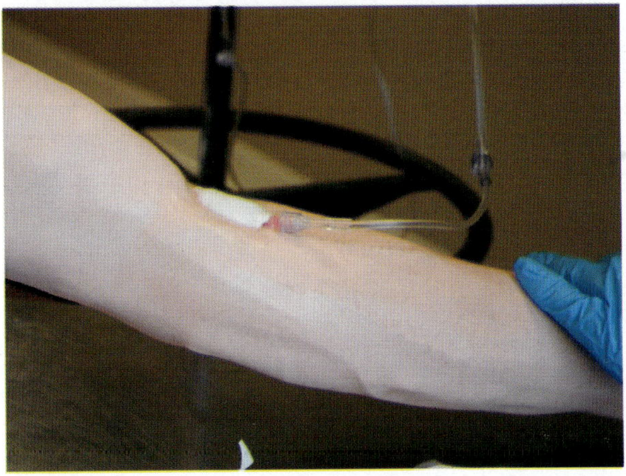

13. रोलर कलम्प से द्रव के बहाव को जरूरत के अनुसार समायोजित करें।

नोटः IV टयूब को तैयार रखें क्योंकि जैसे ही रक्त बहाव को रोकने की पट्टी को खोलते है तो रक्त कैथेटर से बाहर आ सकता है, (चाहे आप ने शिरा पर दबाव बना रखा हो)।

नोटः टेप को केवल कैथेटर पर ही लगायें, टयूब के जोड़ पर नहीं इससे टयूब को आसानी से बदला जा सकता है।

अतिरिक्त बिन्दु

- हमेशा दस्ताने पहनें।
- सुई के कारण होने वाले संक्रमण से बचें।
- सुई जब प्रयोग में नहीं आ रही हो तो कवर कर के रखें।
- उपयोग में ली हुई सुई को दोबारा प्रयोग में ना लें।
- सुई के त्वचा में प्रवेश की जगह को संक्रमण से बचायें।

द्रव गति का निर्धारण

IV द्रव के प्रवाह की दर शरीर के रक्तचाप को देख कर निर्धारित की जाती है अगर प्राथमिक सहायताकर्ता को लगता है कि रक्त का प्रवाह धीमा है (शॉक की अवस्था में) तब ज्यादा और तेजी से IV द्रव दिया जाता है, इसे बोलस (Bolus) कहते हैं। इसके अतिरिक्ति वे घायल जिनमें शॉक का कोई प्रभाव नहीं दिख रहा हो उन्हें उतनी ही दर से IV द्रव देते है जिससे उनमें पानी की कमी न हो तथा वे शॉक में जाने से बचे रहें। इसे संरक्षण द्रव (Maintenance fluid) कहते हैं।

$$\frac{\text{Volme (mL)}}{\text{Minutes}} \times \text{Drop factor (gH/ml)} = \text{Flow rate (gtt/min)}$$

संरक्षण द्रव

सत्तर किलोग्राम के आम वयस्क व्यक्ति को 120 मिली लीटर (L) NS (Normal saline) प्रति घण्टा (हर 60 मिनट) IV दिया जाता है। प्रत्येक IV सैट एक विशेष द्रव नियंत्रक के साथ आता है। यह द्रव की गति को नियमित रखता है इसे Drop rate कहते है। यह दर IV सैट पर लिखी होती है। उदाहरण के तौर पर 20 drop rate का अर्थ है कि IV सैट से 20 बून्दों में 1 मिली लीटर द्रव बहर आयेगा। इन बून्दों को इस चैम्बर में गिरते देखा व गिना जा सकता है।

नोटः 1 किलोग्राम = 2.2 पाउण्ड

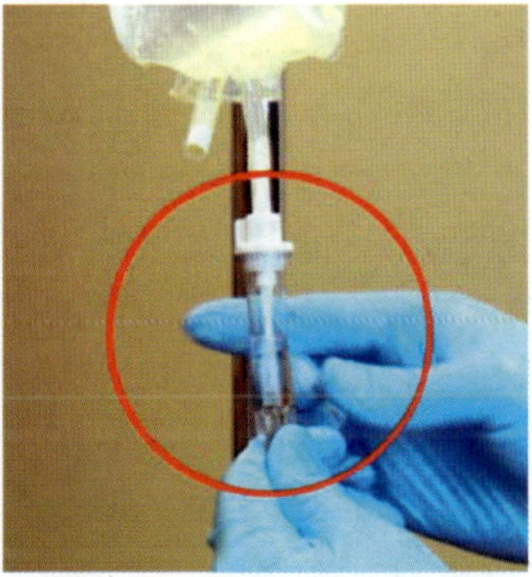

चित्र 2.4. **IV द्रव नियंत्रक**

तालिका 2.1: मरीज के वजनानुसार द्रव के प्रवाह की दर

मरीज का वजन (किलोग्राम)	द्रव के प्रवाह की दर (Rate of fluids) मिली लीटर प्रति घण्टा
50	50
70	120
100	150

द्रव की दर को रोलर क्लैम्प के माध्यम से कम या ज्याद कर नियंत्रित किया जा सकता है। रोलर क्लैम्प को कसने से कम व ढीला करने से ज्यादा द्रव प्रवाहित होता है। बूँदों की संख्या प्रति मिनट जानने के लिए निम्न समीकरण का उपयोग करते हैं।

$$\frac{\text{दी गई द्रव की मात्रा} \times \text{बूँदों के गिरने की दर}}{60 \text{ मिनट}}$$

उदाहरण के लिए 120 मिली लीटर प्रति घण्टा द्रव देने के लिए IV सैट में Drop rate 20 बूँदें प्रति मिली लीटर होंगी–

$$\frac{(120 \text{ मिली लीटर}) \times (20 \text{ बूँदें/मिली लीटर})}{20 \text{ मिनट}} = 40 \text{ बून्दें प्रति मिनट}$$

= 10 बूँदें प्रति 15 सेकण्ड

द्रव के सही प्रवाह दर के लिए रोलर क्लैम्प में 10 बूँदें 15 सेकण्ड में गिरनी चाहिये।

2. Bolus: Bolus वह द्रव है जो कम समय में ज्यादा मात्रा में दिया जाता है जिससे कि शरीर में रक्त की मात्रा नियमित रहे। एक औसत वयस्क के लिए 500–1000 मिली लीटर या 1/2 से 1 लीटर 0.9 प्रतिशत NS (नार्मल सलाईन) का Bolus दिया जाता है। Bolus के देने के लिए द्रव की इस निर्धारित मात्रा को रोलर क्लैम्प को पूरा खुला रख कर दिया जाता है।

एक बार बोलस (Bolus) देने के बाद घायल की स्थिति में सुधार का पुनः आकलन किया जाता है।

- शॉक के लक्षण न होने पर संरक्षण द्रव (Maintenace fluids) दिया जाता है।
- शॉक के लक्षण पाये जाते है तो एक बार पुनः Bolus द्रव देना होता है और इस प्रक्रिया को चिकित्सालय पहुँचने तक जारी रखें।

जटिलताऐं (Complications)

अगर IV लाईन नहीं लगी हो या सही प्रकार से नहीं लगी हो तो कई परेशानियाँ हो सकती है।

1. IV लाईन नहीं लगी हो तो

(a) शॉकः IV लाईन का सबसे महत्वपूर्ण उपयोग रक्त में द्रव की पूर्ति एवं शॉक को बचाना है। द्रव पूर्ति से रक्त का संचरण शरीर के अतिआवश्यक अगों में सुचारू रूप से होता है। अगर इन अंगों में रक्त संचरण रुक जाये या सुचारू नहीं हो तो इनकी कार्यशैली प्रभावित होती है जिससे गुर्दे, मस्तिष्क, हृदय और शरीर के अन्य अंग प्रभावित हो सकते हैं। इससे शरीर के तापमान में कमी हो कर मरीज बेहोश हो सकता है और उसकी मृत्यु भी हो सकती है।

(b) दवाईयों व दर्द निवारकः IV लाईन नहीं होने से आवश्यक उपचार में देरी होगी जिससे घायल की स्थिति को संभालने में परेशानी होगी एवं दर्द निवारक नहीं दे पाने से दर्द भी कम नहीं हो पायेगा।

2. IV लाईन का सही प्रकार से नहीं लगना

यदि IV लाईन सही तरीके से नहीं लग पाती है तो इससे कई परेशानियाँ हो सकती है। जैसे कि संक्रमण, शिराओं में सूजन, रक्त का एकत्रित हो कर जम जाना, धमनी में छिद्र होना या द्रव का सीधे शिरा की जगह दूसरे ऊतकों में जाना और सूजन आ जाना।

नोटः अगर घायल का कोई अंग सूजा हुआ, चोट लगा, संक्रमित या जला हुआ है तो वहाँ IV लाईन नहीं लगायी जानी चाहिये।

बच्चों में

बच्चों में IV लाईन लगानी की प्रमुख जगह कोहनी का अगला भाग (antecubital fossa) एवं टखना है। शिशुओं में ये हाथ का पिछला भाग पैर का ऊपरी भाग या स्कल्प (scalp) होता है।

सामग्री एवं उपकरण

(*i*) दस्तानें

(*ii*) सही नाप की कैथेटर

(*iii*) रक्त का बहाव रोकने की पट्टी

(*iv*) IV बैग द्रव के साथ

(*v*) तीखे वस्तुओं के निस्तारण का पात्र

(*vi*) पट्टियों व ड्रेसिंग का सामान

संक्षेप

- चिकित्सालय पूर्व उपचार में तुरन्त द्रव देने, रक्त चढ़ाने एवं दवाईयां देने में IV लाईन बेहद उपयोगी है साथ ही साथ आपातकालीन समय में घायल को होने वाली भविष्य की आवश्यकता में भी इसका उपयोग हो सकता है।
- सबसे आसानी से IV लाईन कलाई या कोहनी के सामने के भाग की शिराओं में लगती है।
- अधिक मोटाई वाली कैथरेटर से तेजी से द्रव दिया जा सकता है।
- IV लाईन का सही तरीके से लगना आवश्यक है गलत तरीके से लगी IV लाईन परेशानियाँ उत्पन्न कर सकती है।
- संक्रमण का खतरा कम करने के लिए दस्ताने अवश्य पहनें।
- सुई का प्रयोग सावधानी पूर्वक करें। प्रयोग में लाई गई सुई को सुरक्षित तरीके से फेकें तथा जो प्रयोग में नहीं लाई गई हैं उन्हें कवर करके रखें।

❑❑❑

दुर्घटना स्थल पर प्रबन्धन एवं प्राथमिक छंटाई (Triage) की प्रक्रिया

अध्याय 3

सारांश

- दुर्घटनाओं में कई बार अनेक लोग घायल होते हैं जिन्हें संभालने में ज्यादा बचावकर्ताओं एवं ज्यादा संसाधनों की आवश्यकता होती है।
- दुर्घटना स्थल का आकलन
  - दुर्घटना स्थल की सुरक्षा एवं खतरे
  - घायलों की संख्या
  - स्थिति की गंभीरता के अनुसार उन घायलों को पहचानना जिन्हें तुरंत सहायता की आवश्यकता हो।
- बचावकर्ताओं में से एक को प्रभारी नियुक्त करना और किस घायल को पहले सहायता चाहिये, की वरीयता निर्धारित करने की प्रक्रिया शुरू करना।
- चोटों की गंभीरता को देखते हुए घायलों को अलग-अलग करना।
  - सबसे पहले सहायता प्राप्त करने वाले घायल - प्राणघातक चोटें जिनमें घायल को श्वास लेने में मुश्किल हो या अत्यधिक रक्तस्राव हो रहा हो या घायल अत्यधिक जला हुआ हो सकता है।
  - द्वितीय वरीयता वाले घायल - गंभीर पर प्राणघातक चोट का न होना जैसे मध्यम जले घायल या हड्डियों का टूटना।
  - तृतीय वरीयता वाले घायल - कम चोटों वाले घायल जो स्वयं चल-फिर सकते हैं।
  - चतुर्थ वरीयता वाले घायल - मृतक या मृतप्राय: घायल जिनहें इस समय बचाया नहीं जा सकता।
- घायल व्यक्ति स्वयं चल-फिर सकता है, श्वास किस प्रकार से ले पा रहा है, नब्ज चल रही है या नहीं और वह इस स्थिति को समझ पा रहा है या नहीं, इस सबका निरीक्षण कर इसका निर्णय लें कि किन घायलों को पहले उपचार की आवश्यकता है।

- घायलों की स्थिति का आकलन हो जाने पर उनके सुरक्षित परिवहन तथा स्थानान्तरण के लिए आवश्यक सहायक व्यक्तियों की संख्या का निर्धारण करें।
- क्योंकि घायलों को गंभीरता के अनुसार संभालना बहुत मुश्किल है इसलिए समय नष्ट न करते हुए जिस घायल को तुरन्त सहायता की जरूरत है, उसे प्राथमिकता दें।

प्रस्तावना

दुर्घटनाओं में कई बार अनेक लोग घायल होते है जिनहें संभालने में ज्यादा बचावकर्ताओं और ज्यादा संसाधनों की आवश्यकता होती है। इसमें घायलों की संख्या दो से लेकर कई सौ तक हो सकती है, जिन्हें संभालना प्राथमिक सहायताकर्ता के लिए चुनौती पूर्ण हो सकता है। इसलिए ऐसी परिस्थितियों में घायल चाहे कम हों या ज्यादा, उन्हें संभालने के लिए एक सही व सुचारू व्यवस्था होना बेहद महत्वपूर्ण है, जो सभी दुर्घटनाओं में बहुत से घायलों/मरीजों को संभालने का आधार बन सके।

दुर्घटना स्थल का आकलन

दुर्घटना की जगह का निरीक्षण करना एवं महत्वपूर्ण सूचनाऐं एकत्र कर दुर्घटना स्थल का आकलन करना।

दुर्घटना स्थल की सुरक्षा एवं खतरे	• अगर दुर्घटना स्थल गोलाबारी, आगजनी या रासायनिक रिसाव आदि के कारण सुरक्षित नहीं है तो सबसे पहले सम्बद्ध अधिकारी से सम्पर्क करें।
घायलों की संख्या	• सहायताकर्ता को निर्धारित समय में कितने घायलों को स्थानान्तरित किया जा सकता है, इस पर ध्यान होना चाहिये तथा और अधिक वाहनों को मदद के लिए किस प्रकार बुलाया जाये इसका ज्ञान होना चाहिये।
गंभीर घायलों की छँटाई (Triage)	• गंभीरता के अनुसार घायलों की देखभाल की वरीयता निर्धारित करना।

प्रबन्धन

दुर्घटना स्थल पर सुचारु व्यवस्था बनाये रखना अत्यधिक महत्वपूर्ण है ताकि हर व्यक्ति आपसी तालमेल बैठा कर सही तरीके से काम कर सके। कई बार सहायताकर्ता तनाव के कारण या अपनी प्राथमिकता के अनुसार टीम से अलग काम करने लगता है इससे व्यवस्था बिगड़ने लगती है। इन सबसे बचने के लिए सबसे पहले सहायकर्ताओं में से एक को प्रभारी बनायें जो टीम का नेतृत्व कर सकें।

प्राथमिक पृथक्कीकरण की प्रक्रिया (Triage)

प्राथमिक सहायताकर्ताओं में से एक प्रभारी नियुक्त करने के बाद गंभीर घायलों की पृथक्कीकरण (Triage) की जाती है। छंटाई (triage) से अभिप्राय: है कि अपातकाल के समय हर घायल को उस की स्थिति के अनुसार प्राथमिकता देना। चूंकि दुर्घटना में अनेक घायल हो सकते हैं और उन सबको चिकित्सीय सहायता की आवश्यकता हो सकती है, साथ ही साथ हो सकता है उनमें से कुछ घायलों की स्थिति ज्यादा गंभीर हो, इसलिए इस प्रक्रिया में सभी घायलों का आकलन किया जाता है तथा उनकी गंभीरता के अनुसार चिकित्सा सुविधा देने और उन्हें चिकित्सालय ले जाने की प्राथमिकता निर्धारित की जाती है। जब भी घायलों की संख्या एक से अधिक होती है तो यह जरूरी है कि कम समय में ज्यादा से ज्यादा घायलों को देखा जाये। एक ही आहत व्यक्ति पर ज्यादा समय व सारे संसाधन लगाने की जगह, ज्यादा घायलों को आपातकालीन सुविधा मिलनी चाहिये। सही तरीके से घायलों की छंटाई (Triage) करने के लिए तालिका 3.1 में दिये गये विस्तृत विवरण के अनुसार जितनी जल्दी हो सके हर घायल का प्राथमिकता के अनुसार वरीयता निर्धारण करें।

तालिका 3.1: प्रत्येक घायल का चोट की गंभीरता के अनुसार प्राथमिकता निर्धारण

प्राथमिकता नम्बरपट्टी	रंग निर्धारण	क्रम	विवरण	उपचार
1	लाल	ठीक हो सकने योग्य प्राणघातक बीमारी या चोट	• श्वसन मार्ग और श्वास लेने में तकलीफ • अत्यधिक रक्त स्राव • मानसिक संतुलन • रक्त चाप कम • अत्यधिक जलन	सबसे पहले उपचार

2	पीला	गंभीर पर प्राणघातक चोट न होना	• कम या मध्यम रूप से जले हुए जिन्हें श्वास की तकलीफ न हो • बड़ी या बहुत सी अस्थियों या जोड़ों (Joints) का टूटना • रीढ की हड्डी में चोट मेरूदण्ड में चोट के साथ या रीढ़ की हड्डी में चोट बिना मेरूदण्ड में चोट के साथ	प्रथम क्रम घायलों के उपचार के बाद तुरन्त उपचार किया जाये
3	हरा	घायल जो चलने फिरन में सक्षम हो	छोटी या कम चोटें	द्वितीय क्रम के घायलों के बाद तुरन्त उपचार किया जाये
4	काला	मृतक या मृतप्राय:	• सिर की घातक चोट जिससे मस्तिष्क बाहर से दिख रहा हो करना चाहिये • 20 मिनट से ज्यादा समय तक नब्ज का न होना का उपयोग • सिर फटा हुआ	इनका उपचार अन्य सभी घायलों का उपचार करने के बाद ही आरम्भ ताकि उस स्वर्णिम समय (Golden hour) अधिक से अधिक बचाने योग्य घायलों के उपचार में लिया जा सके

घायलों की स्थिति का आकलन जल्दी से जल्दी किया जाना चाहिये और सबसे पहले उनकी श्वसन गति सुनिश्चित करें व रक्तस्राव को रोकें। केवल एक ही घायल की देखभाल में ज्यादा समय व्यतीत करने से हो सकता है कि किसी अन्य प्राणघातक बीमारी या चोट वाले घायल को समय न मिल सके। इस समय दूसरे सहायकों, पास खड़े व्यक्तियों और कभी-कभी क्रम तीन के घायलों जो पास में उपलब्ध हो एवं वे स्वयं सहायता करना चाहते हैं, का सहयोग लें। ये आपकी श्वसन प्रक्रिया जाँचने तथा रक्तस्राव रोकने में सहायता कर सकते हैं। और आप अन्य घायलों की छंटाई की प्रक्रिया (Triage) पूरी कर सकते है।

एक बार सभी घायलों की छंटाई (Triage) का कार्य हो जाने के बाद क्रमानुसार घायलों का उपचार शुरू करें।

1. शुरूआत में सभी घायलों से पूछा जा सकता है कि उनमें से कौन सुरक्षित रूप से चल कर पास की सुरक्षित जगह पर या चिकित्सालय में उपचार के लिए जा सकता है। और यदि उन्हें सहायक की आवश्यकता हो तो वह भी उपलब्ध हैं। चूंकि जो घायल चल सकते है, साँस सही प्रकार से ले पा रहे हैं और होश में है वे सभी क्रम तीन के घायल हैं।
2. अब अधिक गंभीर रोगियों पर ध्यान दें। इनमें वे घायल भी शामिल हैं जो गंभीर स्थिति के कारण मृतप्राय: हैं। इस समय वे घायल जो होश में हैं उन्हें केवल तीन उपचार ही दिये जाते हैं श्वसन मार्ग को खोलना, दबाव से रक्तस्राव को रोकना और चोटिल हाथ या पाँव को जमीन से छ: इन्च ऊँचा रखना।
3. श्वसन प्रक्रिया का आकलन
   (a) अगर घायल के श्वसन मार्ग खोलने के बाद भी श्वास नहीं आती है तो घायल पर काला टैग लगा दें।
   (b) अगर घायल श्वसन मार्ग खोलने के बाद श्वास लेना शुरू कर दें तो उसे लाल टैग लगा दें।
   (c) अगर घायल 10-30 श्वास प्रति मिनट नहीं ले पाये तो भी लाल टैग लगा दें।

(d) अगर घायल की श्वास गति 10–30 श्वास प्रति मिनट से कम हो तो उसकी नब्ज और मानसिक स्थिति का निरीक्षण करते रहें।

4. कलाई की नब्ज का आकलन
   (a) अगर कोई बेहोश मरीज न तो श्वास ले रहा हो ना ही उसकी नब्ज चल रही हो तो उसे काला टैग लगा दें।
   (b) अगर मरीज श्वास ले रहा हो पर नब्ज नहीं चल रही हो तो उसे लाल टैग लगा दें।
   (c) अगर घायल श्वास भी ले रहा हो और उसकी नब्ज भी चल रही हो तो उसकी मानसिक स्थिति का निरीक्षण करेंगे।
5. मानसिक स्थिति का आकलन
   (a) अगर घायल सचेत है तो उसे पीला टैग लगा दें।
   (b) अगर घायल की मानसिक स्थिति ठीक नही है तो लाल टैग लगा दें।

प्रारम्भिक स्थानान्तरण

एक बार सभी घायलों की गंभीरता के अनुसार प्राथमिकता निर्धारण हो जाने के बाद वरीयता के आधार पर सुरक्षित स्थानान्तरण की व्यवस्था करनी चाहिए।

नोटः स्थानान्तरण के लिए उस क्षेत्र के स्वास्थ्य केन्द्र से सम्पर्क कर पता करें कि कहाँ पर अधिक संख्या में तथा आपातकालीन गंभीर घायलों का उपचार हो सकता है।

द्वितीय क्रम के गंभीर रोगियों की छंटाई (Triage): एक बार जब उच्च वरीयता क्रम के घायलों की स्थिति स्थिर हो जाये या उनका चिकित्सालय स्थानान्तरण हो जाये तब हरे टैग वाले घायलों की स्थिति का दुबारा आकलन करें। वरीयता तीन के घायलों में हो सकता है कुछ की स्थिति अब रक्तस्राव, रक्तचाप कम होने या मानसिक स्थिति के कारण गंभीर हो रही हो या यह भी संभव है कि प्राथमिक क्रम निर्धारण के समय उनका सही आकलन न हो सका हो।

आगे स्थानान्तरणः गंभीर रोगियों को वरीयता देते हुए आवश्यकतानुसार घायलों का स्थानान्तरण करते रहें।

जानने योग्य बिन्दु

1. चोट लगने की प्रक्रिया
2. जैविक चिन्ह (Vital signs)
   - A - श्वसन नलिका की स्थिति (खुली या बन्द)
   - B - श्वसन प्रक्रिया (गति एवं श्वसन के प्रकार)
   - C - रक्त परिसंचरण (नब्ज, हृदयगति, त्वचा का रंग एवं तापमान)
3. आन्तरिक रक्तस्राव और रक्तचाप में गिराव के लक्षण (विस्तृत विवरण आगे के अध्याय में है)
4. परिवहन के समयः चोट का बढ़ना, प्राथमिक सहायक द्वारा किया गया उपचार एवं उसका परिणाम

संक्षेप

प्राथमिक सहायताकर्ता के लिए महत्वपूर्ण है कि उसके पास गंभीर दुर्घटना की स्थिति और बहुत से घायलों की देखभाल करने की एक निश्चित रूपरेखा हो। सहायताकर्ता को सबसे पहले दुर्घटना क्षेत्र के खतरों का निरीक्षण करना चाहिये क्योंकि यदि सहायताकर्ता स्वयं ही दुर्घटनाग्रस्त हो गया तो एक घायल बढ़ जायेगा एवं एक सहायताकर्ता कम हो जायेगा। अगर स्थिति सुरक्षित है तो घायलों की संख्या, सहायता के लिए आवश्यक सहायकों की संख्या व स्थानान्तरण के लिए आवश्यक वाहनों की संख्या का आकलन करें। तत्पश्चात घायलों की स्थिति का आकलन व तालिका 3.1 के अनुसार घायलों की छंटाई (Triage) करें। घायलों का उपचार कैसे कर सकते हैं यह आगे के अध्यायों में बताया गया है।

❑❑❑

अध्याय 4

जैविक लक्षण एवं संघात

सारांश

- संघात (शॉक) से अभिप्राय है कि शरीर के विभिन्न अंगों तक रक्त का न पहुँचना। चूंकि रक्त अक्सीजन जैसे आवश्यक पोषक तत्वों का वाहक है इसलिए जिन अंगों तक रक्त नहीं पहुँच पाता है, वे जल्दी काम करना बन्द कर देते है और मृतप्रायः हो जाते है। इसमें हृदय एवं मस्तिष्क बेहद महत्वपूर्ण अंग हैं।
- आहत व्यक्ति में जैविक लक्षण जैसे रक्तचाप, नब्ज तापमान, श्वसन गति और रक्त में ऑक्सीजन की मात्रा का आकलन करना आवश्यक है।
- आहत व्यक्ति में संघात के प्रमुख लक्षणों में रक्तचाप कम होना,, त्वचा का ठण्डा एवं नम होना तथा हृदय गति बढ़ जाना है।
- किसी घायल में सही तरीके से नब्ज देखने के लिए अपनी तर्जनी व मध्यमा अंगुलियों को मरीज के अंगूठे के बिल्कुल नीचे कलाई पर रखें। यह कलाई की नब्ज (रेडियल पल्स) देखने की सही जगह है।
- आहत के शरीर पर किसी भी तरह के जख्म या चोट जिनसे रक्तस्राव हो रहा है उन्हें जाँचना आवश्यक है।
- संघात के मरीज को स्थानांतरित करते समय जरूरी है कि वह कमर के बल लेटा हो, उसके कपड़े कसे हुऐ न हो कर गर्म एवं आरामदायक हो तथा वह सही प्रकार से ढका हुआ हो।

संक्षेप में सारसंभाल के निम्नलिखित बिन्दु हैं।

- रक्तस्राव को रोकें।
- नजदीकी चिकित्सालय में स्थानांतरित करें।
- आहत स्थानांतरण के समय गर्म व आरामदायक स्थिति में हो।
- आहत को पर्याप्त मात्रा में आक्सीजन मिल रही हो।
- अन्तः शिरा (IV लाईन) नियोजन शुरू कर दें।

इस देखभाल का मुख्य उद्देश्य है कि घायल के सभी अंगों को स्थाई नुकसान होने से पूर्व पोषक तत्वों व ऑक्सीजन युक्त रक्त मिलता रहे।

परिभाषा

संघात (शॉक) शरीर की वह अवस्था है जिसमें शरीर के सबसे छोटे जीवित भाग 'कोशिका' को पूरा भोजन एवं ऑक्सीजन नहीं मिल पाता है।

प्रस्तावना

संघात की स्थिति तब उत्पन्न होती है जब शरीर के विभिन्न ऊतकों तक रक्त नहीं पहुंच पाता, जिसके कारण शरीर के प्रमुख अंगों तक ऑक्सीजन एवं पोषक तत्व नहीं पहुंचते हैं। संघात के कई प्रकार होते है और दुर्घटना में रक्तस्राव सबसे प्रमुख कारक है। रक्तस्राव से शरीर के प्रमुख अंग गंभीर रूप से प्रभावित होते हैं जैसे महत्वपूर्ण अंगों का काम करना बन्द करना, हृदयगति रुकना, बड़े ऊतकों का नष्ट होना, शरीर का तापमान कम होना, घायल का बेहोश होना यहां तक कि मृत्यु भी हो सकती है। कोई भी गंभीर बीमारी या चोट संघात में बदल सकती है। दुर्घटना में इसके प्रमुख कारण अत्यधिक आन्तरिक या बाह्य रक्तस्राव, पानी की कमी होना, गंभीर रूप से जलना, हृदयगति रुक जाना, मेरूदण्ड़ में चोट, गंभीर एलर्जी या गंभीर संक्रमण है।

जैविक लक्षण (चित्र 4.1) प्राथमिक सहायताकर्ता को आहत के आन्तरिक अंगों की स्थिति की सही जानकारी देते हैं।

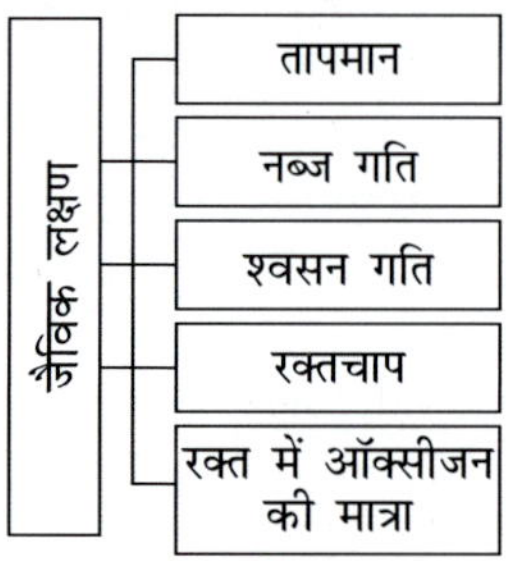

चित्र 4.1

जैविक लक्षणों का विश्लेषण करके घायल में संघात की स्थिति का आकलन किया जा सकता है और त्वरित उपचार की आवश्यकता को पहचाना जा सकता है। इसमें रक्तचाप संघात की स्थिति को पहचानने का सबसे अच्छा माध्यम है परन्तु हो सकता है कि प्राथमिक सहायताकर्ता के लिए यह संभव न हो। इसलिए यह जरूरी है कि वह संघात के अन्य निम्नलिखित लक्षणो जैसे नब्ज एवं श्वसन गति के माध्यम से घायल की स्थिति का आकलन करे।

आकलन

उच्च प्राथमिकता वाले घायल	कम प्राथमिकता वाले घायल
1. चोट लगने की प्रक्रिया को समझना 2. श्वसन मार्ग, श्वसन गति रक्त परिवहन एवं अन्य प्राण घातक स्थितियों का आकलन करना। 3. प्राण घातक स्थिति होने पर तुरन्त स्थानांतरण 4. चिकित्सालय ले जाते हुए जीवन रक्षक व्यवस्था शुरू कर देना	1. चोट लगने की प्रक्रिया को समझना 2. श्वसन मार्ग, श्वसन गति रक्त परिवहन एवं अन्य प्राण घातक स्थितियों का आकलन करना। 3. प्राण घातक स्थिति न होने पर घायल का विस्तृत आकलन करना 4. साधारण चोटों का स्थल पर ही उपचार 5. चिकित्सालय स्थानांतरण

संघात के लक्षण

संघात के प्रमुख लक्षण रक्तचाप कम होना, त्वचा का ठण्डा एवं नम होना तथा हृदयगति बढ़ना (चित्र 4.2) है। घायल की नब्ज गति कम होते हुए, गायब भी हो सकती है। संघात का मरीज हो सकता है सांस जल्दी-जल्दी ले रहा हो, या मुश्किल से ले पा रहा हो, उसका त्वचा का रंग हल्का पीला या कुछ नीला हो सकता है। ऐसा मरीज बैचेन, घबराया हुआ या बेहोश भी हो सकता है।

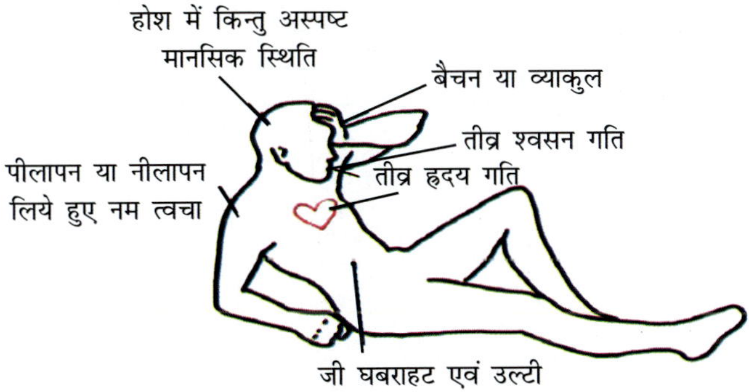

चित्र 4.2. **संघात के लक्षण**

किसी भी अन्य दुर्घटनाग्रस्त घायल की तरह प्राथमिक सहायकर्ता को सबसे पहले चोट लगने की प्रक्रिया घायल की शुरूआती श्वसन गति, श्वसन मार्ग एवं परिवहन को देखना चाहिये। श्वसन मार्ग जैसा कि अध्याय-3 में बताया गया है, खुला होना चाहिये। श्वसन गति निकालने के लिए घायल द्वारा प्रति मिनट में ली जाने वाले सांसों को गिनें। आपातकालीन स्थिति में प्राथमिक उपचारक 15 सकेण्ड में ली जाने वाली सांसों को गिने और इसे 4 से गुणा करें प्रति मिनिट श्वसन दर को निकाल लें। इसके अलावा घायल के वक्ष (सीने) के उतार-चढ़ाव को देख कर भी श्वसन दर निकाल सकते हैं घायल के पास जा कर उसकी श्वसन गति को भी सुना जा सकता है।

20 से कम श्वसन दर सामान्य होती है 20-30 सांस प्रति मिनिट असामन्य श्वसन गति है इसका अर्थ है घायल को अतिरिक्त आक्सीजन की आवश्यकता है या भविष्य में आवश्कयता पड़ सकती है 30 से ज्यादा सांस प्रतिमिनिट होने का अर्थ है कि घायल को संघात में गये समय हो चुका है आर उसे वन्टीलेटर की आवश्कता पड़ सकती है।

घायल द्वारा 15 सकेण्ड में ली गई सांसे गिनना → उसे 4 से गुणा करके सांस की दर प्रति मिनट निकालना → 14-20 सांस प्रतिमिनट सामान्य है 20 से अधिक असामान्य है → 30 से ज्यादा सांस की दर अति गंभीर स्थिति है

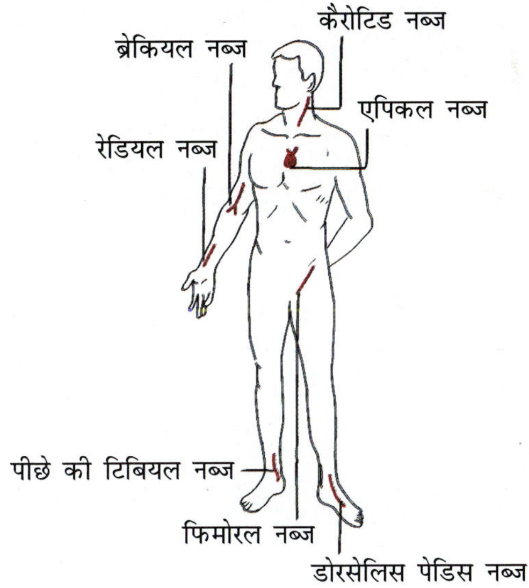

चित्र 4.3 **नब्ज जाँचने के स्थान**

रक्त प्रवाह देखने के लिए प्राथमिक सहायकर्ता सबसे पहले नब्ज को महसूस करें। क्योंकि नब्ज में रक्त एक चौड़ी धमनी में बहता है वह सहायताकर्ता को ज्ञात कराता है कि हृदय किस गति से, किस दर से रक्त को पम्प कर रहा है शरीर में कई स्थान पर नब्ज को मापा जा सकता है (चित्र 4.2–4.3) एक वयस्क व्यक्ति में नब्ज की गति कैरोटिड या फिमोरल धमनी से नापी जाती है।

जबड़े के नीचे एवं बड़ी मांसपेशी (जो कान के नीचे से शुरू हो कर बक्ष अस्थि के मध्य तक जाती है) के ऊपर दबाव बना कर कैरोटिड को महसूस किया जा सकता है (चित्र 4.6) फिमोरल धमनी को जांघ व उदर के मिलने की जगह अर्थात् उरूसन्धि, जननेद्रियों के बाहर की तरफ, दबाव दे कर महसूस किया जा सकता है। (चित्र 4.7)

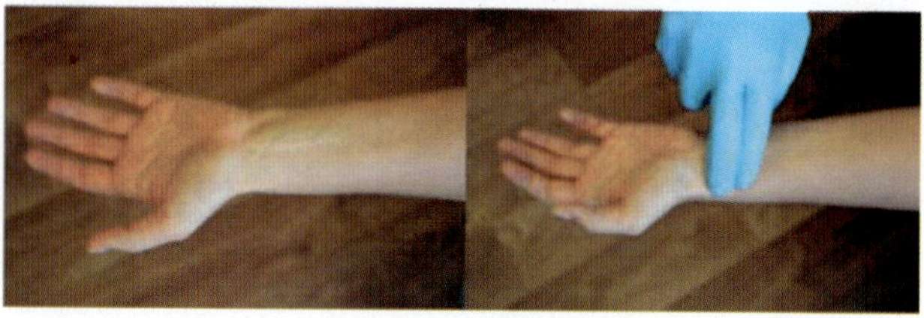

चित्र 4.4. रेडियल नब्ज

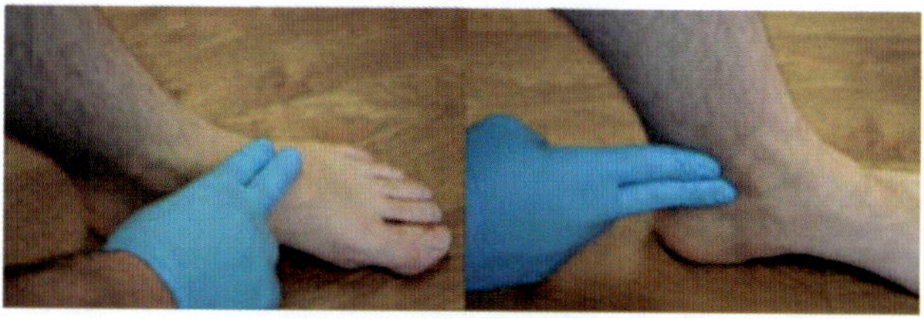

चित्र 4.5. डोरसेलिस पेडिस नब्ज (बॉये), पीछे की तरफ टिबियल नब्ज (दॉय)

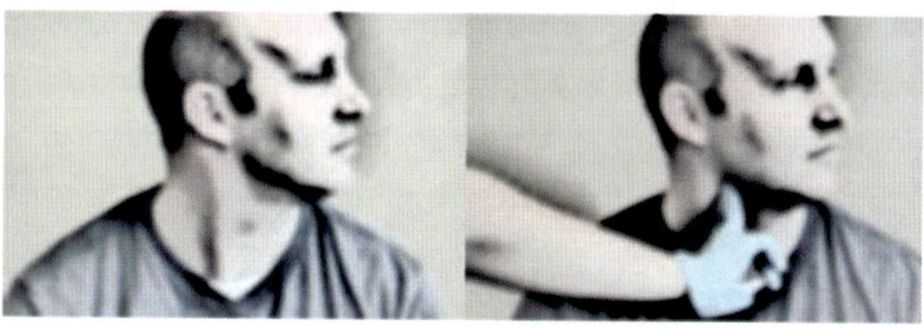

चित्र 4.6. कैरोटिड नब्ज

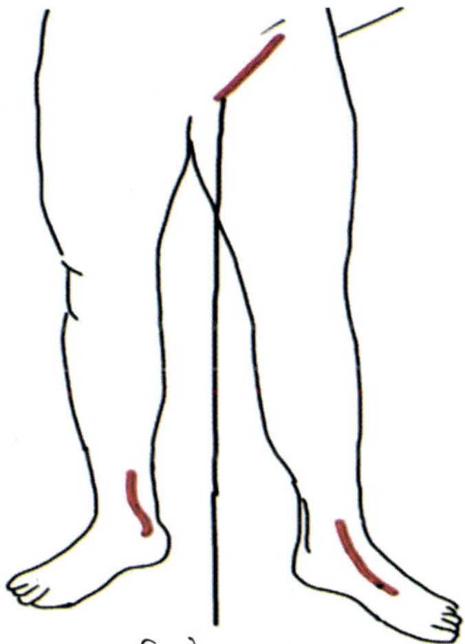

चित्र 4.7. (फिमोरल नब्ज)

प्राथमिक सहायताकर्ता 15 सेकण्ड में नब्ज की गति को गिन कर उसे 4 से गुणा करके हृदय गति प्रति मिनिट ज्ञात कर सकता है सामान्य हृदयगति 60–100 बीट प्रति मिनिट होती है। 100–120 के बीच की हृदय गति आरंभिक संघात को दर्शाती है और 120–140 के बीच की हृदयगति निश्चित संघात का सूचक है (जब तक यह हृदयगति भय या दर्द के कारण नहीं हुई हो) अगर किसी घायल की हृदय गति की दर 140 से अधिक है तो यह नाजुक स्थिति है।

नोट: कभी भी दोनों कैरोटिड धमनियों को एक साथ न दबायें, यह मस्तिष्क में रक्त प्रवाह को रोक सकता है।

रक्त प्रवाह देखने के बाद शरीर पर लगने वाली चोटों को देखना चाहिये कि किसी में से रक्तस्राव तो नहीं हो रहा है। इसके बाद त्वचा का रंग व तापमान, केशिकाओं के भरने का समय, घायल की सजगता को देखना चाहिये।

केशिकाओं के भरने का समय देखने के लिए नाखून को दबायें इससे नाखून के नीचे के भाग में रक्त प्रवाह रोकने से नाखून पीला हो जायेगा, जैसे ही इसे छोड़ेंगे यह वापिस गुलाबी हो जायेगा। नाखून के दोबारा गुलाबी होने के समय को गिन लेगें। संघात के समय केशिकाओं के भरने का समय तीन सेकण्ड से अधिक हो जाता है। इस समय शरीर में रक्त पूरी तरह से प्रवाह नहीं करता है। संघात के मरीज के वातरवरण का भी ध्यान रखना चाहिये क्योंकि इस समय शरीर का तापमान कम हो जाता है इसे हापपोथर्मिया कहते है अगर मरीज को ठण्ड़ लग रही हो या वह ठण्ड़े वातावरण में हो, उसके कपड़े गीले हो तो ऐसी स्थिति में प्राथमिक सहायताकर्ता को उसके गीले व ठण्ड़े कपड़े बदल कर कंबल से ढ़क कर चिकित्सालय भेजना चाहिये।

नोटः शरीर में उचित रक्त संचरण नहीं होने का प्रथम लक्षण हृदयगति बढ़ जाना है।

व्यवस्थाः संघात का सही उपचार चिकित्सालय में ही संभव है अगर प्राथमिक सहायताकर्ता को घायल में संघात के लक्षण दिखें तो उसे तुरन्त ही चिकित्सालय में स्थानांतरित करें और रास्ते भर उपचार जारी रखें। स्थानांतरण के समय रीढ़ की हड्डी में चोट की स्थिति (अध्याय 4 देखें) में आवश्यक सावधानियाँ रखें। स्थानांतरण से पहले और बाद के समय प्राथमिक सहायताकर्ता यह ध्यान रखें कि घायल कमर के बल लेटा हो उसके कपड़े कसे हुये न होकर गर्म आरामदायक हो तथा वह सही प्रकार से ढ़का हुआ हो।

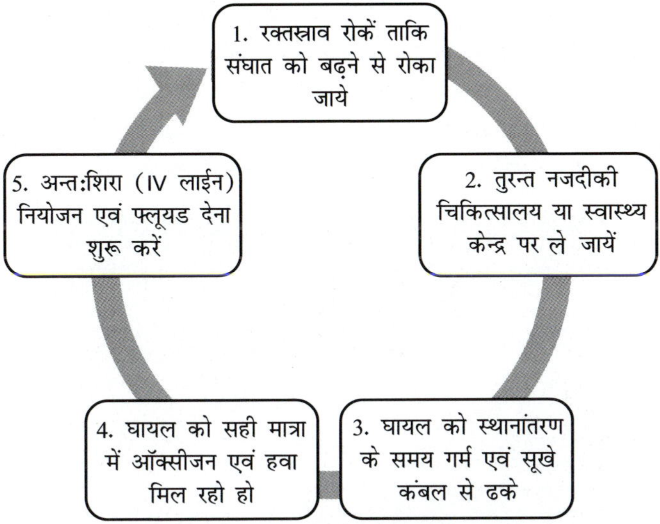

संघात की व्यवस्था में पर्याप्त ऑक्सीजन मिलना एवं वायु का उचित प्रवाह आवश्यक है। ऑक्सीजन सिलेण्डर की उपलब्धता होने की स्थिति में संघात के मरीज को पूरी मात्रा में ऑक्सीजन देनी चाहिये। पल्स ऑक्सीमीटर से ऑक्सीजन का सेचुरेशन देखते रहें एवं 95 प्रतिशत से अधिक सेचुरेशन बनाये रखें। ऑक्सीजन की उपलब्धता न होने पर बैग-वाल्व मास्क (BVM) से श्वसन प्रक्रिया बनायें रखें। (चित्र 4.8)

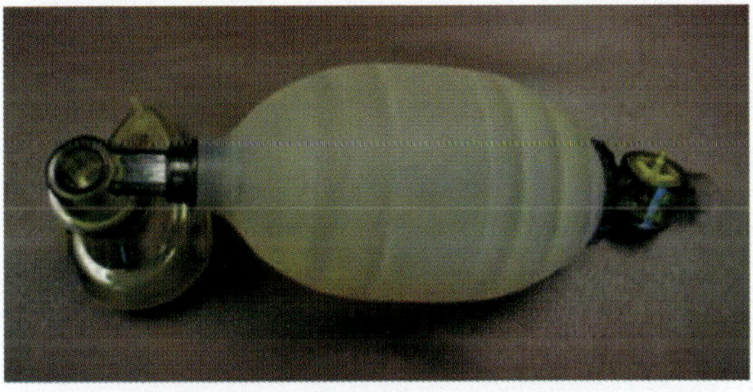

चित्र 4.8. **बैग वाल्व मास्क (BVM)**

संघात के मरीजों में धमनियों में रक्त प्रवाह पूरा न होने से सभी अंगो तक आवश्यक पोषक तत्व एवं ऑक्सीजन नहीं पहुंच पाती है इसलिए शरीर में प्रवाहित रक्त की मात्रा बढ़ाने के लिए अन्तःशिरा (IV line) नियोजन के द्वारा नार्मल सैलाइन (NS) द्रव्य देना चाहिये (चित्र 4.9) इसका विस्तृत वर्णन से अगले अध्याय में बताया गया है।

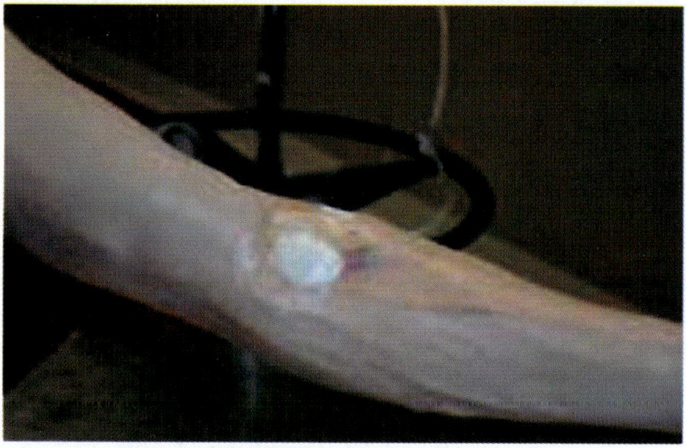

चित्र 4.9. फ्लूयूड अन्तःशिरा (IV) द्वारा

स्वास्थ्य केन्द्र सहायक को बताने योग्य बिन्दु

1. चोट लगने की प्रक्रिया
2. जैविक लक्षण (Vital signs)
   (a) A: श्वसन मार्ग की स्थिति (खुला या बन्द
   (b) B: श्वसन प्रक्रिया (गति एवं श्वसन के प्रकार)
   (c) C: रक्त परिसंचरण (नब्ज, हृदयगति, त्वचा एवं तापमान)
3. आन्तरिक क्तस्त्राव या संघात
4. परिवहन के समय की महत्वपूर्ण घटनाएंः घायल की स्थिति बिगड़ना, प्राथमिक सहायताकर्ता द्वारा उपचार देना व इस उपचार के परिणाम

संक्षेप

संघात (Shock) के कई कारण हो सकते है, पर उसके लक्षण सामन्यतः एक से होते है। इसमें प्राथमिक सहायताकर्ता के लिए सबसे जरूरी है कि वह मरीज को तुरन्त स्वास्थ्य केन्द्र पर स्थानान्तरित करें। स्वास्थ्य केन्द्र में मरीज को आवश्यक चिकित्सा सुविधा मिल जायेगी। अगर चिकित्सालय की दूरी अधिक हो और संघात की स्थिति नाजुक हो तब उस स्थिति में प्राथमिक उपचारक को निम्नलिखित कदम उठाने चाहिये।

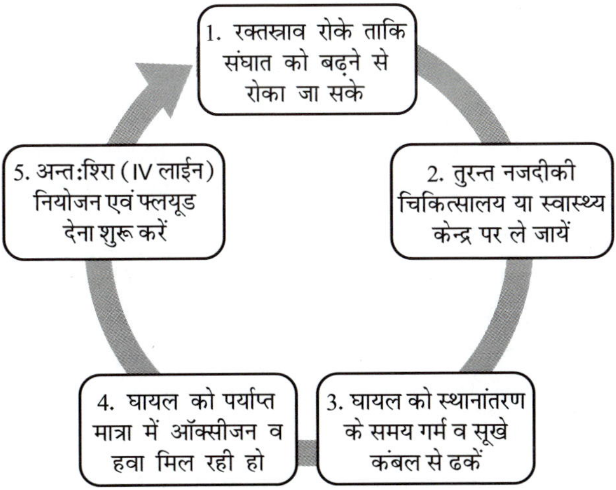

❑❑❑

श्वसन मार्ग

अध्याय 5

सारांश

किसी भी परिस्थिति में जहां भी कोई घायल व्यक्ति हो, सबसे पहले दूसरों को मदद के लिए बुलायें। इसके बाद यह सुनिश्चित करें कि आप स्वयं और घायल दोनों सुरक्षित जगह पर हैं। यदि घायल सड़क पर है तो किसी भी प्रकार का उपचार देने से पहले उसे सड़क से हटायें। दूसरों को मदद के लिए बुलाने तथा दोनों की सुरक्षा सुनिश्चित करने के पश्चात सबसे पहले घायल के श्वसन मार्ग एवं श्वसन प्रक्रिया पर ध्यान दें। जीवन के लिए आवश्यक है कि घायल के श्वसन मार्ग खुले हों और श्वसन प्रक्रिया सुचारू रूप से चल रही हो। किसी भी आहत व्यक्ति में श्वसन मार्ग के खुले होने का आकलन करना सबसे पहला कदम है।

इसका सबसे आसान तरीका घायल से बात करना है यदि उसका श्वसन मार्ग बन्द होगा और वह श्वास नहीं ले पा रहा होगा तब उस स्थिति में वह बात नहीं कर पायेगा। श्वसन मार्ग खुला होने पर तथा श्वास लेने की स्थिति में वह बात कर पायेगा। ऐसी स्थिति में घायल को शान्त करें तथा उसके लगी चोटों का आकलन करते हुए सहायता के लिए इन्तजार करें।

अगर घायल बात नहीं कर पा रहा है तो उसके मुंह के अन्दर देखें कि कहीं किसी चीज ने श्वसन मार्ग को बन्द न कर रखा हो, और जिसे हटाया जा सकता है। मुंह से किसी वस्तु को निकालने के लिए आप अपनी अंगुलियों का प्रयोग न करें, हो सकता है घायल अंगुली को काट कर कोई नुकसान पहुंचा दे इसके लिए घायल को करवट से लिटा कर किसी साफ वस्तु जैसे चम्मच का प्रयोग करें। मुख के अन्दर किसी भी तीखी या नुकीली वस्तु का प्रयोग न करें। एक बार श्वसन मार्ग खुलने पर घायल की श्वसन प्रक्रिया पर ध्यान रखना होगा इसके लिए घायल के

वक्षस्थल (सीने) की गति पर ध्यान रखें या उसके नाक व मुंह के पास कोई चिकनी सतह की वस्तु रख दे और उस पर सांस की वाष्प को देखें।

अगर सीने में उतार-चढ़ाव हो रहा है या चिकनी सतह पर धुंध जैसा दिख रहा है तो घायल श्वास ले रहा है। घायल का श्वसन मार्ग खुला रहे इसके लिये उसे करवट के बल लेटा रहने दें। अब उसकी अन्य चोटों का निरीक्षण करें एवं चिकित्सालय ले जाने के लिए प्रशिक्षित मदद का इन्तजार करें।

अगर श्वसन मार्ग खोलने के बाद भी घायल श्वास नहीं ले पा रहा है तो उसकी नब्ज देखें। अगर नब्ज भी नहीं है तो हृदय पर दबाव एवं कृत्रिम श्वसन की प्रक्रिया नियमित अन्तराल पर शुरू करनी होगी। हृदय पर दबाव देना एवं कृत्रिम श्वसन तकनीक सीखना आसान है। इन जीवन रक्षक तरीकों को सिखाने की बहुत सी कक्षायें होती है। अगर आप को या पास में उपस्थित किसी अन्य व्यक्ति को हृदय दबाव कृत्रिम श्वसन तकनीक की जानकारी है तो वह प्रशिक्षित मदद के आने तक यह प्रक्रिया दोहराता रहें।

प्रस्तावना

आपातकालीन चिकित्सा में श्वसन मार्ग खुला रखना एक महत्वपूर्ण प्रक्रिया हैं। इसमें वातावरण में उपस्थित ऑक्सीजन श्वसन मार्ग के द्वारा हमारे शरीर में प्रवेश करती है। यह सबसे महत्वपूर्ण जैविक प्रक्रिया है क्योंकि बिना ऑक्सीजन के कोई भी व्यक्ति 3–5 मिनिट से ज्यादा समय तक जिन्दा नहीं रह सकता है। श्वसन मार्ग में रुकावट के सामान्य कारण श्वसन मार्ग पर चोट, किसी वस्तु से रुकावट, डूबने से, जलने से एवं बेहोशी में स्वयं की जीभ हो सकती है।

वायु हमारे शरीर में नाक व मुख द्वारा अन्दर प्रवेश करती है। (चित्र 5.1) इसके बाद यह गले में जाती है जो दो भागों ईसोफेगस और ट्रेकिया में विभाजित है। ईसोफेगस से हमारे पेट में भोजन जाता है और ट्रेकिया से हमारे फेफड़ों में ऑक्सीजन जाती है। वायु में से ऑक्सजीन लाल रक्त कणिकाओं में जाती है व कार्बनडाई आक्साइड बाहर आ जाती है यह प्रक्रिया फेफड़ों में होती है। प्रथम सहायतकर्ता के लिए यह अति आवश्यक है कि वह श्वसन छिद्रों को खुला रखें चूंकि अपातकालीन समय में अक्सर इस पर ध्यान देना रह जाता है।

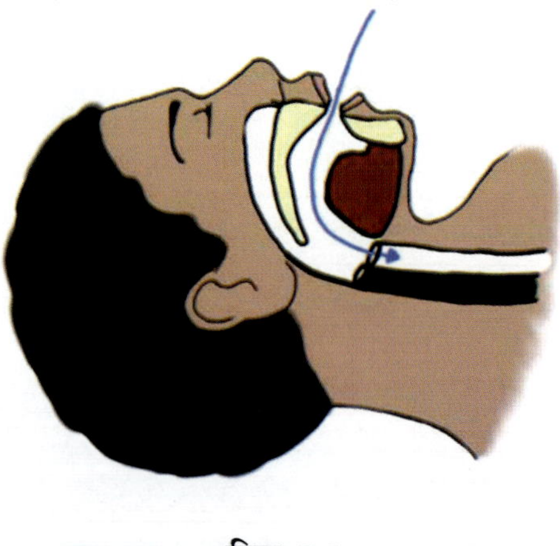

चित्र 5.1

श्वसन मार्ग संरचनाः वायु मुख व नाक से हमारे शरीर में प्रवेश करती है। यह ट्रेकिया (सफेद नली) से होती हुई फफेड़ों में आती है। और जो हम खाते-पीते है वह भोजन ईसोफेगस (हरी नली) से उदर में आता है।

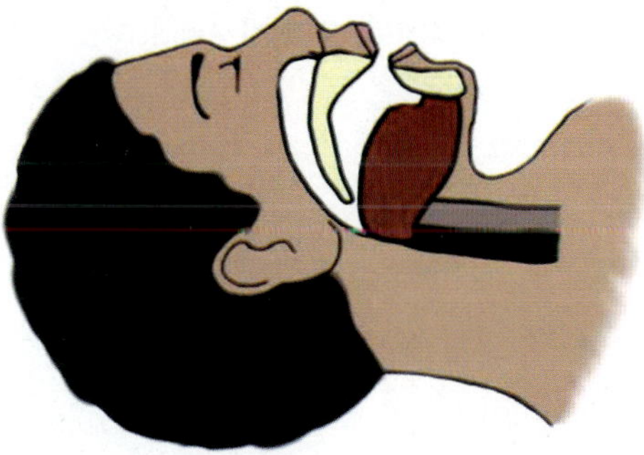

चित्र 5.2

श्वसन मार्ग बेहोश व्यक्ति में संरचनाः बेहोश व्यक्ति में जीभ (लाल) लैरिंक्स (सफेद नली, स्वर तंत्र) एव ईसोफेगस (हरी नली) को बन्द कर देती है और वायु फेफड़ों में प्रवेश नहीं कर पाती।

आकलन

उच्च प्राथमिकता वाले घायल (↑)			कम प्राथमिकता वाले घायल (↓)
	1. चोट लगने की प्रक्रिया को समझना 2. श्वसन मार्ग, श्वसन गति रक्त परिवहन एवं अन्य प्राण घातक स्थितियों का आकलन करना। 3. प्राण घातक स्थिति होने पर तुरन्त स्थानांतरण 4. चिकित्सालय ले जाते हुए जीवन रक्षक व्यवस्था शुरु कर देना	1. चोट लगने की प्रक्रिया को समझना 2. श्वसन मार्ग, श्वसन गति रक्त परिभ्रमण एवं अन्य प्राण घातक स्थितियों का आकलन करना। 3. प्राण घातक स्थिति न होने पर घायल का विस्तृत आकलन करना 4. साधारण चोटों का स्थल पर ही उपचार 5. चिकित्सालय स्थानांतरण	

श्वसन मार्ग का आकलन

प्राथमिक सहायताकर्ता के लिए श्वसन मार्ग का आकलन करना बेहद महत्वपूर्ण कला है। किसी भी मरीज को यदि कुछ मिनिट तक ऑक्सीजन न मिले तो मस्तिष्क की स्थायी क्षति हो सकती है।

इसलिए यह महत्वपूर्ण है कि सबसे पहले श्वसन मार्ग खोलें व सुचारु श्वसन प्रक्रिया पर ध्यान दें इस समय रक्तस्राव या हड्डियों की चोट पर ध्यान न दें।

श्वसन प्रक्रिया के आकलन में दो स्थितियां हो सकती है।

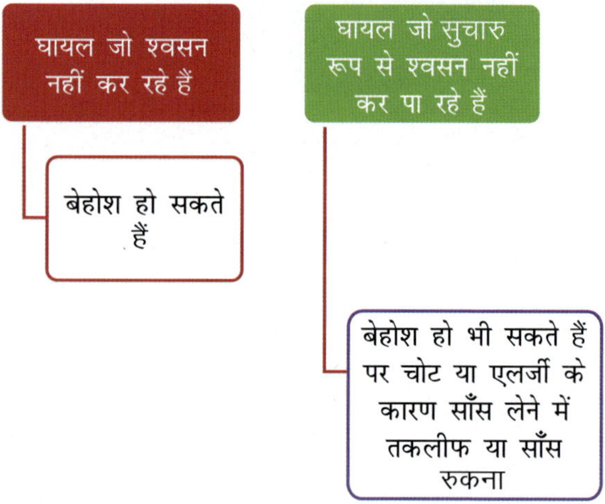

मरीज श्वास ले पा रहा है या नहीं यह देखने के लिए सहायतकर्ता घायल की तरफ घुटने के बल बैठ कर अपने कान घायल के पास करते हुए आंखों का वक्ष (सीने) की तरफ रखें। इस तरह से सहायताकर्ता वायु के संचरण को देख, सुन व महसूस कर सकता है।

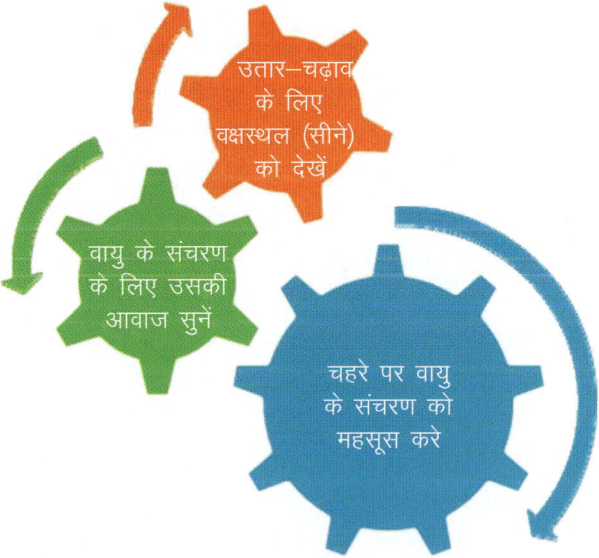

घायल के श्वसन प्रक्रिया का आकलन करने के लिए, अवरोधित श्वसन प्रक्रिया के लक्षणः

- विशेष तरह से भिंचे हुए (Pursed) होंठ
- घुटनों पर हाथ रख कर बैठे हुए
- होंठों के पास नीलापन
- त्वचा में पीलापन
- कन्धे सीने के साथ उठते हुए
- सीने व पेट पर त्वचा में खिंचाव जिससे पसलियां उभर कर दिखायी दें।
- घबराहट
- अस्पष्ट मानसिक स्थिति

प्रबन्धन

लक्षणों के आधार पर ही घायल का उपचार किया जाये।

- अगर घायल श्वास नहीं ले पा रहा है या श्वास अपर्याप्त है पर नब्ज चल रही है, इस स्थिति में घायल को कृत्रिम श्वास दें।
- अगर घायल श्वास नहीं ले पा रहा व नब्ज भी बन्द हो तो CPR (हृदय श्वसन पुनः संचरण बचाव विधि) (इसमें सीने पर दबाव व कृत्रिम श्वास शामिल है) का प्रयोग करें।
- घायल बेहोश है और श्वास नहीं ले रहा है अगर दुर्घटना की प्रक्रिया में मेरूदण्ड की चोट की संभावना हो या किसी ने भी दुर्घटना को न देखा हो उस स्थिति में मेरूदण्ड की चोट को संभावित मानते हुए सिर व गर्दन का स्थिरीकरण करें।
- जो घायल सुचारू रूप से श्वसन नहीं कर पा रहे हैं उन्हें अतिरिक्त ऑक्सीजन दें और तुरन्त निकटतम चिकित्सालय स्थानांतरित करें।

हृदय श्वसन पुनः संचरण बचाव विधि (CPR: Cardiopulmonary Resucitation)

आकस्मिक हृदयघात के मरीजों या जिन मरीजों में हृदय गति रुक गई हो उन का CPR करते हैं। ऐसे मरीज जो बेहोश हों या किसी भी प्रकार की प्रतिक्रिया न करें उन्हें CPR की आवश्यकता होती है। अगर प्राथमिक सहायताकर्ता को मरीज के बेहोश होने का कारण नहीं पता है, तो वह पहले उसे संभवित मेरूदण्ड की चोट मानकर सिर व गर्दन को स्थिर रखते हुए उपचार करें। सबसे पहले घायल बहोश व्यक्ति की प्रतिक्रिया जानने के लिए उसे थपथपाये व घायल को जोर से आवाज दें। अगर मेरूदण्ड में किसी चोट की संभावना नहीं है तो श्वसन मार्ग को खोलें इसके लिए सिर को झुका कर, ठोड़ी को उपर करें (चित्र 5.3) अगर मेरूदण्ड में चोट की संभावना है तो जबड़े पर हाथ रखकर (चित्र 5.4) के अनुसार श्वसन मार्ग को खोलें।

इसके बाद उपचारक 10 सेकण्ड के अन्तराल से श्वसन गति व नब्ज को लगातार देखता रहे और सीने में गति का आकलन करे।

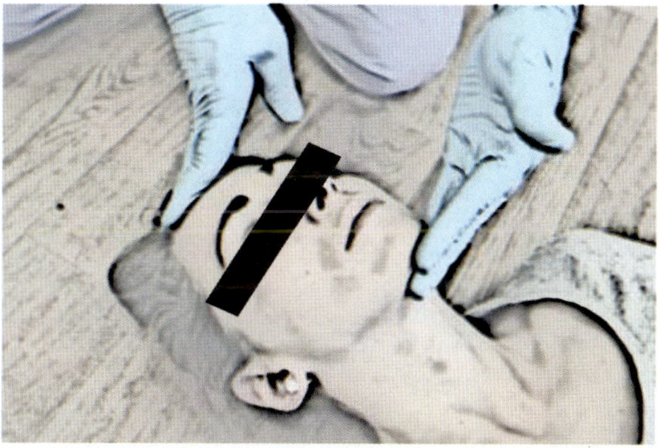

चित्र 5.3. सिर झुकाना एवं ठोडी को उठाना

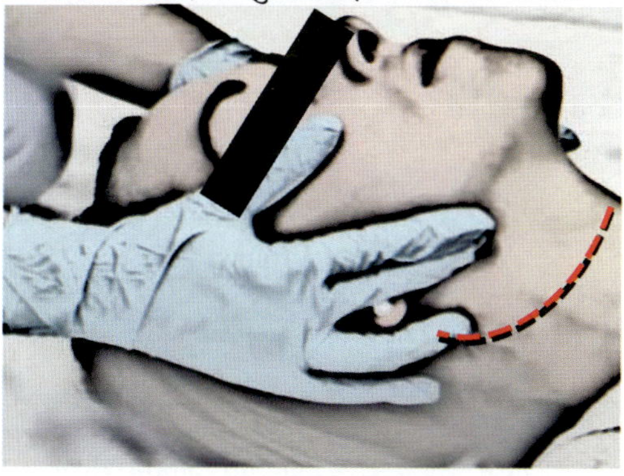

चित्र 5.4. जबड़े को उठाना

A. CPR: वयस्क एवं बच्चों में (एक साल से बड़े)

अगर घायल में नब्ज नहीं चल रही है और वह सांस नहीं ले रहा है तो निम्न प्रकार से CPR करें।

1. घायल को सीधी, सपाट, मजबूत सतह पर पीठ के बल लिटा दें।
2. उपचारक तीस बार सीने को दबायें।
   (a) प्राथमिक सहायताकर्ता अपने एक हाथ की हथेली घायल के सीने (वक्ष) के बीचों बीच रख दूसरा हाथ पहले पर रखें तथा दोनों हाथों को अंगुलियों को एक दूसरे में फंसा लें।
   (b) उपचारक वक्ष (सीने) को कम से कम 5 सेमी (2 इन्च) दबाये, वक्ष को वापिस अपनी स्थिति में आने दें। इस समय उपचारक के कन्धे घायल के वक्ष की अस्थि की सीध में होने चाहिये। (चित्र 5.5) और हाथ कोहनी पर बिलकुल सीधे होने चाहिये।

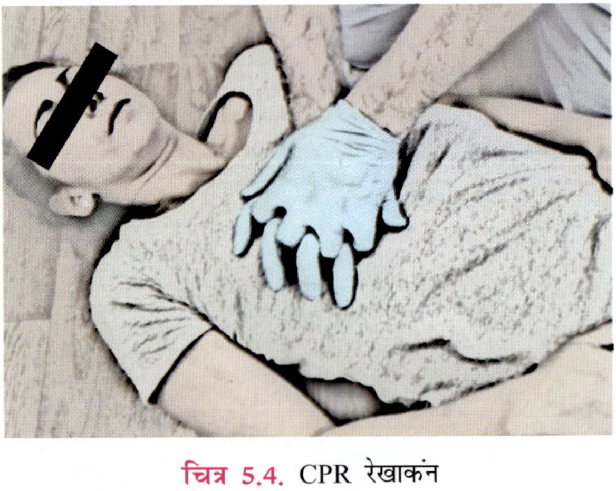

चित्र 5.4. CPR रेखाकंन

   (c) उपचारक की बाजू मजबूत एवं कोहनी सीधी होनी चाहिये। सीने पर दबाव 100 प्रतिमिनिट की दर से देना चाहिये। सहायताकर्ता के लिए लगातार दबाव देते रहना आवश्यक है चाहे पसलियों की हड्डियां टूट भी जायें।
3. बचावकर्ता को दो-दो करके कृत्रिम श्वास देनी चाहिये और वक्ष स्थल के उतार चढ़ाव को सुनिश्चित करना चाहिये।

(a) घायल के श्वसन मार्ग को सिर को झुका कर एवं ठुड्डी को उपर कर के खोलें (मेरूदण्ड में चोट की स्थिति में जबड़े को उठा कर श्वसन मार्ग खोलें।)

(b) अब प्रथम सहायताकर्ता घायल की नाक दबायें और घायल का मुख आक्सीजन देने वाले मास्क से ढकें।

(c) अब सहायताकर्ता घायल को दो बड़ी कृत्रिम सांसें दें जिससे घायल के वक्ष स्थल में विस्तार हो। हर सांस कम से कम एक सेकण्ड की हो। अगर वक्ष स्थल में उतार-चढ़ाव न हो तो घायल को फिर से सही स्थिति में लायें। (शायद वायु फेफड़ों की जगह पेट (उदर) में जा रही हैं)

नोटः मरीज को दी जाने वाली सांस में वायु का आयतन सामान्य सांस जितना ही होना चाहिये। मरीज को सांस देने से पहले गहरी सांस न लें। इससे अधिक हवा से घायल के फेफड़ों को नुकसान हो सकता है। अगर आप BVM (Bag Value Mask) प्रयोग में ले रहे है तो इसकी कोई आवश्यकता नहीं है।

(d) सीने पर दबाव के लिए 30 दबाव देने के बाद 2 कृत्रिम सांस दें। दो उपचारक प्रति दो मिनिट एकान्तर से दबाव दें (5 cycle of 30:2) करते रहें। इससे उपचारक थकान से बचें रहेंगे। इस बीच वे नब्ज जांच लें।

(e) अगर घायल के मुख के चारों ओर रक्त जमा होने के कारण या किसी अन्य कारण से कृत्रिम श्वास की संभावना नहीं हो तो सीने पर दबाव 100 दबाव प्रति मिनिट की दर से देवें।

4. जब तक कि मरीज की हृदय गति एवं श्वसन क्रिया (लगभग 15 मिनिट) आती है CPR चालू रखना चाहिये अथवा चिकित्सक AED (सीने पर हल्का झटका देने की मशीन) से झटका देने की प्रक्रिया शुरू करें।

CPR: शिशु (एक साल से छोटे)

1. प्राथमिक सहायताकर्ता को शिशु के तलवों पर सहला कर या सीने और कन्धे पर थपथपा कर जगाना चाहिये। शिशु को हिलाना नहीं चाहिये।
2. अगर शिशु सांस नहीं ले रहा हो तो शिशु की वक्ष की हड्डी के बीच में दो अंगुलियां रखें।
3. अब सीने पर सीधे 4 सेमी (1.5 इन्च) नीचे की तरफ दबाव दें और वक्ष को वापिस उपर आने दें। वक्ष पर 30 बार दबाव प्रति मिनिट की दर से दिये जाने चाहिये।
4. प्रत्येक 30 दबाव का एक चक्र पूरा होने पर 2 कृत्रिम श्वास दी जानी चाहिए इसके लिए शिशु का मुंह और नाक को अपने मुंह से कवर करके धीरे से फूँक मारें जब तक कि हवा के कारण सीने में विस्तार दिखाये ना दें।
5. दबाव एवं कृत्रिम श्वास की दर में प्रत्येक 30 दबाव के बाद 2 कृत्रिम श्वास दें।
6. जब तक कि मरीज की हृदय गति एवं श्वसन प्रक्रिया आती है (लगभग 15 मिनिट) CPR चालू रखना चाहिये अथवा चिकित्सक AED (सीने पर हल्क झटका देने की मशीन) से झटका देना शुरू करें।

Choking (गले में कुछ फंस जाने पर)

यदि खाना या कोई बाहरी वस्तु गले की सांस नली में फंस जाये तो मरीज को सांस लेने में तकलीफ होगी यह अचानक होता है और जल्दी ही इस स्थिति को दूर नहीं किया जाये तो मरीज की मृत्यु तक हो सकती है अधिकतर खाना खाते समय ऐसा हो सकता है पर किसी भी व्यक्ति में किसी बाहरी वस्तु के कारण भी सांस नली में रुकावट आ सकती है इस स्थिति को संभालने के लिए सबसे पहले रुकावट किस कारण से है, या मरीज होश में है या नहीं। यह जानना जरूरी है।

अगर मरीज होश में है परन्तु रुकावट के कारण किसी भी प्रकार की आवाज जैसे खांसी नहीं कर पा रहा है तो प्राथमिक सहायताकर्ता को Heimlich प्रक्रिया को अपनाना चाहिये (चित्र 5.6 एवं 5.7)

1. उपचारक मरीज के पीछे खड़े होकर अपने हाथों को दोनों ओर से मरीज की कमर में डालें।
2. एक हाथ से मुठ्ठी बनाये व उसे मरीज की नाभि के उपर व पसिलयों के नीचे रखें। मुठ्ठी का अंगुठा मरीज के उदर की तरफ हो।
3. दूसरे हाथ से मुठ्ठी का पकड़ कर मरीज का पेट नीचे से जोर से उपर की ओर दबाएं।
4. यह प्रक्रिया कुछ देर तक बार-बार करें ताकि पेट में मौजूद हवा के दबाव के साथ गले में फंसी वस्तु बाहर निकल जाये।

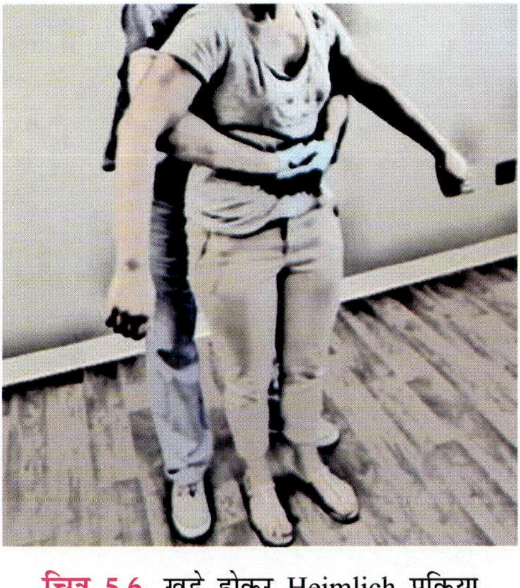

चित्र 5.6. खड़े होकर Heimlich प्रक्रिया

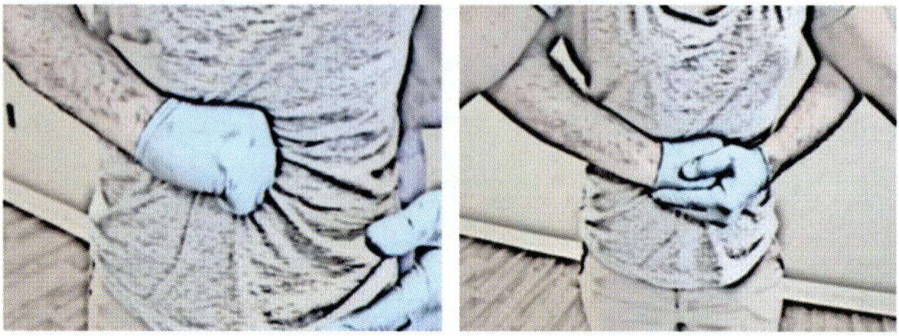

चित्र 5.7. हाथ रखने की स्थिति

अगर मरीज बेहोश है तो प्राथमिक सहायताकर्ता को निम्नलिखित उपाय अपनाने चाहिये।

1. मरीज को कठोर सतह पर पीठ के बल लिटा दें।
2. उपचारक सबसे पहले कृत्रिम श्वास (CPR में देखें) दें।
3. अगर सीना नहीं फूले तो लेटी हुई स्थिति मे Heimlich प्रक्रिया को अपनायें (चित्र 5.8) इसके लिए मरीज के दोनों तरफ पैर डाल कर घुटनों बल बैठे तथा मुठ्ठी को पेट पर पसली के नीचे रखकर जल्दी-जल्दी उपर की और कई बार दबाव डालें। फँसी वस्तु मुँह से निकल जायेगी।

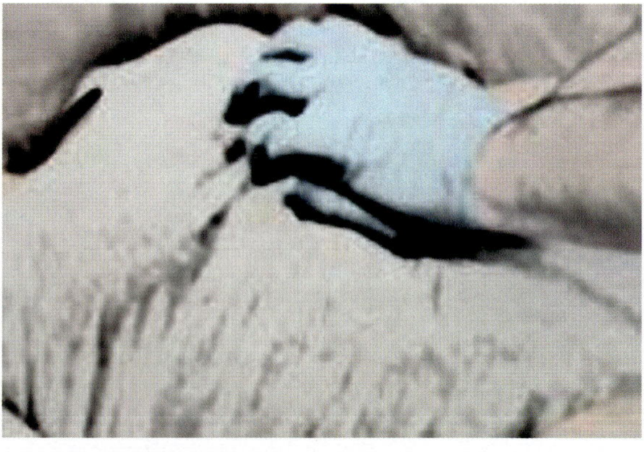

चित्र 5.8. लेटे हुए Heimlich प्रक्रिया

4. अगर मरीज अभी भी कोई प्रतिक्रिया नहीं दे रहा है तो मरीज के मुंह से बाहरी वस्तु को निकाल जब तक आवश्यकता हो Heimlich प्रक्रिया कृत्रिम श्वास प्रक्रिया दोहराते रहें।

डूबना

अगर कोई व्यक्ति डूब रहा है तो प्राथमिक सहायताकर्ता को निम्नलिखित उपाय करने चाहिऐ।

1. अगर मरीज सांस नहीं ले रहा है तो कृत्रिम श्वास (CPR को देखें) देना शुरू करें।
2. अगर मरीज वमन (उल्टी) कर रहा है तो तुरन्त साइड के बल लिटा दें एवं मुंह के आस-पास से उल्टी को साफ करें।
3. अगर नब्ज नहीं चल रही हो तो उपचारक को तुरन्त CPR से सीने पर दबाव देना शुरू कर देना चाहिये।
4. मरीज के गीले कपड़े तुरन्त उतार कर उसे सूखे व गरम कपड़ों से ढ़क देना चाहिये क्योंकि शरीर का तापमान कम हो जाना खतरनाक हो सकता है।
5. मरीज को सीधे जमीन पर न लिटा कर सूखा कपड़ा बिछा कर लिटायें।
6. अगर मरीज की रीढ की हड्डी में चोट लगी है तो उपचाकर को मरीज का हिलना डुलना बिलकुल बन्द कर देना चाहिये (अध्याय 5)।
7. हर डूबने वाले मरीज को चिकित्सालय जरूर ले जाना चाहिये, चाहे वो ठीक हो या न हो। क्योंकि इससे उसके फेपड़ों को हुए आकलन नुकसान का हो सकता है।

श्वसन मार्ग के उपचार में उपयोगी (यन्त्र)

1. **King LT:** King LT का उपयोग आपातकालीन मरीजों, जले, हुये, ज्यादा रक्तस्राव, वमन या ऐसे मरीजों में होता है जिनमें गले के रास्ते सांस की नली को देखना संभव नहीं होता। इसके अलावा सरवाईकल कॉलर वाले मरीजों में भी इसका उपयोग होता है।

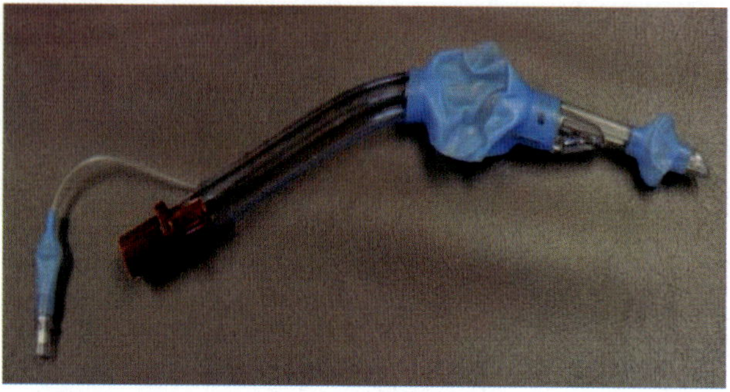

चित्र 5.9. King LT

King LT को बेहोश मरीज के चिकित्सक/उपचारकर्ता द्वारा बिना देखे हुए सीधे ही गले में खाने की नली के पास में इस तरह लगा दिया जाता है कि सांस की नली में ऑक्सीजन या बाहर की हवा King LT के माध्यम से सीधे ही पहुंच सके। (चित्र 5.10) Kign LT के गुब्बारे को हवा द्वारा उचित मात्रा में फुला देंगें।

King LT से होने वाले दुष्प्रभाव गले में सूजन, निगलने में तकलीफ, रक्तस्राव एवं भोजन नली के फटने को इस हवा के दबाव को उचित मात्रा में रख कर बचाया जा सकता है।

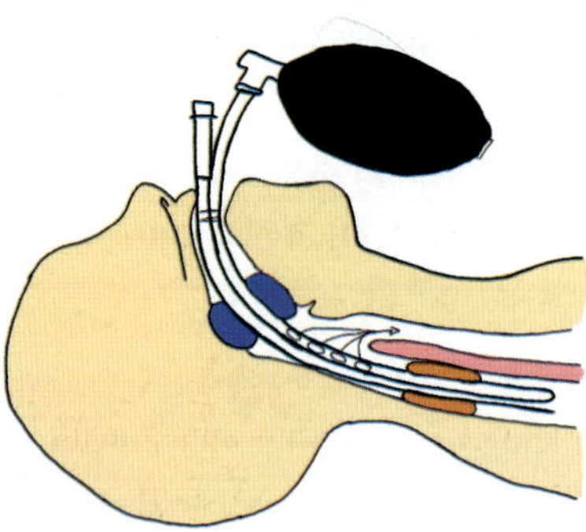

चित्र 5.10. King LT Placement

2. **बैग वाल्व मास्क (BVM):** यह एक साधारण व उपयोगी चिकित्सीय उपकरण है लेकिन इसका उपयोग हमेशा संभव नहीं हो पाता। BVM से ऑक्सीजन देते समय हाथों एवं अंगुलियों का उचित तरीके से उपयोग आवश्यक है। 57 वर्ष से अधिक आयु के मरीजों, मोटे मरीजों या जिनकी दाढ़ी हो, गर्भवती महिलाओं, वे मरीज जिनके जबड़े आगे नहीं आ पाते या जो खर्राटे ज्यादा लेते है पर इसका उपयोग नहीं कर सकते हैं। उपर्युक्त परिस्थितियों में हवा के पेट में जाने की संभावना बढ़ जाती है अथवा नाक एवं मुंह के चारों तरफ मास्क ठीक से नहीं लग पाता है।

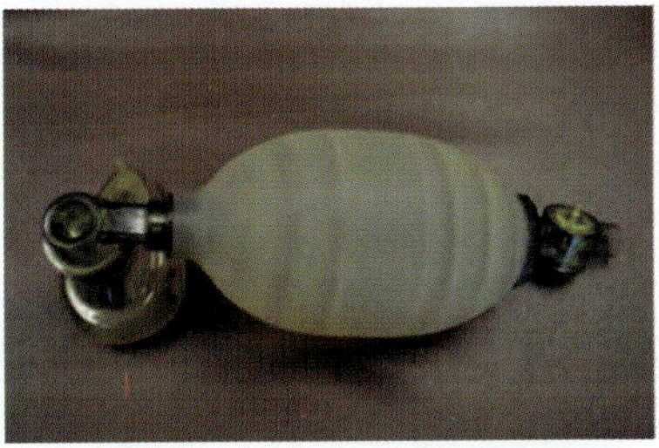

चित्र 5.11. बैग वाल्व मास्क

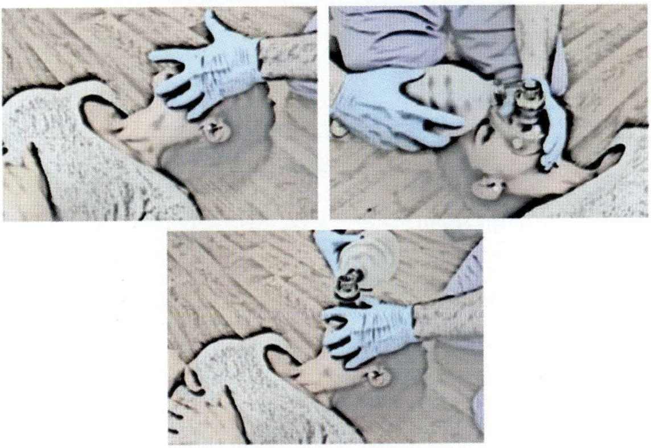

चित्र 5.12. एक व्यक्ति द्वारा बैग वाल्व मास्क का उपयोगः हाथ व अंगुलियों की स्थिति जैसा कि चित्र में प्रदर्शित है।

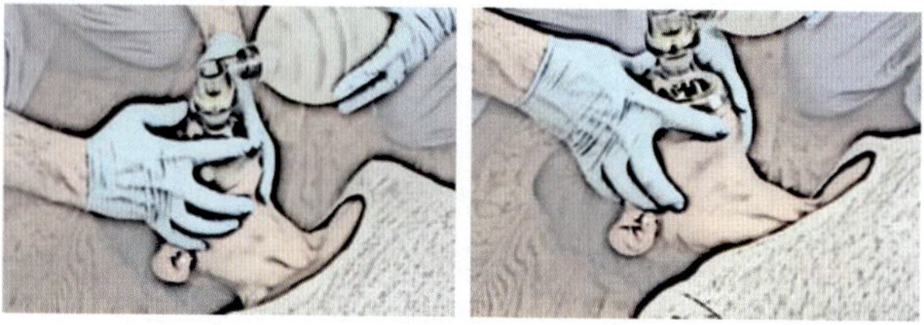

चित्र 5.13. दो व्यक्तियों द्वारा बैग वाल्व मास्क का उपयोग: पहला व्यक्ति BVM को मरीज के चेहरे पर उचित तरीके से लगा कर रखता है एवं दूसरा व्यक्ति बैग को दबाता है।

आदर्श परिस्थितियों में सहायताकर्ता के पास प्लस आक्सीमीटर, ऑक्सीजन स्रोत, कुशनड़ रिम मास्क, टंगब्लेड, वाटर बेस्ड ल्युबरिकेन्ट एवं सक्शन कैथरेटर विद चेम्बर होना चाहिये। अधिकांश BVM दबाने पर स्वयं वापिस फूल जाते है। चेहरे का मास्क आंखों के उपर व चेहरे के नीचे नहीं जाना चाहिये। BVM इकाई को 15 लीटर/मिनिट (75 प्रतिशत) ऑक्सीजन से जोड़ना चाहिये यद्यपि BVM को बिना ऑक्सीजन के भी सांस देने के लिए, CPR एवं बचाव के समय भी इस्तेमाल किया जाता है।

बताने योग्य बिन्दु

1. चोट की प्रक्रिया
2. जैविक लक्षण (Vital sign)
    - A-श्वसन मार्ग की स्थिति (खुला या बन्द)
    - B-श्वसन प्रक्रिया (गति एवं श्वसन के प्रकार)
    - C-रक्त परिसंक्षण (नब्ज, हृदय गति, त्वचा का रंग एवं तापमान) परिसंचरण
3. परिवहन के समय: चोट का बढ़ना, प्राथमिक सहायताकर्ता द्वारा किया गया उपचार एवं उसके परिणाम।

संक्षेप

जब भी आहत व्यक्ति को श्वसन मार्ग अवरोध हो तो प्राथमिक सहायता. कर्ता की पहली प्राथमिकता उसे खोलना है चोट लगने की प्रक्रिया के

आधार पर श्वसन मार्ग खोलने के कई तरीके हैं। बेहोश व्यक्ति में CPR उपयोगी होता है। आहत व्यक्ति की आयु के अनुसार शिशु (एक साल से छोटा) एवं वयस्क (एक साल से बड़े) में CPR किया जाता है। डूबने वाले मरीज में भी CPR उपयोगी है। उपलब्धता के आधार पर King LT एवं बैग-वाल्व मास्क का उपयोग कृत्रिम श्वास देने में करते हैं। गले में कुछ फंस जाने पर आहत व्यक्ति का उपचार उसके होश में होने या बेहोश होने की स्थिति के अनुसार करते हैं। Heimlich प्रक्रिया को दोनों ही स्थिति में प्रयोग में ला सकते है। बेहोश होने पर आहत व्यक्ति को कृत्रिम श्वास देना अनिवार्य है।

❑❑❑

घायल का स्थिरीकरण

अध्याय 6

सारांश

किसी भी परिस्थिति में कहीं भी यदि कोई घायल व्यक्ति हो तो सबसे पहले मदद के लिए दूसरों को बुलायें। इसके बाद यह सुनिश्चित करें कि आप और घायल दोनों सुरक्षित जगह पर हैं। अगर मरीज सड़क पर है तो उपचार देने से पहले उसे सड़क से हटायें। इसके बाद (A) मरीज का श्वसन मार्ग खोलें। (B) मरीज की श्वसन प्रक्रिया चल रही हो यह सुनिश्चित करें। (C) रक्त परिसंचरण सही हो एवं किसी भी प्रकार का बाहरी रक्तस्राव होने पर दबाव बनाकर या हाथ/पैर मैं रक्त स्राब होने पर रक्त बहाव रोकने की पट्टी बांध कर इसे रोकें। इन सबके बाद सबसे पहले मरीज को स्थिर करें ताकि मरीज के ज्यादा हिलने-डुलने के कारण उसका अधिक नुकसान न हो। इसके लिए मरीज की गर्दन एवं रीढ़ की हड्डी को स्थिर करें।

गर्दन का स्थिरीकरण: गर्दन में रीढ़ की हड्डी असुरक्षित होती है इसलिए अक्सर दुर्घटनाओं से इसमें चोट लग जाती है। चूंकि मस्तिष्क से पूरे शरीर में जाने वाली महत्वपूर्ण नसें रीढ़ की हड्डी से हो कर गुजरती हैं इसलिए इसमें किसी भी चोट से मरीज को लकवा हो सकता है जिसका ठीक होना मुश्किल होता है। यह भी संभव है कि गर्दन की हड्डी और मांस पेशियों में चोट लगे परन्तु नसें सुरक्षित हों ऐसी स्थिति में गर्दन की किसी भी प्रकार की गतिशीलता से नसों को क्षति पहुंच सकती है इसलिए मरीज की गर्दन को स्थिर रखना ही सबसे सुरक्षित उपाय है। इसका सबसे उत्तम उपाय एम्बुलेंस में विशेष रूप से बनाया गया कॉलर रखना है। कॉलर उपलब्ध न होने पर मरीज को लिटा दें एवं सिर के दोनों तरफ नरम तकिये या कपड़ा लगा दें ताकि सिर को सहारा मिल सकें और सिर की गतिशीलता रुक जायें।

माथे पर चिपकने वाली टेप लगा कर भी गर्दन की गति को स्थिर किया जा सकता है जब तक की मदद न आ जायें। अगर मरीज ने हेलमेट पहन रखा है तो उसे न हिलायें और न ही उतारें क्योंकि इस प्रक्रिया में गर्दन के हिलने से किसी नस को चोट पहुंच सकती है।

रीढ़ की हड्डी का स्थिरीकरण: वैसे तो गर्दन रीढ़ की हड्डी का सबसे संवेदनशील भाग है जहां चोट ज्यादा लगती है पर इसके अतिरिक्त रीढ की हड्डी में कहीं भी चोट लगने से वह मस्तिष्क से आने वाली नसों को नुकसान पहुंचा सकती है, इसलिए गर्दन की तरह इसे भी स्थिर रखें। इसके लिए आवश्यक है कि एम्बुलेंस में बैक-बोर्ड अवश्य हो। इसके उपलब्ध न होने पर मरीज को सीधा लिटा दें और उसकी कमर को सीधा रखते हुए गर्दन को स्थिर करें, तब तक इन्तजार करें जब तक कि अस्पताल से कोई प्रशिक्षित सदस्य नहीं आ जाता है।

प्रस्तावना

गर्दन की हड्डी की आपातकालिक चोट गंभीर होती है जो कि स्थाई विकलांगता या मृत्यु का कारण भी हो सकती है। इसलिए प्राथमिक सहायताकर्ता का सबसे महत्वपूर्ण कर्त्तव्य है कि वह इस क्षेत्र में लगने वाली चोट को पहचानें एवं गर्दन की रीढ की हड्डी को स्थिर करें। यह सात हड्डियों से मिल कर बनी है जो खोपड़ी के आधार से सीने की तरफ लम्बाई में जाती है। (चित्र 6.1)

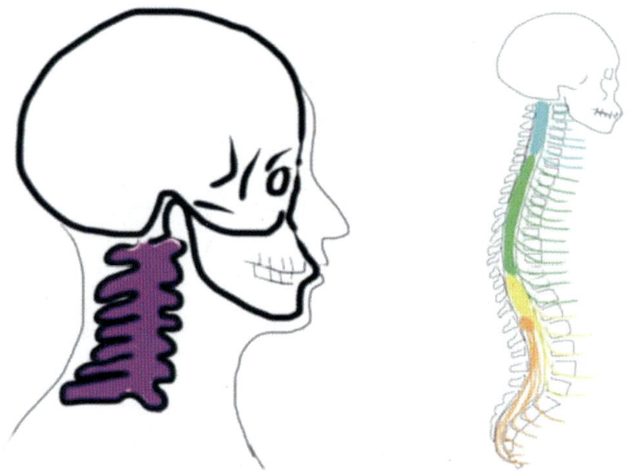

चित्र 6.1. गर्दन की रीढ की हड्डी

रीढ की हड्डी के इस भाग में सिर के ज्यादा गतिशील होने के कारण चोट लगने की संभावना बढ़ जाती है दूसरा इस भाग में रीढ़ को सुरक्षित रखने के लिए अन्य कोई हड्डी भी नहीं होती है। चूंकि रीढ की हड्डी में से मेरूरज्जु गुजरती है इसलिए उसमें चोट की संभावना बनी रहती है। अगर हम रीढ की हड्डी को खोपड़ी के नीचे वाले भाग से सीने तरफ जाते हुए देखते हैं तो मेरूरज्जु की सही स्थिति दिखई देती है। (चित्र 6.2)

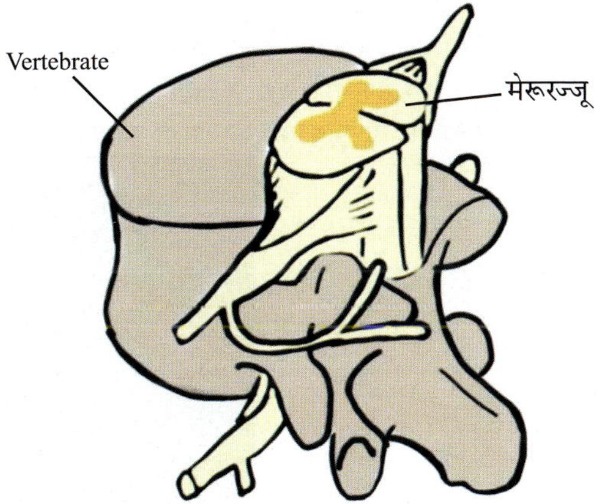

चित्र 6.2

चित्र (6.2) में मेरूरज्जु हर रीढ की हड्डी में से जाती हुई दिखाई दे रही है और मस्तिष्क से आने वाली नसें मेरूरज्जु के साइड में एवं रीढ की हड्डियों के बीच में है। मेरूरज्जु मस्तिष्क से आने वाली नसों से मिल कर बना होता है जो शरीर के जैविक कार्यो जैसे श्वसन क्रिया एवं हृदय गति का संचालन करती है और स्पाईनल नसें उन मांसपशियों में गति एवं संवेदनशीलता के लिए उत्तरदायी है जहां वह मेरूरज्जु से निकलती है।

इसलिए रीढ़ की हड्डी में चोट से मेरूरज्जु या स्पाईनल नसों को नुकसान होने से, मांसपेशियों की गति एवं संवेदनशीलता जा सकती है यहां तक कि मृत्यु भी हो सकती है। इसलिए रीढ़ की हड्डी को स्थिर स्थिति में रखने से चोट की गंभीरता को कम किया जा सकता है या इससे बचा जा सकता है। जो कि प्राथमिक सहायताकर्ता का उत्तरदायित्व है।

आकलन

रीढ़ की हड्डी में चोट वाले घायल के उचित उपचार के लिए आवश्यक है कि हम चोट को सबसे पहले पहचानें। इस प्रकार की चोट जरूरी नहीं है कि तुरन्त ही पता चल जायें। कई बार गंभीर रीढ़ की हड्डी की चोट वाले मरीज भी प्राथमिक सहायताकर्ता के आने से पहले दुर्घटना स्थल पर चलते-फिरते नजर आते हैं। ऐसी दुविधापूर्ण स्थिति में घायल को C-रीढ की हड्डी वाला

घायल मान कर उपचार करें। क्योंकि दुर्घटना स्थल पर हमारे पास ऐसी कोई व्यवस्था नहीं है जिससे हम रीढ की हड्डी में चोट को जांच सकें। यदि हम गलत अनुमान के कारण मरीज की चोट न दिखने के कारण स्थिर न करें तो होने वाले दर्द, विकलांगता या मृत्यु का कारण हो सकता है।

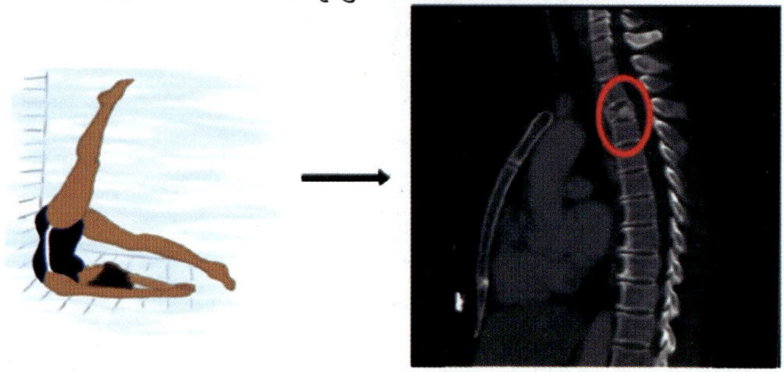

इसलिए जरूरी है कि चोट के प्रकार को देखते हुए इस प्रकार की संभावना को ध्यान में रखें। (तालिका 6.1) अगर शरीर के ऊपरी भाग में गंभीर अघात या चोट लगी है तो C-स्पाईन चोट होने की संभावना को मान कर चलें इसके अलावा सिर, मुख या गर्दन के कोमल ऊतको को नुकसान पहुंचा हो तो भी C-स्पाईन चोट ही मानें।

तालिका 6.1: चोट की प्रक्रिया

सिर एवं गर्दन पर स्थूल प्रभाव उंची	घायल की ऊँचाई से तीन गुणा जगह से गिरना (बुजुर्गो में खड़े होने की स्थिति में भी)
मध्यम/तेज गति वाहन की टक्कर	सिर व गर्दन पर खेल के दौरान चोट
पदयात्री को वाहन से टक्कर	उथले पानी में डुबकी लगाने से होने वाली दुर्घटना
वाहन से बाहर उछलना	विस्फोट
मोटर साईकिल से होने वाली	रीढ़ की हड्डी के पास गोली लगना दुर्घटना
घायल के कमरे में ही किसी यात्री की मृत्यु हो जाना	

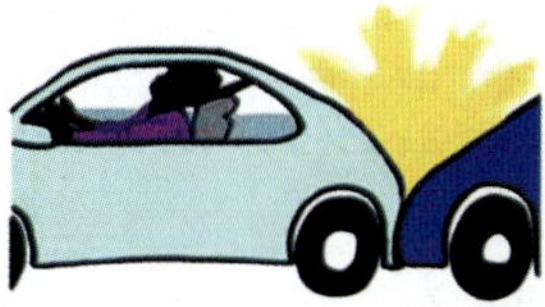

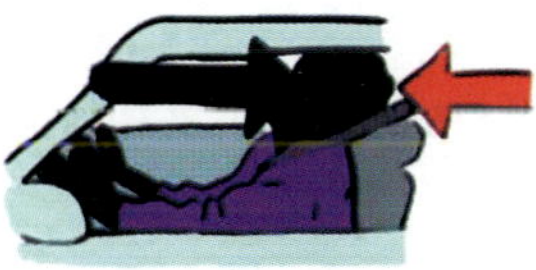

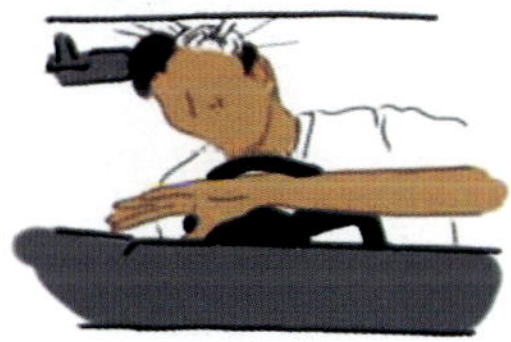

रीढ की हड्डी में चोट के लक्षण

- **हाथ-पैर का लकवाः** सचेत घायल में रीढ़ की हड्डी की चोट का यह सबसे विश्वसनीय लक्षण है।
- **स्थिर अवस्था में दर्दः** रीढ़ की हड्डी से जुड़े किसी भी भाग में हमेशा एवं लगातार दर्द नहीं रहता है। कुछ अवस्था में रीढ़ की हड्डी में दर्द किसी अन्य हिस्से में लगी चोट के कारण भी महसूस होता है।
- **चल अवस्था में दर्दः** रीढ़ की हड्डी में होने वाल दर्द को देखने के लिए घायल को चलने को न कहें। अगर मरीज अपनी इच्छा से चल फिर रहा है और कमर या गर्दन में दर्द की शिकायत कर रहा है या बिना चोट लगे कन्धे में दर्द है तो स्पाईन में चोट की संभावना बढ़ जाती है।
- **रीढ़ की हड्डी के साथ-साथ सूजनः** रीढ़ की हड्डी में चोट लगे होने पर हल्का सा दबाव पड़ने पर उस जगह पर सूजन आ सकती है।
- **श्वसन प्रक्रिया सुचारू न होनाः** श्वसन प्रक्रिया को संचालित करने वाली नसें रीढ की हड्डी के सरवाईकल क्षेत्र में होती है और इन नसों पर चोट लगने पर सांस लेने में तकलीफ होती है या सांस रुक सकती है।

- **विकृतिः** रीढ़ की हड्डियों के बीच स्थान या हड्डियों के टूटने का अहसास होने पर, रीढ की हड्डी की चोट को छूकर महसूस किया जा सकता है।
- **मल उत्सर्जन एवं मूत्र विसर्जन में परेशानीः** रीढ़ की हड्डी में चोट से मस्तिष्क से मलोत्सर्ग एवं मूत्र विसर्जन के संकेत मिलने में रुकावट आ सकती है
- **रीढ़ की हड्डी में गंभीर क्षतिः** इसमें रक्त पहुंचाने वाली नसें एव हृदय को नुकसान पहुंचता है। जिससे रक्त चाप कम हो जाता है और हृदय दबाव और रक्त की कमी को सहन नहीं कर पाता है। (सामान्य हृदय गति तेज होती है।)
- **कोमल ऊतकों में क्षतिः** मुख, गर्दन या सिर पर चोट लगना रीढ़ की हड्डी में चोट को दिखाता है।

आपातकालीन मरीजों का सामान्य आकलन

आपातकालीन संचालन

A	श्वसन मार्ग	• आवश्यकता होने पर • श्वसन प्रक्रिया में सहयोग दें
B	श्वसन प्रक्रिया	• RR • ऑक्सीजन सचुरेशन • ऑक्सीजन देना
C	रक्त परिसंचरण	• HR • रक्तचाप • कोशिकाओं का भरना
D	विकलांगता	• सिर की चोट? • संक्रमण? • रक्तस्राव? • तापमान? • बी.एम?

उच्च प्राथमिकता वाले मरीज

1. चोट की प्रक्रिया जानना
2. श्वसन मार्ग, श्वसन प्रक्रिया एवं रक्त परिसंचरण एवं किसी भी प्राणघातक स्थिति का आकलन करना
3. किसी भी प्राणघातक स्थिति के होने पर, मरीज को तुरन्त स्थानांतरित करें।
4. चिकित्सालय ले जाते हुए जीवन-रक्षक उपाय चालू रखें।

कम प्राथमिकता वाले मरीज

1. चोट की प्रक्रिया जानना
2. श्वसन मार्ग, श्वसन प्रक्रिया, रक्त परिसंचरण एवं उस समय की किसी भी प्राणघातक स्थिति का आकलन करना।
3. सामान्य चोटों की दुर्घटना स्थल पर ही चिकित्सा व्यवस्था करना।
4. अन्य मरीजों का चिकित्सालय स्थानांतरण

प्रतिक्रिया देने वाले घायलों का आकलन

1. चोट की प्रक्रिया जानना
2. श्वसन मार्ग, श्वसन प्रक्रिया, रक्त परिसंचरण एवं उस समय की किसी भी प्राणघातक स्थिति का आकलन करना।
3. चोट की प्रक्रिया, मरीज की सजगता एवं श्वसन मार्ग की स्थिति जानने के लिए मरीज से प्रश्न पूछें।
    - क्या हुआ था?
    - कहां पर चोट लगी? क्या आपके गर्दन या कमर में दर्द है?
    - क्या आप अपने हाथ और पैर हिला पा रहे हैं?
    - क्या आप अपने हाथ-पैर पर मेरा स्पर्श महसूस कर पा रहे हैं?
    - क्या आप को अपने हाथों/पैरों में सनसनाहट महसूस हो रही हैं? (पिन व सुई से)

4. मुख, सिर, गर्दन एवं रीढ की हड्डी के कोमल ऊतकों की चोट का निरीक्षण करें।
5. रीढ़ की हड्डी को छूकर सूजन या किसी विकृति को देखें।
6. मरीज के हाथों की क्षमता को जाँचें। उसे अपने पाँवों से आपके हाथों पर धक्का या दबाव देने को कहें ताकि उसकी ताकत की जांच हो सकें।

नोटः प्रश्न पूछने से पहले मरीज को बताये कि जबाव बोलकर हां या ना में देना है सिर हिला कर या झुका कर नहीं।

किसी भी प्रकार की प्रतिक्रिया न देने वाले मरीज का आकलन

1. दुर्घटना स्थल पर मौजूद अन्य लोगों से व गवाहों से चोट की प्रक्रिया जानना।
2. श्वसन मार्ग, श्वसन प्रक्रिया, रक्त परिसंचरण एवं किसी भी प्राणघातक स्थिति का आकलन करना।
3. मुख, सिर, गर्दन एवं रीढ़ की हड्डी के कोमल ऊतकों की चोट का निरीक्षण करना।
4. रीढ़ की हड्डी को छूकर सूजन या किसी विकृति का निरीक्षण करना।

नोटः अगर मरीज सजग नहीं है तो C-सपाईन चोट को मान कर चलें।

व्यवस्था

1. मरीज को सबसे पहले सिर व गर्दन से स्थिर (चित्र 6.3) करें। अगर मरीज के सिर एवं गर्दन एक सीध में नहीं है तो श्वसन मार्ग एवं आगे होने वाले किसी नुकसान को देखते हुए इन्हें एक

सीध में रखें। (तालिका 6.2 में जिन घायल में सिर व गर्दन दुबारा सीधा नहीं करना है उनका कारण दिया गया है।)

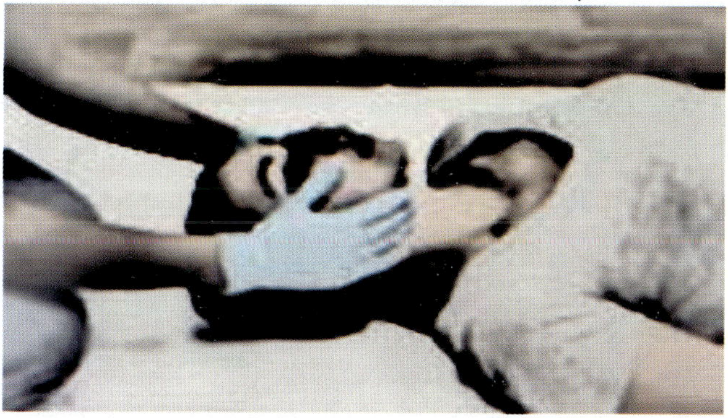

चित्र 6.3. गर्दन की हड्डी का हाथ से स्थिरीकरण

तालिका 6.2: सिर एवं गर्दन को एक सीध में न लेने के कारण

हिलाने से दर्द बढ़ना, तंत्रिका तंत्र के लक्षण, मांसपेशियों में खिंचाव या श्वसन मार्ग अवरूद्ध होना	रीअलाइनमेन्ट करने में अवरोध का सामना करना पड़ेगा।
रीढ़ की हड्डी को पुनः सही स्थिति में लाने में परेशानी होना	घायल की बेचैनीबढ़ना

2. श्वसन मार्ग, श्वसन प्रक्रिया एवं रक्त परिसंचरण का आकलन करें। आवश्यकता पड़ने पर जबड़ा–उठाकर सही प्रक्रिया से श्वसन मार्ग खोलें (अध्याय 6 देखें) ताकि सिर व गर्दन का स्थिरीकरण कर सकें।
3. सरवाईकल कॉलर, (जो सही नाप का हो तथा श्वसन मार्ग को अवरूद्ध न करें), उसे पहनायें।
4. मरीज को बैकबोर्ड पर लिटायें। (चित्र 6.4)

नोटः चूंकि कोई भी सरवाईकल कॉलर सिर का हिलना-डुलना पूरी तरह से नहीं रोक पाता है इसलिए हाथों से सिर का स्थिरीकरण करें, या मरीज को बैकबोर्ड पर सुरक्षित करें।

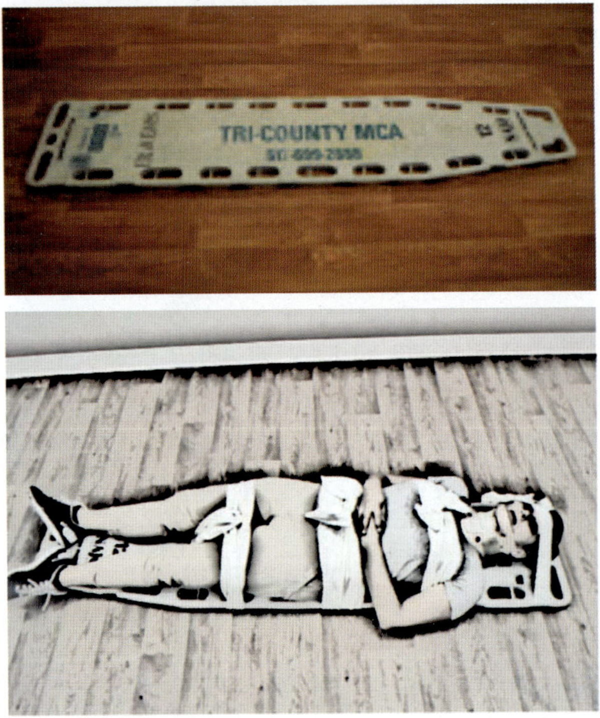

चित्र 6.4. स्पाईनल बोर्ड और मरीज के स्थिरीकरण में इसका उपयोग

क्रियाविधि कौशल

हमने चिकित्सा व्यवस्था वाले भाग में 4 न. पर सरवाईकल कॉलर की आवश्यकता एवं मरीज को बैकबोर्ड पर सुरक्षित करने का उपाय बताया है। यह रीढ़ की हड्डी में चोट लगने पर मरीज को चिकित्सालय

स्थानान्तरण के लिए आवश्यक है। फिर भी यह दुर्घटना स्थल पर मरीज की स्थिति पर निर्भर करता है।

1. सरवाईकल कॉलर पहनाना: किसी भी प्राणघातक स्थिति का आकलन करने व उसकी व्यवस्था करने के बाद ही सरवाईकल कॉलर पहनायें। इसे पहनाने से पहले गर्दन की सामने व पीछे की तरफ का अच्छी तरह से निरीक्षण कर लें इससे पहनाने से पहले मरीज को इसकी प्रक्रिया अच्छी तरह से समझा दें क्योंकि ये अनुभव उसे अचंभित करने वाला हो सकता है।

A. A बैठा हुआ या खड़े हुये घायल में

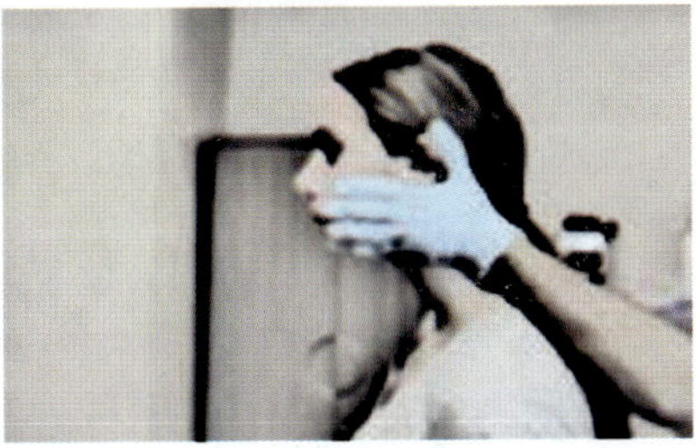

1. एक उपचारक मरीज को पीछे से पकड़ कर हाथ से सिर व गर्दन को स्थिर करें।

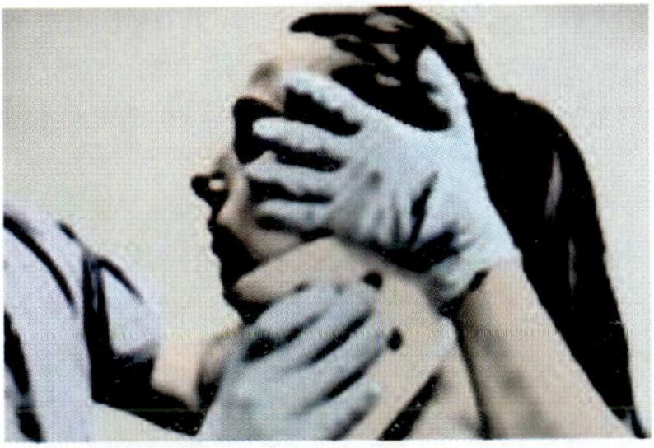

2. दूसरा सहायताकर्ता कॉलर का आगे का भाग सही जगह पर पहनाये और सुनिश्चित करे कि कॉलर का निचला हिस्सा मरीज के हंसुली (Clavicle) पर टिका हुआ हो।

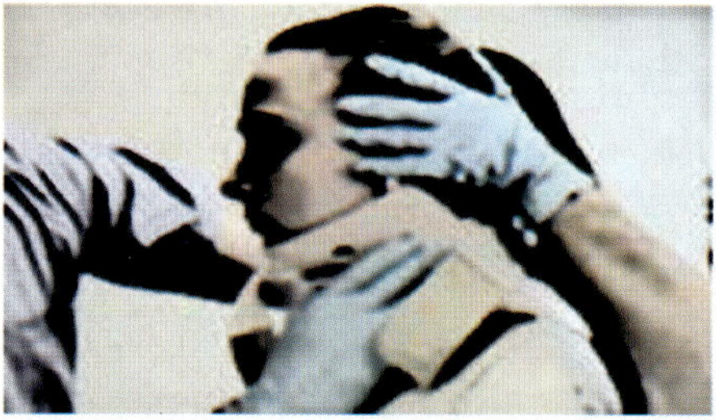

3. तब कॉलर का पिछला भाग गर्दन पर लपेटें।

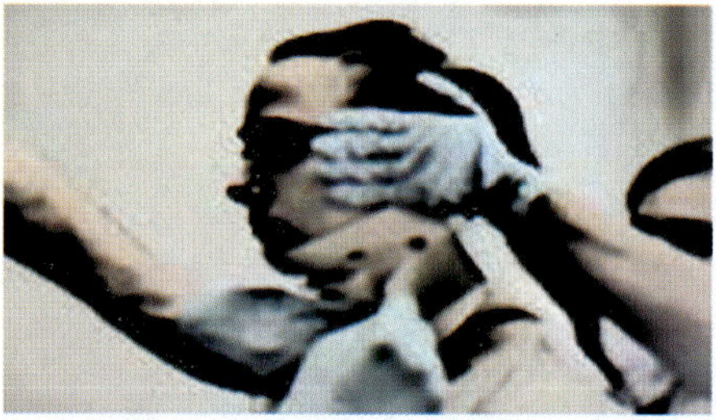

4. जब कॉलर हंसुली (clavicle) पर टिका हो तथा निचले जबड़ों को सहारा दे तो वह सुरक्षित है। कॉलर व मरीज का स्थिरीकरण करते हुए सिर व गर्दन को एक सीध में करते समय किसी प्रकार का जोर न दें, साथ ही साथ यह ज्यादा कसा हुआ न हो जिससे श्वसन प्रक्रिया अवरूद्ध हो

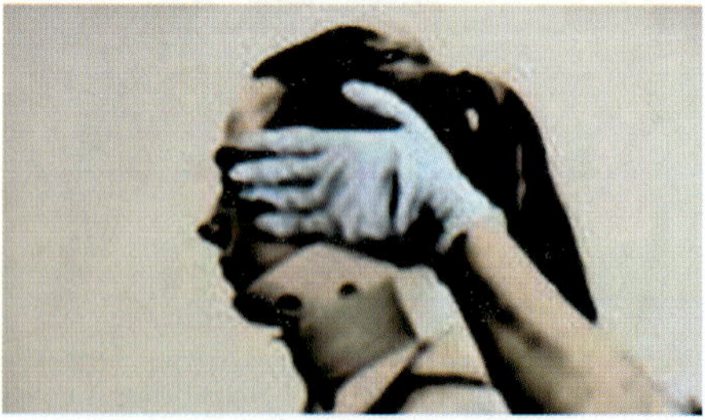

5. जब तक मरीज बैकबोर्ड पर सुरक्षित न हो जाये स्थिरीकरण तब तक करें।

B. मरीज कमर के बल लेटा हो

1. एक सहायताकर्ता घुटने के बल झुक कर मरीज के सिर एवं गर्दन को हाथ से स्थिर करे।
2. दूसरा सहायतकर्ता भी मरीज को एक तरफ घुटने के बल झुक कर सरवाईकल कॉलर को खोलें और ध्यान रखें कि सरवाईकल कॉलर का पिछला हिस्सा मरीज के पास हो।

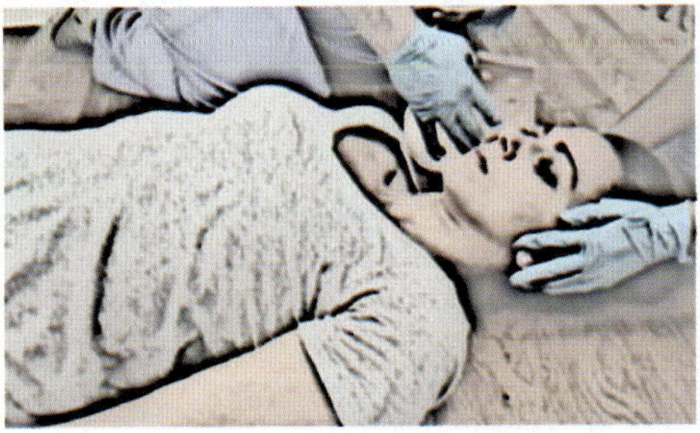

3. कॉलर की पिछले हिस्से को धीरे से मरीज के सिर के नीचे सरका दें व अगले हिस्से को जबड़े के नीचे से गर्दन के चारों ओर लपेट दें।

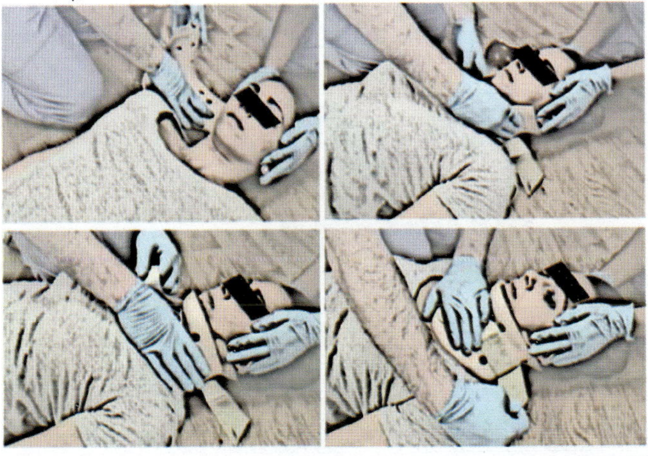

4. जब कॉलर हंसुली (clavicles) पर टिका हो तथा निचले जबड़े को सहारा दे तो वह सही है। मरीज का स्थिरीकरण करते हुए एवं सिर व गर्दन को एक सीध में करने पर कॉलर पर किसी प्रकार का जोर न दें, साथ ही साथ यह ज्यादा कसा हुआ न हो जिससे श्वसन प्रक्रिया सहज रहे।

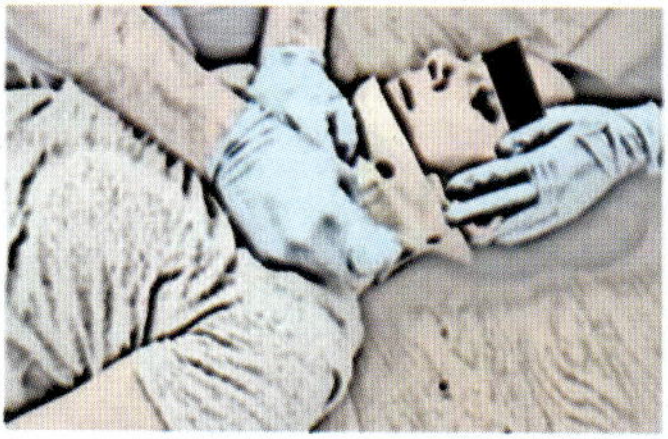

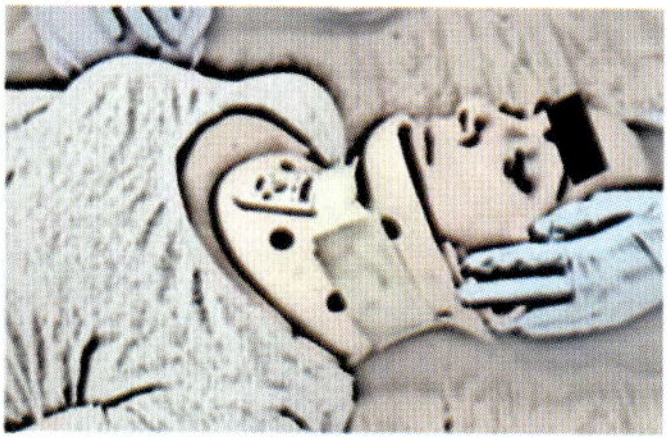

5. जब तक मरीज बैकबोर्ड पर सुरक्षित न हो जायें तब तक स्थिरी. करण करते रहें।

C. तात्कालिक सरवाईकल कॉलर

1. मोटे वस्त्र जैसे कोट, स्वेटर, कई शर्ट एक साथ, मोटा तौलिया या कई पतले तौलिये एक साथ मिला कर यदि सही तरकी से काम में लाये जाये तो सरवाईकल कॉलर का काम दे सकते हैं।
2. मोटे वस्त्र को गर्दन के चारों ओर चित्रानुसार लपेट ताकि गर्दन स्थिर रह सकें।

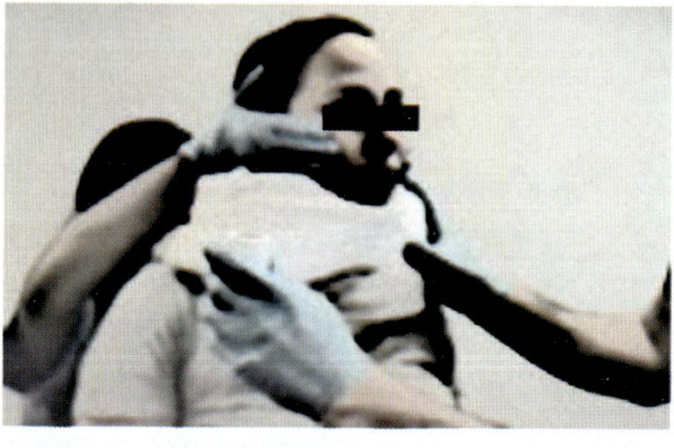

3. कपड़े को स्थिर रखने के लिए टेप लगा दें। ध्यान रहे कि कपड़ा ज्यादा कस कर न बाँधें ताकि श्वसन प्रक्रिया में बाधा उत्पन्न ना हो न ही ज्यादा ज्यादा ढ़ीला हो जिससे गर्दन का स्थिरीकरण ही न हो पायें।

2. घायल को बैकबोर्ड पर सुरक्षित करना: अगर घायल में रीढ़ की हड्डी में चोट की संभावना है तो लम्बा बैकबोर्ड घायल को सुरक्षित रखने में उपयोगी होता है। इससे स्थानांतरण के समय होने वाली चोटों से भी बचाव होता है। जब तक बैकबोर्ड उपलब्ध नहीं होता उससे पहले घायल के आते ही उसकी रीढ़ की हड्डी में चोट की आशंका होने पर प्राथमिक सहायताकर्ता को सबसे पहले सिर व गर्दन का स्थिरीकरण करना चाहिये।

महत्वपूर्ण बिन्दु

- बैकबोर्ड पर घायल को लिटाने से पूर्व बोर्ड पर सरवाईकल कॉलर रख दें।
- घायल के लम्बे बैकबोर्ड पर स्थानांतरण के दौरान पूरे समय हाथों से गर्दन का स्थिरीकरण बनाये रखें।
- जिस सहायताकर्ता ने C-स्पाईन स्थिरीकरण को संभाल रखा हो वहीं टीम का नेतृत्व करें (जैसे हमें घायल को उसके बायें ओर या दांयी ओर मोड़ना है 1, 2, 3 की गिनती पर)
- बैकबोर्ड तथा घायल के शरीर का जो हिस्सा बैक बोर्ड से स्पर्श न कर रहा हो उस जगह पर पैडिंग करें।
- हमेशा घायल व्यक्ति के सिर को बैकबोर्ड पर आखिर में सुरक्षित करें पहले सीने के उपरी भाग और कन्धों, जांघों एवं कूल्हे को पट्टी बांध कर स्थिर करें।

A. घायल जमीन पर लेटा हो

1. बैकबोर्ड को घायल के पास लायें।

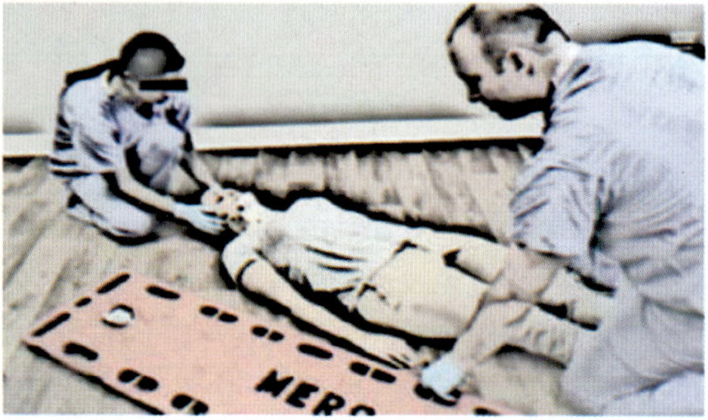

2. 2-3 सहायताकर्ता मरीज की तरफ घुटनों के बल बैठ जाये (बैकबोर्ड से विपरीत दिशा में)। बचावकर्ताओं की स्थिति घायल के कन्धे, और घुटनों के पास हो। एक सहायताकर्ता C-स्पाईन की स्थिति को बनाये रखें व दूसरे बचावकर्ता अपने हाथों का घायल को संभालने के लिए सही स्थिति पर रखें।

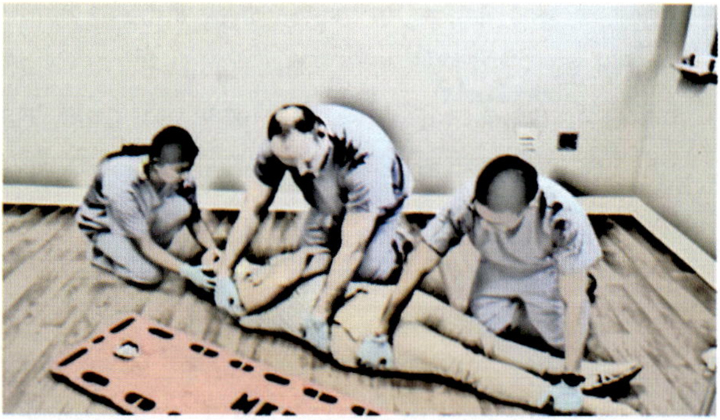

3. जिस सहायताकर्ता ने C-स्पाईन को स्थिर किया हुआ है वह सबको बतायेगा कि कब घायल को करवट दिलानी है जिससे मरीज की कमर एव बैकबौर्ड आमने-सामने की स्थिति में आ जाएं।

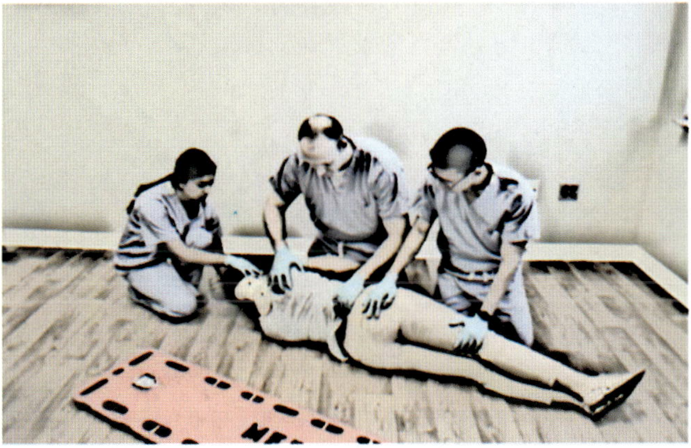

4. जिस बचावकर्ता का हाथ घायल की कमर पर है वही बैकबोर्ड को घायल की तरफ खींचेगा।

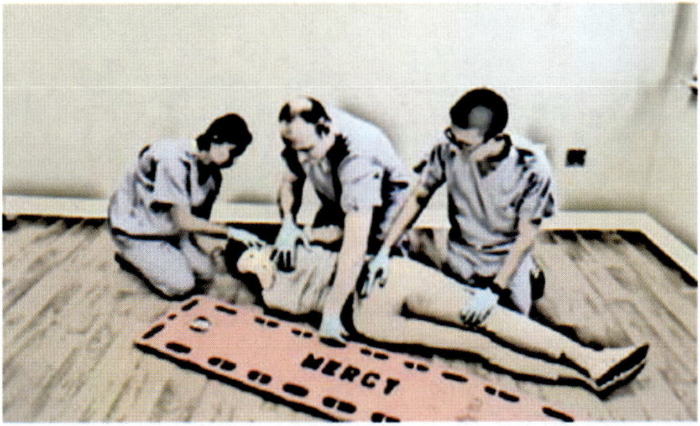

5. जिस बचावकर्ता ने C-स्पाईन को व्यवस्थित किया हो वह घायल को सभी को एक साथ बैकबोर्ड पर लिटाने के लिए निर्देशित करेगा।

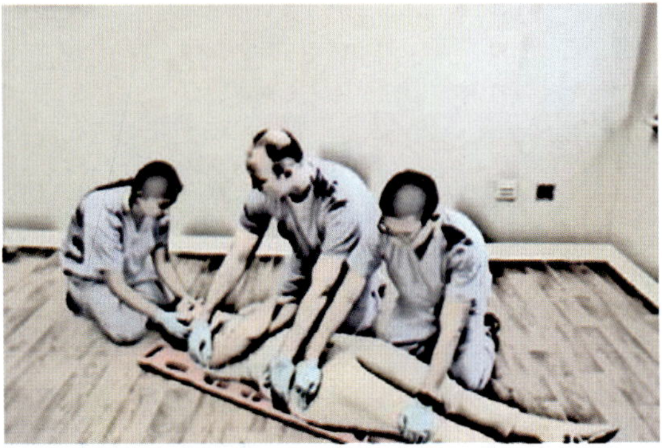

6. अब पहले घायल का ऊपरी वक्षस्थल (सीना) कन्धे व जांघ और अंत में सिर को बोर्ड पर स्थिर करें।

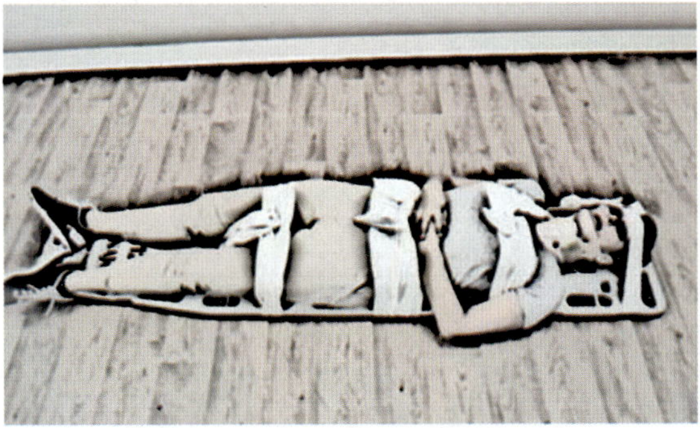

नोटः जब बचावकर्ता घायल के पीछे घुटनों पर बैठे तो यह ध्यान रखें कि घायल व बचावकर्ता के बीच घायल को करवट दिलाने जितना स्थान अवश्य हो।

B. घायल अगर खड़ी अवस्था में हो

C-स्पाईन संभालने वाले बचावकर्ता, घायल एवं बैकबोर्ड की सबसे अच्छी स्थिति के लिए आवश्यक है कि सबसे लम्बा बचावकर्ता यह कार्य करें।

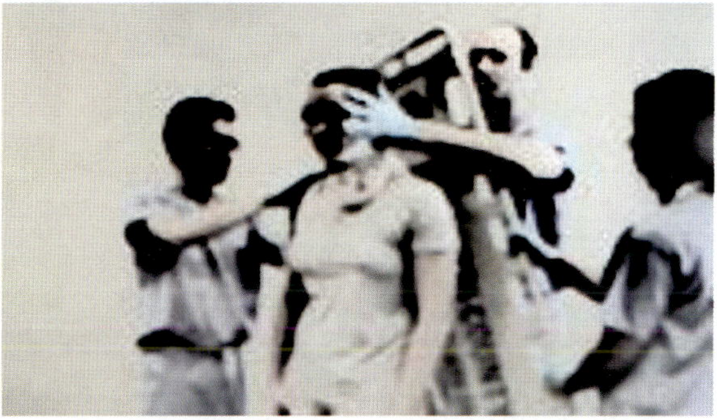

1. बचावकर्ता C-स्पाईन को हाथ से पकड़े हुए घायल के पीछे एवं अपने आगे लम्बे बैकबोर्ड को ले आये। बचावकर्ता अपने हाथ, कोहनी को खोल कर बैकबोर्ड के लिए जगह बना सकता है इससे C-स्पाईन की स्थिरता को नुकसान नहीं पहुंचेगा।

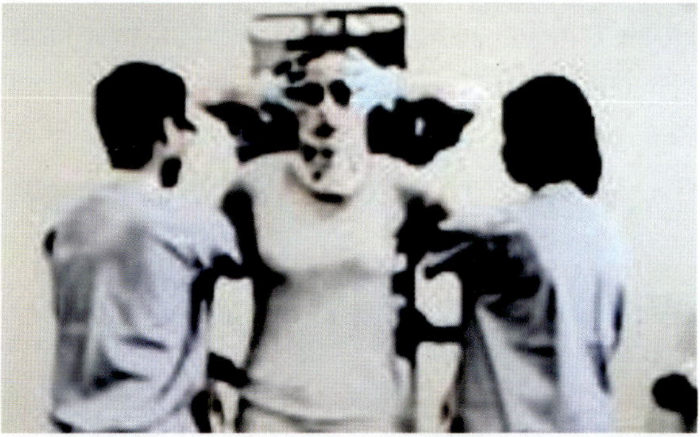

नोटः चूंकि शुरुआत में बैकबोर्ड को नीचे लाने के लिए घायल को दो बचावकर्ता बगल से पकड़ेंगे और घायल कुछ सकैण्ड के लिए हवा में लेटा रहेगा। इसलिए आप तैयार रहें।

2. एक बार बैकबोर्ड घायल के नीचे आ जाये तो दो बचावकर्ता घायल को दोनों तरफ से सहारा देंगे। उनका एक हाथ घायल की बगल में तथा दूसरे से बैकबोर्ड का सहारा देंगे।

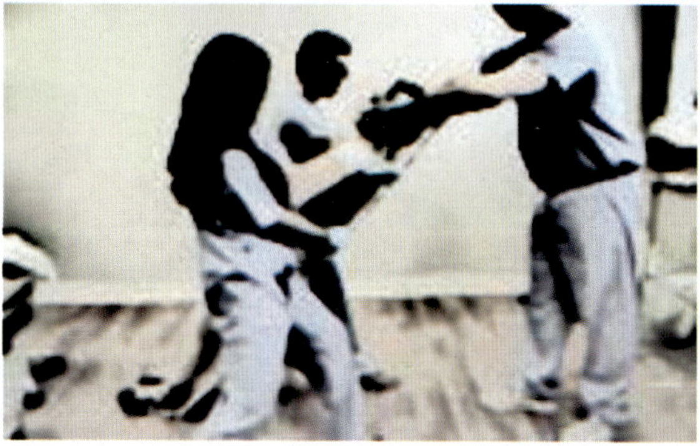

3. C-स्पाईन व्यवस्थित करने वाला बचावकर्ता सभी को निर्देशित करेगा कि कब घायल एवं बैकबोर्ड को धीरे-धीरे जमीन तक लाना है। यह बचावकर्ता घायल के सिर को संभालते हुए धीरे-धीरे पीछे चलेगा। शेष दो बचावकर्ता घायल के वजन को संभालते हुए ध्यान रखेंगे कि बैकबोर्ड धीरे-धीरे, आराम से, बिना किसी झटके के नियत्रित तरीके से नीचे आ जायें।

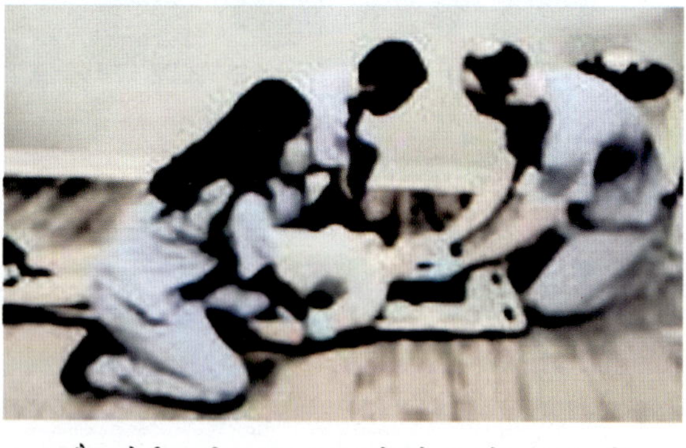

4. जब बैकबोर्ड जमीन पर आ जायें तो पहले घायल के ऊपरी वक्ष (सीने) और कन्धों, जांघ और अन्त में सिर को बोर्ड पर स्थिर करेंगे।

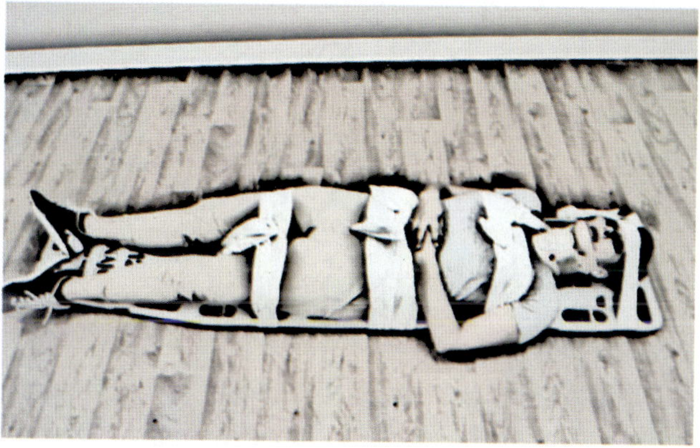

C. घायल जब वाहन में बैठा हो

1. जो बचावकर्ता स्थिरीकरण की व्यवस्था देख रहा है, वह दो बचावकर्ता को घायल को बगल व जांघ से उठाने को कहेगा व अन्य बचावकर्ता बैकबोर्ड का निचला हिस्सा घायल और सीट के बीच में खिसका देगा।

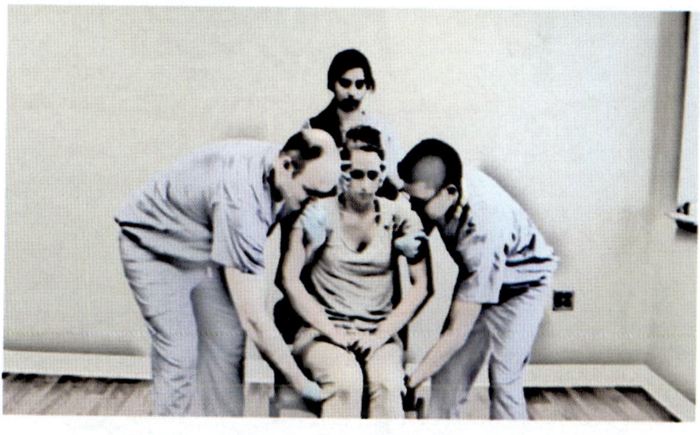

2. दरवाजे के पास का बचावकर्ता घायल को बाजू के उपरी भाग एवं सीने से पकड़े जब तक अन्य बचावकर्ता दूसरी तरफ से घायल को पैर व श्रोणि (Pelvis) भाग से पकड़े।

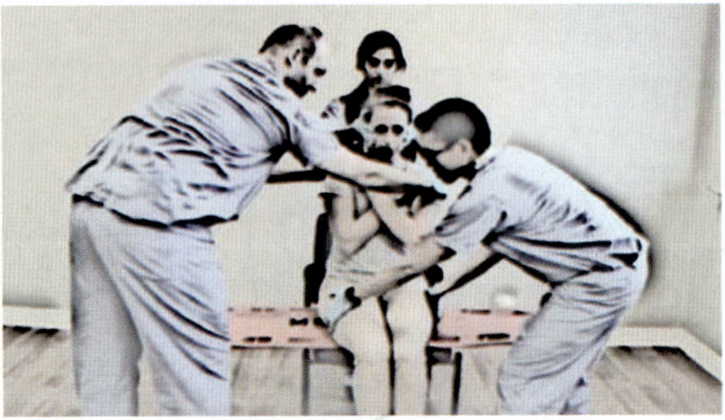

3. C-स्पाईन व्यवस्थित करने वाला बचावकर्ता अन्य दो बचावकर्ताओं को सावधानीपूर्वक घायल को मोड़ने को कहेगा जिससे घायल की कमर दरवाजे की तरफ हो जायें।

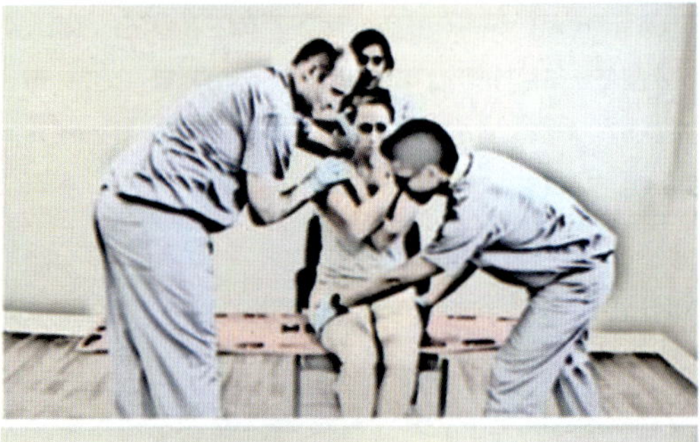

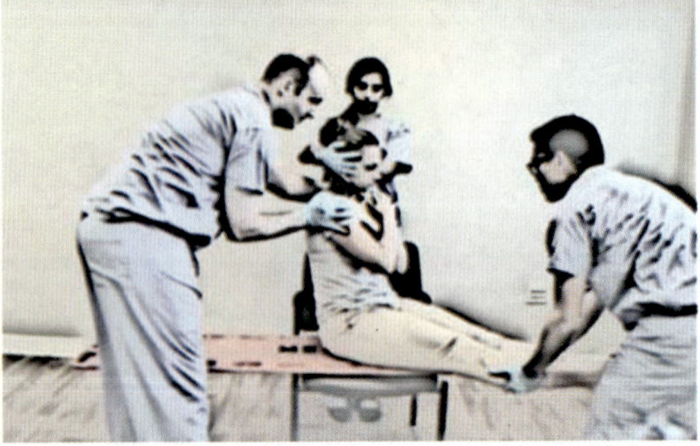

4. अब जिस बचावकर्ता ने घायल को बाजू एवं सीने से पकड़ा है व C-स्पाईन को संभालेगा एवं C-स्पाईन संभालने वाला बचावकर्ता बाजू का ऊपरी भाग एवं सीना संभालेगा

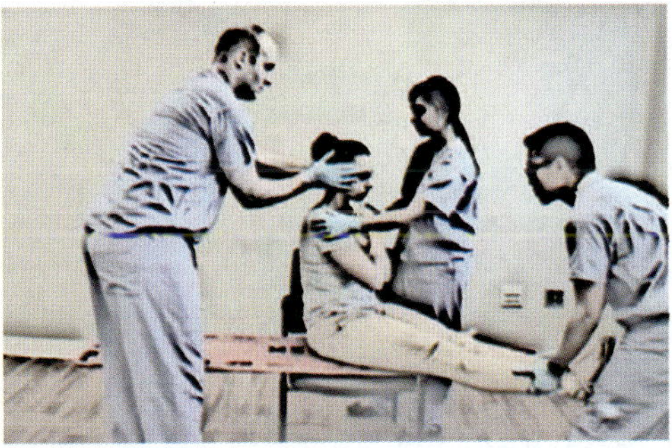

5. C-स्पाईन संभालने वाला बचावकर्ता अन्य दो बचावकर्ताओं को सावधानीपूर्वक घायल को बैकबोर्ड पर नीचे लाने को निर्देशित करेगा।

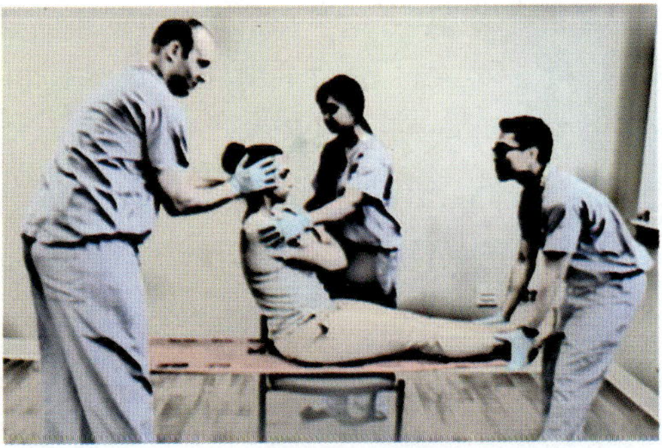

6. घायल के सिर व गर्दन को संभालते हुए जल्दी से घायल के ऊपरी सीने, कन्धों, जांघों पर पट्टी बांध दे एवं घायल को जमीन या स्ट्रेचर पर ले आयें।

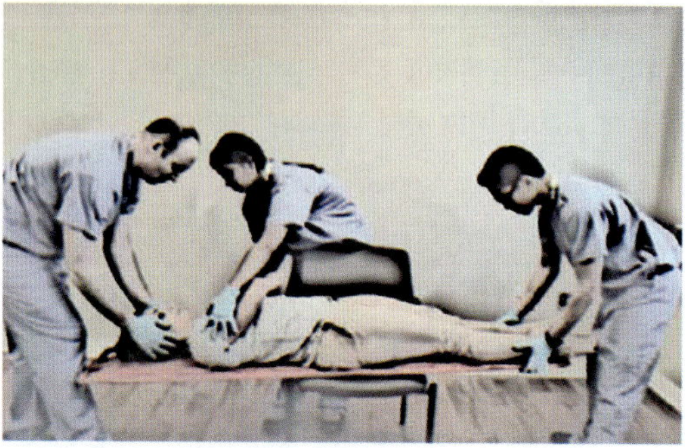

7. एक बार लम्बा बैकबोर्ड समतल जगह पर आ जाये तो घायल का सिर बैकबोर्ड पर सुरक्षित कर दें।

दुर्घटना मे विशेष स्थिति होने परः हेलमेट का उतारना

अगर घायल ने दुर्घटना के समय हेलमेट पहन रखा है तो गर्दन की रीढ़ की हड्डी को स्थिर रखते हुए साथ में हेलमेट का उतारना शुरू करें।

1. एक बार जब प्राथमिक सहायताकर्ता घायल के सिर की तरफ आ जाये तो हाथों से स्थिरीकरण करते हुए दोनों हाथों का उपयोग हेलमेट को स्थिर रखते हुये पकड़ने के लिए करें एवं अंगुलियों से नीचे वाले जबड़े को स्थिर रखें।

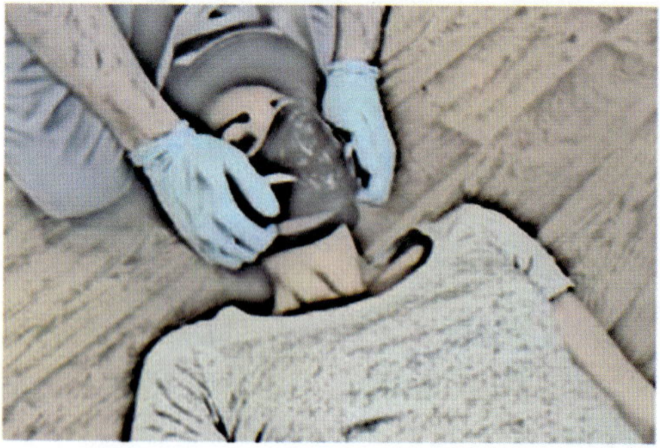

2. दूसरा सहायताकर्ता ठोडी पर बंधी हेलमेट की पट्टी को खोलें एवं आवश्यकता होने पर एक हाथ का उपयोग घायल के निचले जबड़े को स्थिर करने व दूसरा हाथ का गर्दन के पीछे C-स्पाईन के स्थिरीकरण में करें।

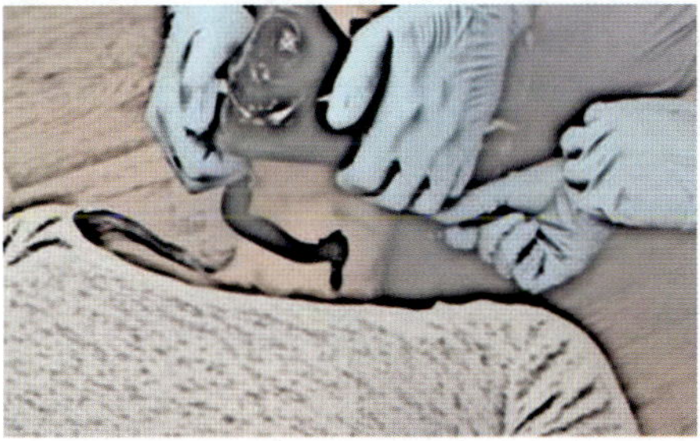

3. जब इस सहायताकर्ता ने घायल का सिर सुरक्षित तरीके से पकड़ लिया हो तो दूसरा सहायताकर्ता स्थिरीकरण को छोड़ते हुए धीरे–धीरे घायल के हेलमेट को उतार लें।

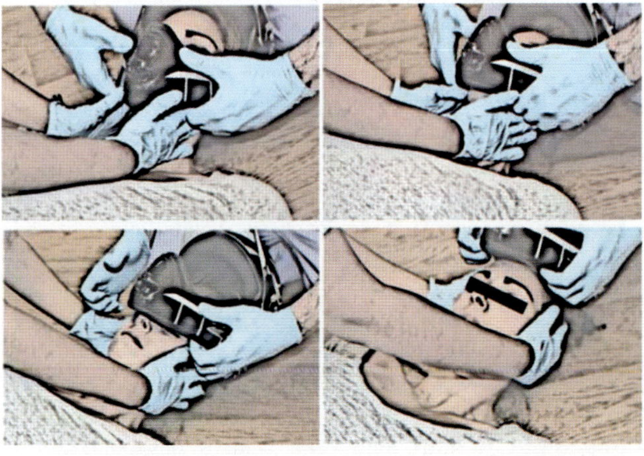

4. जब हेलमेट सही तरह से उतर जाए, तो वह सहायताकर्ता हाथों से दुबारा सिर व गर्दन का स्थिरीकरण करें।

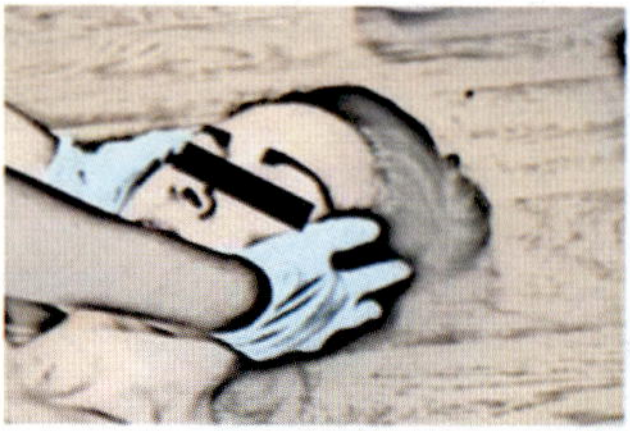

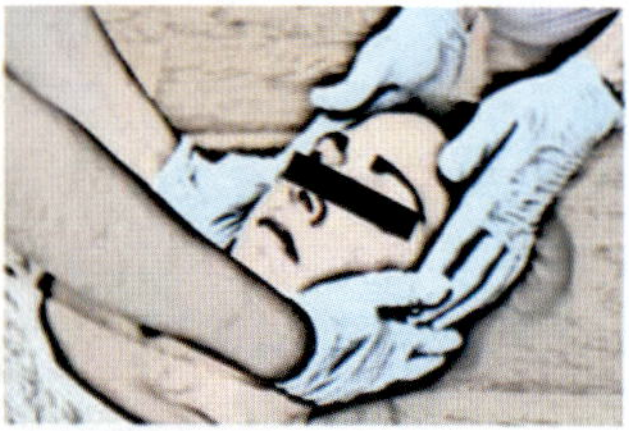

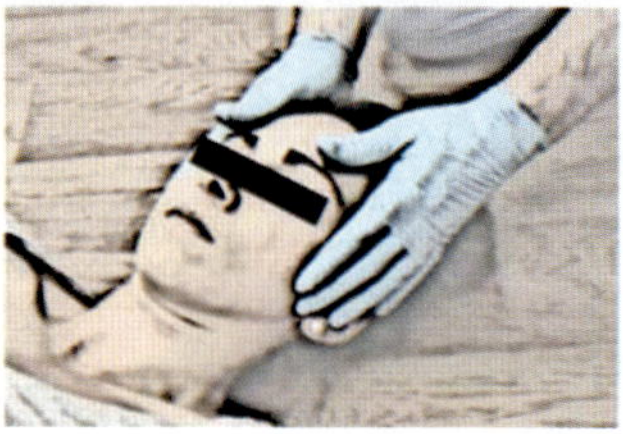

ध्यान रखने योग्य बिन्दु

1. चोट की प्रक्रिया
2. जैविक लक्षण (Vital signs)
   - A-श्वसन मार्ग (खुला या बन्द)
   - B-श्वसन मार्ग (गति एवं प्रकार)
   - C-रक्त परिसंचरण (नब्ज, हृदय गति एव त्वचा का रंग व तापमान)
3. आन्तरिक रक्तस्राव के चिन्ह और/या संघात (शॉक)
4. ध्यान योग्य बातें: परिवहन के समय चोट बढ़ना, प्राथमिक सहायताकर्ता द्वारा दिया गया उपचार एवं उसके परिणाम।

संक्षेप

सरवाईकल स्पाइन की चोटें गंभीर होती हैं इस प्रकार के घायलों के प्राथमिक उपचार में बेहतर ध्यान रखना पड़ता है ताकि आगे होने वाली क्षति का कम किया जा सके। साथ ही यह महत्वपूर्ण है कि इस बात का ध्यान रखते हुए कि कुछ चोट लगने की प्रक्रियाओं में सरवाईकल

स्पाईनल चोटों का खतरा बढ़ जाता है, सरवाईकल स्पाइन की चोटों को पहचाना जाये। आपको C-स्पाईन चोट के लक्षणों व चिन्हों की जानकारी होनी चाहिए। इसकी व्यवस्था करने के लिए रीढ़ की हड्डी का स्थि. रीकरण करें, सरवाईकल कॉलर का प्रयोग करें एवं घायल को बैकबोर्ड पर सुरक्षित करें। चूंकि इस तरह के घायलों को प्रभावी उपचार केवल चिकित्सालय में ही मिल सकता है। इसलिए इनका शीघ्र स्थानान्तरण करें।

❑❑❑

अस्थियाँ टूटना

7 अध्याय

सारांश

किसी भी परिस्थिति में कहीं भी कोई घायल व्यक्ति हो तो सबसे पहले मदद के लिए और लोगों को बुलायें। इसके बाद यह सुनिश्चित करें कि आप और घायल दोनों सुरक्षित जगह पर हैं। अगर मरीज सड़क पर है तो उपचार देने से पहले उसे सड़क से हटायें। इसके बाद (A) घायल का श्वसन मार्ग खोलें (B) घायल की श्वसन प्रक्रिया चल रही है सुनिश्चित करें (C) रक्तस्राव हो रहा है तो उसे दबाव बना कर रोंके या हाथ/पैर में रक्तस्राव होने पर रूधिर रोकने वाली पट्टी बांध कर रक्तस्राव रोकें।

इन सब आरम्भिक काम के बाद घायल के स्थिरीकरण पर ध्यान दें और जैसाकि अन्य अध्याय में बताया गया है घायल का सिर व गर्दन स्थिर करें। इनके स्थिर हो जाने पर अन्य टूटी अस्थियां और श्रोणि पर ध्यान देना चाहिये।

अस्थियाँ शरीर को आकार एवं गति प्रदान करती हैं दुर्घटना में अक्सर अस्थियाँ टूट जाती हैं। टूटी हुई अस्थियाँ आगे अपने चारों तरफ के कोमल अंगों को नुकसान पहुंचा सकती हैं, जैसे कि नसों को नुकसान से लकवा, मांसपेशियों या रक्तवाहिनियों के नुकसान से रक्तस्राव आदि। इस तरह के नुकसान को कम करने के लिए जब तक कि आगे मदद नहीं आ जाती टूटी हुई हड्डियों को स्थिर रखने का प्रयास करें।

टूटी हुई हड्डियों को स्थिर रखने में विशेष तरह से बने स्पिलिंटस उपयोगी होते है जो एम्बुलेन्स में उपलब्ध होते हैं। अगर ये उपलब्ध न हो तो इन्हें बनाया जा सकता है। जैसे कोई भी लम्बी सीधी व मजबूत वस्तु (पेड़ की टहनी आदि)। स्पिलिंट में कोई भी नुकीला या तीखा भाग नहीं होना चाहिये जिससे घायल को नुकसान पहुंच सके। घायल व्यक्ति के सभी प्रकार के आभूषण स्पिलिंटस लगाने से पहल उतार दें। स्पिलिंटस के बाद मुलायम कपड़े को हड्डी के चारों और लपेट कर पैडिंग करें।

कपड़े की पतली पट्टियां टूटी हड्डी पर स्पिलिंट बांधने के लिए प्रयोग में लायें। पट्टियां अच्छे से बंधी होनी चाहिये पर इतना ज्यादा भी न कसें कि त्वचा में गड़ जायें। अगर यह ज्यादा कसी होगीं तो हाथौं-पैरों में रक्त का प्रवाह रोक देगीं जो ज्यादा नुकसानदायक होगा। सामान्यतः स्पिलिन्ट को स्थिर करने के लिए स्पिलिन्ट टूटी हुई अस्थि की पूरी लम्बाई तथा इससे एक जोड़ उपर व एक जोड़ नीचे तक होना चाहिये। एक टूटी अस्थि के लिए 3 या अधिक पट्टियों की आवश्यकता पड़ती है। उदाहरण के लिए अगर टांग की हड्डी टूटी है तो स्पिलिंट घुटने से ऊपर शुरू होगा और टखने से नीचे तक जायेगा। एक पट्टी घुटने के उपर, दो पट्टियां टांग पर (एक टूटी अस्थि से उपर एक नीचे) एवं चौथी पट्टी टखने से नीचे पैर के चारों ओर। एक बार स्पिलिंट लगने के बाद सहायता आने तक घायल के साथ रहें। कई बार चोट लगने के बाद जल्दी ही टूटी अस्थि वाले भाग में सूजन आ जाती है अगर स्पिलंट वहाँ पहले ही लग चुका है तो सूजन के कारण रक्त प्रवाह रुक जाता है।

ऐसा होने पर सावधानीपूर्वक अवलोकन करे कि कहीं कपड़े की पट्टी त्वचा में गड़ तो नहीं रही है जिससे सूजन आ रही है तो पट्टी को थोड़ा ढीला कर दें।

प्रस्तावना

मानव शरीर का ढ़ांचा अस्थियों से बना है। इनका मुख्य कार्य शरीर को गति प्रदान करना व अन्दरूनी अंगों को किसी चोट से बचाना है। किसी दुर्घटना में जैसे मोटर दुर्घटना में अस्थियां टूट जाती हैं व इससे आगे अन्दरूनी अंगों को भी चोट पहुंचती है। अस्थियों पर ज्यादा जोर पड़ने पर वे टूट जाती हैं। प्राथमिक सहायताकर्ता को अस्थि टूटने की स्थिति को पहचानना एवं इसे संभालना आना जरूरी है ताकि वह अस्थि के टूटने की वजह से उस अस्थि के चारों ओर के कोमल अंगों जैसे रुधिर वाहिनियां, नसें और कोमल ऊतक को होने वाले नुकसान को रोक सकें।

अस्थि टूटने के दो प्रकार हो सकते है एक ओपन दूसरा क्लोज्ड। ओपन में अस्थि गंभीर रूप से टूट जाती है एवं त्वचा को भेद देती है। ये अधिकतर गंभीर व रक्तस्राव के साथ होता है जिसमें संक्रमण की संभावना बनी रहती है। अगर उपर की त्वचा नहीं फटी है तो यह क्लोज्ड प्रकार की चोट है। अगर ध्यान न रखा गया तो क्लोज्ड चोट ओपन चोट में बदल सकता है। दोनों प्रकार की अस्थि टूटने की चिकित्सा भी भिन्न प्रकार से होती है। अगर कई अस्थियां टूट गई है तो प्राणघातक चोट का पहले उपचार करेंगे। सबसे गंभीर अस्थि की चोट में पसलियां, श्रोणि (Pelvis) एवं जंघा आती है। इन के टूटने से बहुत से महत्वपूर्ण अंगों को नुकसान हो सकता हैं एवं गंभीर रक्तस्राव संभावित है।

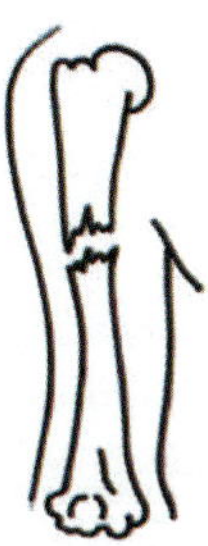

चित्र 7.1. **क्लोज्ड अस्थि की चोट**

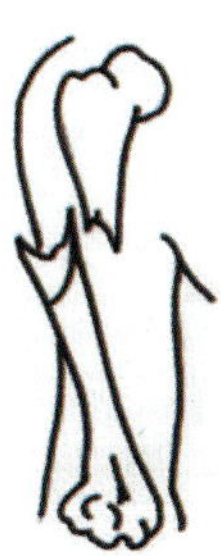

चित्र 7.2. **ओपन अस्थि की चोट**

उच्च प्राथमिकता वाले घायल	कम प्राथमिकता वाले घायल
1. चोट लगने की प्रक्रिया को समझना	1. चोट लगने की प्रक्रिया को समझना
2. श्वसन मार्ग, श्वसन गति रक्त परिवहन एवं अन्य प्राण घातक स्थितियों का आकलन करना।	2. श्वसन मार्ग, श्वसन गति रक्त परिवहन एवं अन्य प्राण घातक स्थितियों का आकलन करना।
3. प्राण घात्मक स्थिति होने पर तुरन्त स्थानांतरण	3. प्राण घातक स्थिति न होने पर घायल का विस्तृत आकलन करना
4. चिकित्सालय ले जाते हुए जीवन रक्षक व्यवस्था शुरू कर देना	4. साधारण चोटों का स्थल पर ही उपचार
	5. चिकित्सालय स्थानांतरण

अस्थि टूटने का आकलन

नोटः अस्थियों से पहले दूसरी प्राण घातक स्थितियों का उपचार पहले करें।

प्राणघातक चोटों के संभलते ही तुरन्त अस्थियों की चोट पर ध्यान दें। ऐसा समय पर नहीं करने से चोट लगी अस्थि के आस-पास के कोमल ऊतक, अंग, नसें और मांसपेशियां को नुकसान हो सकता है, रक्तस्राव बढ़ सकता है, अपरिवर्तनीय नुकसान या अंगों या मांसपेशियों की अक्षमता अथवा असहनीय दर्द हो सकता है। क्लोज्ड घाव ओपन में बदलकर ज्यादा नुकसान कर सकता है।

दुर्घटना की प्रक्रिया से लगने वाली चोटों के प्रकार को जाना जा सकता है। दुर्घटना में आहत के लिए अस्थि टूटना सामान्य प्रक्रिया है पर इससे शरीर में कितनी विकृति आ जाती है उसके अनुसार इस पर ध्यानाकर्षण होता है।

सहायताकर्ता के लिए यह बहुत महत्वपूर्ण है कि वह अस्थि टूटने से विचलित न हो तथा अधिक प्राणघातक स्थितियों जैसे रक्तस्त्राव एवं संघात (शॉक) की उपेक्षा न करें। प्राथमिक सहायतकर्ता अस्थि टूटने के लक्षणों को ध्यान से देखें जो इस प्रकार है-

अस्थि टूटने के लक्षण

- विकृति और अस्थि-विन्यास बिगड़ना (angulation)
- अस्थि टूटने की की जगह छूने पर दर्द एवं बिना छुये दर्द
- तेजी से सूजन आना, लालिमा
- छूने पर बुलबुले जैसा महसूस होना
- चलने या हिलने पर दर्द एवं दुर्बलता
- असमान्य नब्ज, त्वचा का रंग हिलने में असमर्थता और दर्द
- सूनापन या झनझनाट जहां पर अस्थि टूटने की संभावना हो
- श्रोणि व जंघा की अस्थि टूटने पर आन्तरिक रक्त स्त्राव
- अस्थि टूटने पर अत्यधिक रक्त स्त्राव के कारण संघात (शोक)

चिकित्सा व्यवस्था

टूटी अस्थि के पास के किसी भी जख्म को खुला हुआ जख्म (Open fracture) ही मानें।

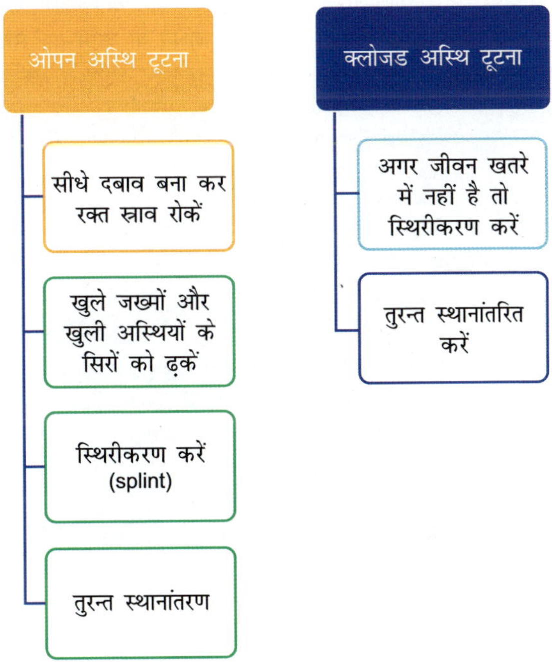

यह आवश्यक है कि अस्थि के टुकड़ों को स्थिर किया जाये ताकि वो हिल न सकें। इससे इनके आस-पास के कोमल ऊतकों को नुकसान नहीं होगा। रक्तस्राव कम होगा और दर्द भी कम होगा। स्थानांतरण के समय जोड़ों को अचल रखें इससे क्लोज्ड अस्थि भंग के ओपन में बदलने से बचाव होगा।

जोड़ों (Joints) को अचल करने के लिए स्पिलिंट लगाया जाता है इसमें टूटी अस्थि को एक मजबूत सहायक वस्तु से बांधा जाता है ताकि उसको हिलने से रोका जा सके। एक स्पिलिंट के मुख्य अवयव एक कठोर वस्तु जो अस्थि को सहारा दे सके, पैड का सामान आरामदायक बनाने के लिए

व अन्य वस्तुएँ सुरक्षा के लिए हैं। इस प्रकार स्पिलंट सामान्य उपलब्ध संसाधनों से बन सकता है। जैसे पेड़ की शाखा, लकड़ी, छाता, रोल किये हुए अखबार इत्यादि को कठोर आधार की तरह काम में ले सकते हैं। अतिरिक्त कपड़े तौलिया, घास और पत्तियां भी पैड के काम आ सकती है। कपड़े की पट्टी या लम्बी पत्तियां भी स्पिलिंट को बांधने के काम आ सकती हैं।

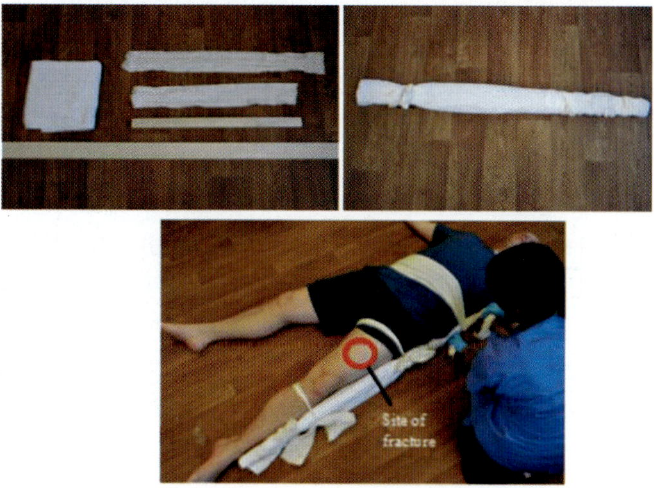

चित्र 7.3. कामचलाऊ स्पिलंट

सामान्य स्पिलंट लगाने की विधा

1. टूटी अस्थि एवं आस-पास के भाग से कपड़े हटा कर खुला रखें।

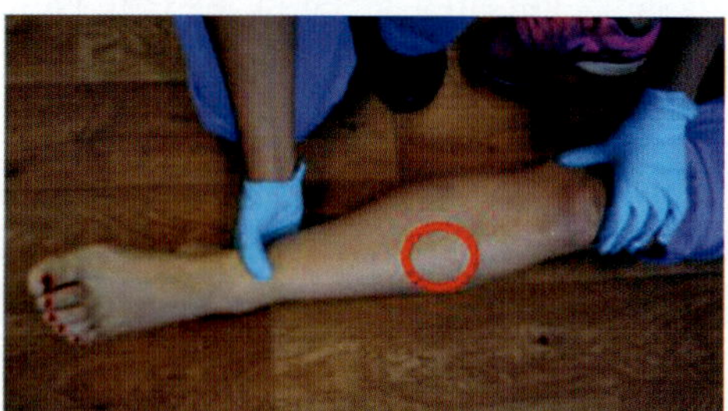

2. टूटी अस्थि वाले भाग में रक्त प्रवाह, संवेदना और गतिशीलता को जाँचें। हाथ/पैर में नब्ज को देखने के लिए घायल से प्रश्न पूछें कि उसे हाथ या पैर पर स्पर्श महसूस हो रहा है और घायल को अपने हाथ की अंगुलियां और पैर की अंगुलियां हिलाने को कहें।
3. सभी प्रकार के आभूषण एवं घड़ी उतार दें क्योंकि दुर्घटना के कारण आने वाली सूजन से आभूषण त्वचा में फंस जायेंगे और रक्त प्रवाह कम कर देंगे।
4. अगर अस्थि मुड़ गयी है तो सीधा करें पर यदि ऐसा करने से घायल को असहनीय दर्द हो रहा है तो जिस अवस्था में है उसी में स्पिलिंट लगा दें।
5. जब भी स्पिलिंट लगाया जाये तो जरूरी है कि पूरे हाथ/पैर को स्थिर कर दिया जायें। चोट लगी जगह को हाथ से सहारा दें जब तक कि चोट वाली जगह से ऊपर व नीचे के जोड़ (Joints) एवं अस्थियों को स्थिर करें। जैसा कि चित्र 7.4 में दिखाया गया है कि नीचे की टाँग के टूटने पर स्पिलिंट घुटने से टखने तक जाता है।

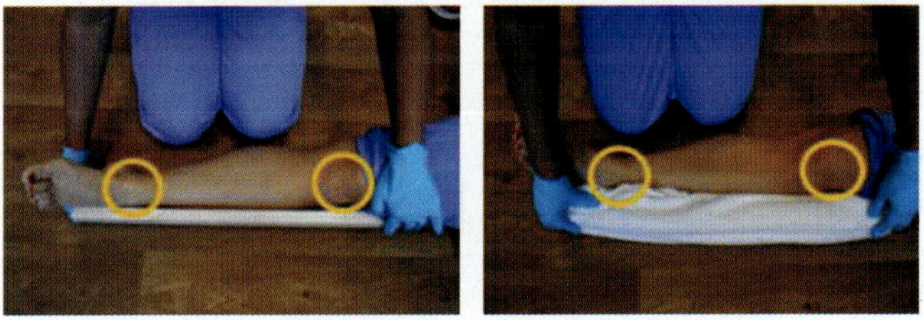

चित्र 7.4. सही लम्बाई के स्पिलंट का प्रयोग

6. स्पिलिंट को हाथ/पैर पर बांधें, पर ध्यान रखें कि चोट की जगह पर नहीं बाँधें।

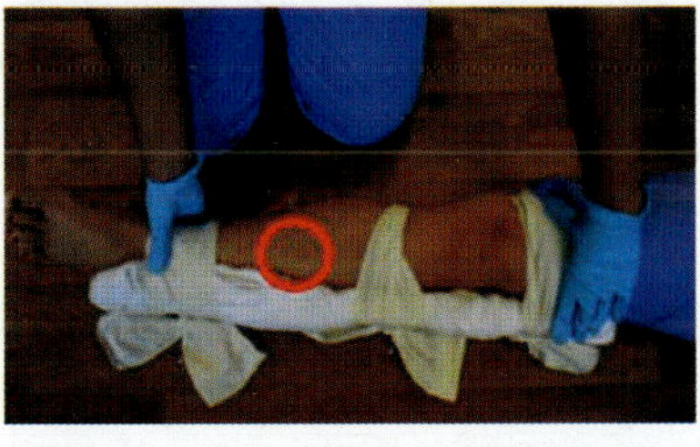

7. अतिरिक्त पैडिंग के सामान को स्पिलंट के अन्दर की तरफ लगायें ताकि गति को रोका जा सकें एवं घायल को आराम मिल सके।
8. स्पिलंट लगे हाथ/पैर को ऊंचा उठाये एवं सूजन व दर्द कम करने के लिए बर्फ का सेक करें। घायल का स्थानांतरण आरामदायक स्थिति में करें।
9. यह अति आवश्यक है कि स्पिलंट लगाने के बाद घायल की नब्ज, संवेदनशीलता एवं गतिशीलता का नियमित निरीक्षण हो।

विशेष चोटें

1. हाथ की अस्थि टूटना

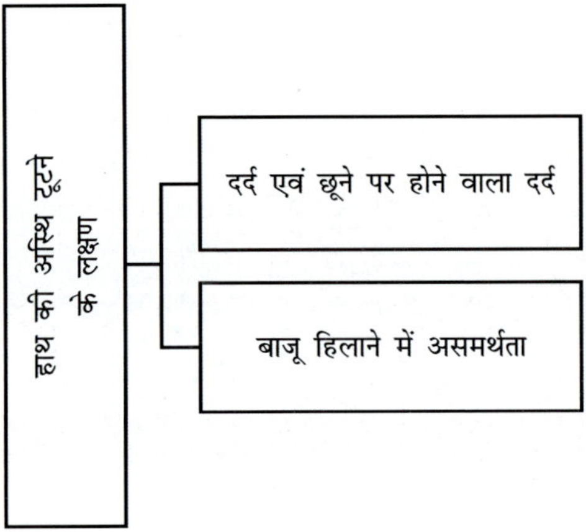

व्यवस्था

1. तिकोनी पट्टियों को गले में डाल कर कन्धे व बाजू को सहारा दिया जाता है और पट्टा बांध कर बाजू को सीने से बाँधा जाता है। (चित्र 7.5 देखें कपड़े के आकार व नाप के लिए)

2. अगर संभव हो तो अंगुलियों व कलाई की गतिशीलता को रोकें।

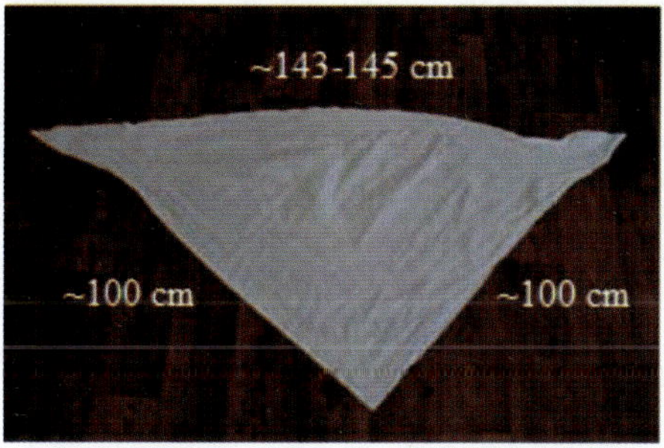

चित्र 7.5. तिकोनी पट्टी उपरी बाँह के लिए

तिकोनी पट्टी का प्रयोग उपरी बाजू की अस्थि टूटने पर

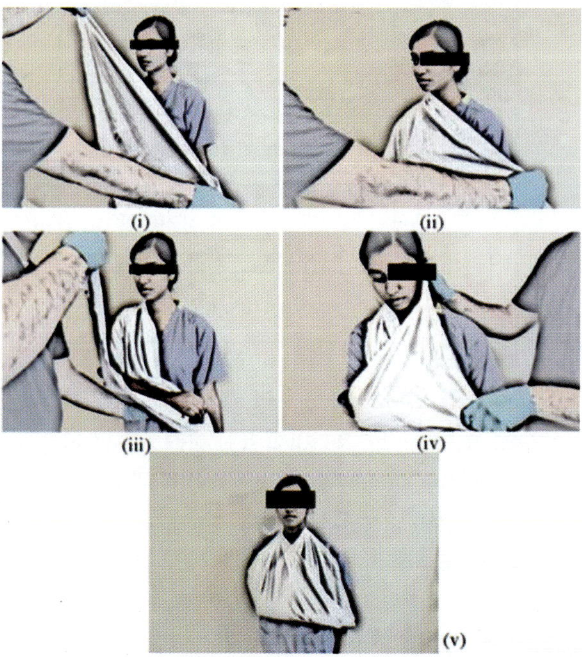

उपरी बाजू की अस्थि टूटने पर अतिरिक्त पट्टे का प्रयोग

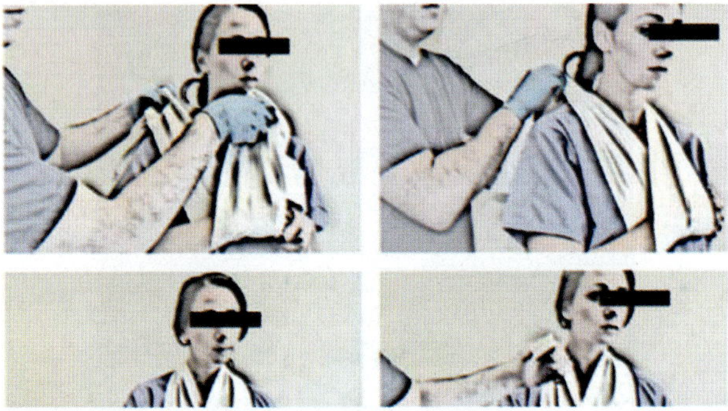

जांघ की अस्थि टूटना

जांघ की अस्थि टूटने के लक्षण

- दर्द एवं छूने पर दर्द होना
- विकृति–पैर का बाहर की तरफ घूम जाना या उसका छोटा दिखना
- टाँग हिलाने में असमर्थता
- आन्तरिक रक्तस्राव के लक्षण

चिकित्सा व्यवस्था

1. जितना संभव हो टाँग को सीधा करें। अगर विकृति हो और घायल को असहनीय दर्द हो तो जिस अवस्था में है स्पिलिंट लगा दें।
2. जांघ को स्थिर कर स्पिलिंट को लगाये तो कूल्हे (श्रोणि) से लेकर घुटनों तक जायेगा।

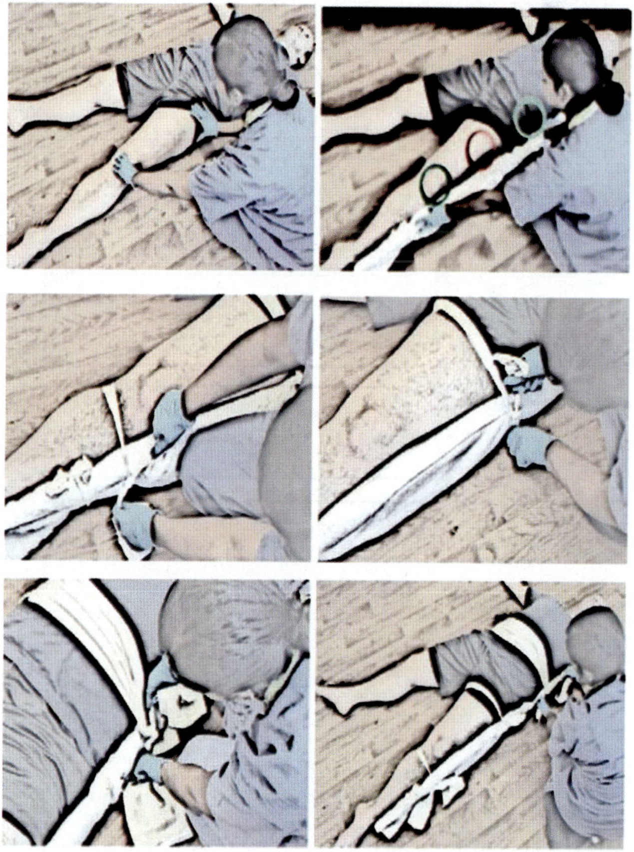

श्रोणि (कूल्हे) की अस्थि टूटना

श्रोणि की अस्थि के टूटने के लक्षण

- उदर, श्रोणि और कमर के नीचे के भाग में दर्द
- वजन उठाने में असमर्थता
- चलने-फिरने एवं खड़े रहने में पेरशानी
- दबाने पर श्रोणि की अस्थियों में गति
- आन्तरिक रक्त स्राव के लक्षण (योनि, मूत्रमार्ग एवं गुदाद्वार से)

व्यवस्था

1. बेल्ट एवं जेब का सामान निकालें
2. श्रोणि के चारों तरफ चद्दर या तौलिया लपेटें और ओवरहैड गाँठ लगायें।

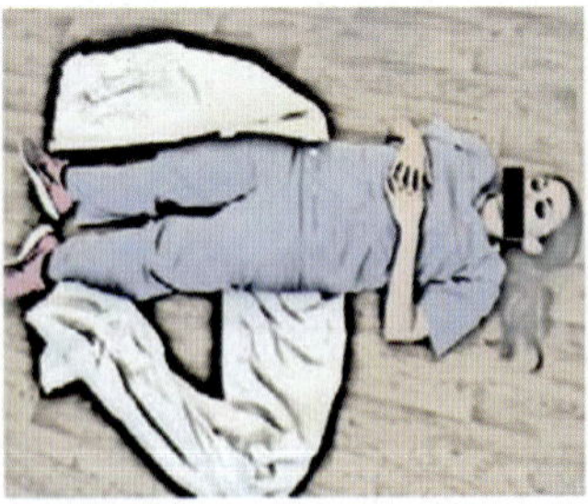

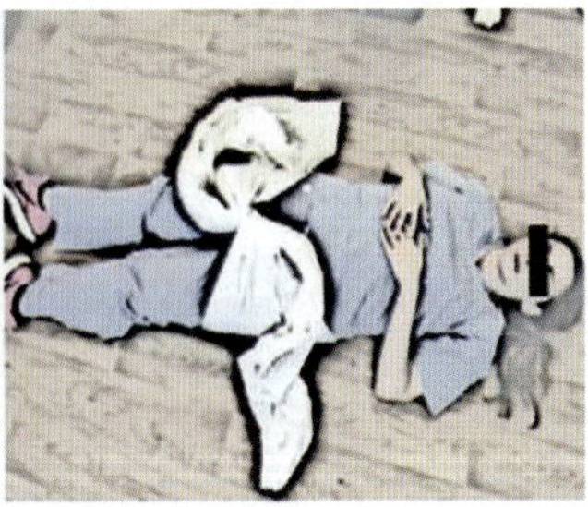

3. गाँठ के उपर एक छड़ी या डण्डा रख कर दूसरी ओवरहैड (overhead) गांठ लगायें।

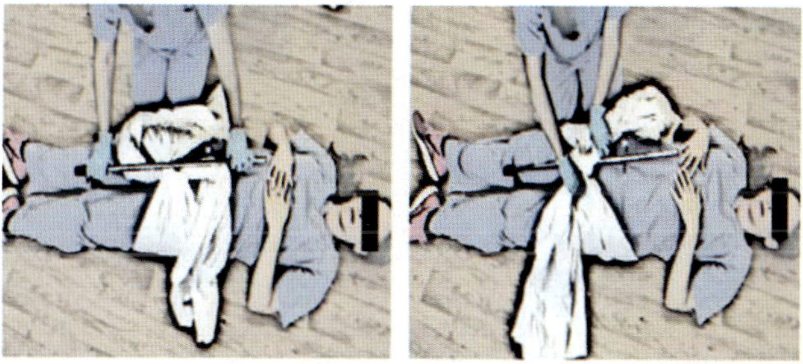

4. छड़ी को घुमा कर पट्टी को कसें।

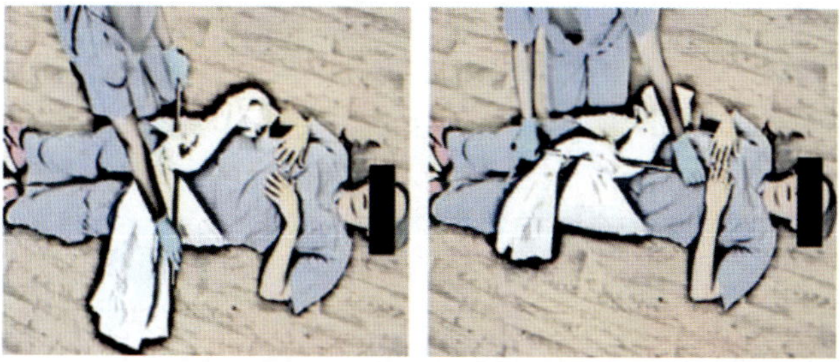

5. दूसरे हाथ की सहायता से छड़ी को शरीर पर स्थिर बनाये रखें।

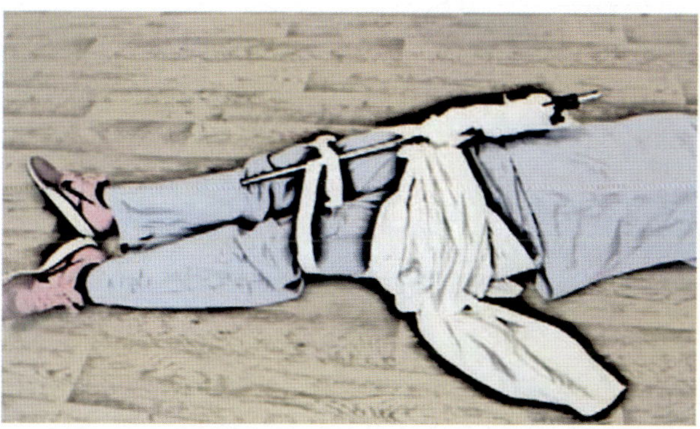

6. आन्तरिक रक्तस्राव के बढ़ने की जोखिम के कारण संघात (शॉक) की संभावना देखते हुए उसकी नियमित जांच करें व उपचार करें।

पसलियां टूटना

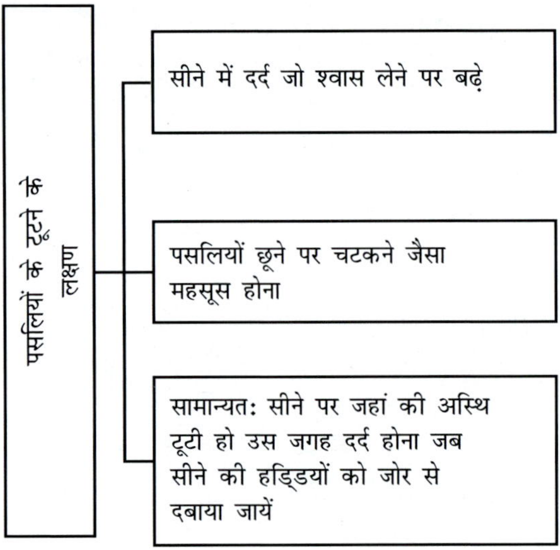

चित्र 7.6. पसलियों की अस्थियाँ टूटना

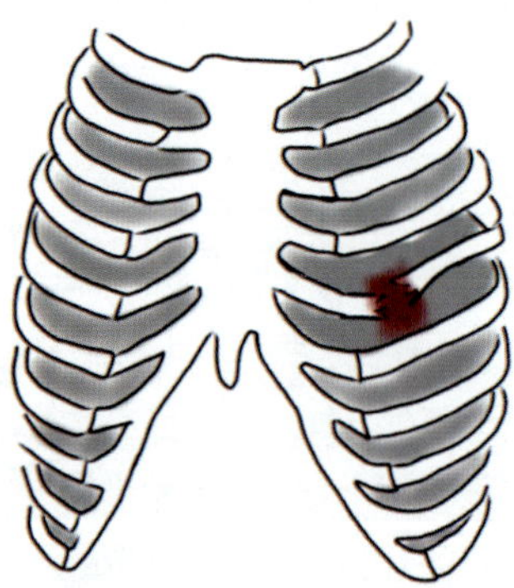

चिकित्सा व्यवस्था

1. दर्द निवारण का तुरन्त प्रबन्ध करें और जल्दी स्थानान्तरण करें।
2. पट्टे की सहायता से बाजू को सही स्थिति में रखना उपयोगी होगा।
3. सख्त एवं कठोर स्पिलिंट की सहायता से स्थिरीकरण उचित नहीं है।
4. आवश्यकता होने पर ऑक्सीजन एवं कृत्रिम श्वास दें।
5. अगर तीन या तीन से ज्यादा साथ जुड़ी हुई अस्थियां लम्बाई में एक से ज्यादा जगह पर टूट जाती हैं तो उसे Flail chest कहते है। इस स्थिति में Flail chest सीने के अन्य भाग से अलग स्वतन्त्र रूप से गति करती है इससे श्वसन प्रक्रिया बाधित होती है।

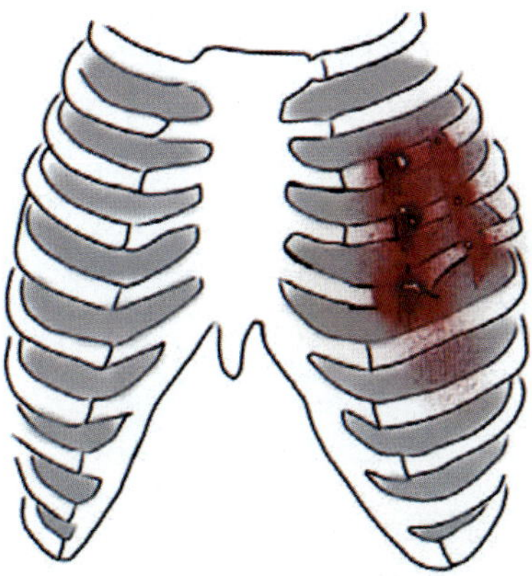

चित्र 7.7. अस्थि टूटने के कारण Flail chest

लक्षण

पसलियों के जिस भाग को नुकसान पहुंचा है वह सांस लेने पर बची हुई पसलियों के विपरीत दिशा में गतिशील होता है। सामान्यतः सीना सांस

अन्दर लेने पर बाहर की तरफ जाता है व सांस छोड़ने पर अन्दर आता है जबकि Flail chest सांस लेने पर अन्दर एवं सांस छोड़ने पर बाहर आता है यह सीने में एक तरफ ही होता है और सांस लेने पर सभी बचे हुए सीने के भाग विपरीत दिशा में जाते दिखते हैं (Paradoxical breathing)।

चिकित्सा व्यवस्था

1. Flail भाग पर मोटा पैड लगा कर उसकी बाहर की तरफ की गति को रोकें
2. इस तरफ की बाजू स्पिलिंट लगा कर स्थिर रखें।
3. पूरे सीने पर पैडिंग न करें।
4. दर्द निवारण करें, तुरन्त स्थानान्तरण करें और आवश्यकता होने पर कृत्रिम श्वास दें।

नोट: अस्थियों एवं जोड़ों की चोट में स्थिर करने करने के लिए स्पिलन्ट चोट की जगह से कुछ ऊपर और नीचे तक लगायें

बच्चों में अस्थियाँ टूटना

बच्चों में व्यस्कों की अपेक्षा हड्डियों की चोट कम लगती है। बच्चों में इसका उपचार व्यस्कों जैसा ही होता है। बच्चों में यह ध्यान में रखना महत्वपूर्ण है कि बच्चे अभी बढ़ रहे हैं तो सही समय पर सही तरह से किया गया अस्थियों का उपचार उनमें दीर्घकालिक अक्षमता के जोखिम को कम करेगा।

ध्यान देने योग्य बिन्दु

प्राथमिक सहायताकर्ता को चिकित्सक को निम्नलिखित बिन्दु अवश्य बताने चाहिये।

1. चोट लगने की प्रक्रिया
2. जोखिम लक्षण
   - A-श्वसन मार्ग की स्थिति (खुली या बन्द)
   - B-श्वसन प्रक्रिया (गति एवं श्वसन के प्रकार)
   - C-रक्त परिसंचरण (नब्ज, हृदय गति, त्वचा का रंग एवं तापमान)
3. ओपन या क्लोज्ड अस्थि भंग
4. अस्थि टूटने की आरंभिक स्थिति
5. नसों के नुकसान के लक्षण (हिलने-डुलने में अमसर्थता, सूनापन और सनसनाहट होना)
6. अस्थि टूटने वाले भाग का स्पिलंट लगने से पहले एवं बाद में तापमान व त्वचा का रंग
7. परिवहन के समय चोट का बढ़ना, प्राथमिक सहायताकर्ता द्वारा किया गया उपचार एवं उसके परिणाम

आवश्यक सामग्री एवं उपकरण

- गॉज पट्टी एवं ड्रेसिंग पट्टी ओपन अस्थि भंग के लिए
- स्पिलंट के लिए सामग्री
  - लम्बी व सख्त छड़ी जैसी वस्तु जो अस्थि टूटने वाली जगह से एक जोड़ ऊपर व एक जोड़ नीचे तक पूरी आ सकें जैसे-पेड़ की टहनी या शाखा, छतरी, अखबार आदि।
  - पैडिंग के लिए मुलायम सामग्रीः तौलिया, कपड़े, घास और पत्तियाँ आदि।
  - स्पिलंट को बाधने के लिए सामग्रीः पट्टियां, कपड़े की पट्टी आदि।

संक्षेप

- श्वसन मार्ग खोलने, श्वसन प्रक्रिया सुचारु करने तथा रक्तस्राव को रोकने एवं संघात (शॉक) संभालने की व्यवस्था के बाद प्राथमिक सहायताकर्ता को सबसे पहले अस्थियों के टूटे होने पर उनका स्थिरीकरण करना चाहिये।
- अस्थियों की चोट में गति को रोकने के लिए स्पिलिंट का प्रयोग करें। स्पिलिंट एक मजबूत आधार व मुलायम पैड से बना हो जो अस्थि को स्थिर करता है।
- विकृत हुई अस्थियों को स्पिलिंट लगाने से पहले सीधा करें, पर यदि ऐसा करना संभव न हो तथा इससे घायल को असहनीय दर्द हो रहा हो, तो जिस अवस्था में है वैसे ही स्पिलंट लगायें।
- श्रोणि एवं जंघा की अस्थि टूटने पर रक्तस्राव होता है इस प्रकार संघात (शॉक) अपेक्षित है, उसका उपचार करें।
- पसलियां टूटने पर उनका प्राथमिक उपचार संभव नहीं है इसलिए प्राथमिक सहायताकर्ता जितनी जल्दी हो सके स्थानांतरण करें और श्वसन क्रिया में सहायता करें।
- अस्थि टूटने पर नब्ज, त्वचा का रंग एवं तापमान गतिशीलता एवं संवेदना का नियमित आकलन करते रहें।

❑❑❑

अध्याय 8

रक्तस्त्राव (हेमरेज)

सारांश

- रक्त विभिन्न अंगों तक ऑक्सीजन एवं पोषक तत्व पहुंचाता है जब हृदय रक्त पम्प करता है तो धमनियां शरीर में विभिन्न अंगों तक रक्त पहुंचाती हैं तथा शिरायें अंगों से रक्त वापिस हृदय में लाती हैं।
- जब इन रक्त वाहिनियों को किसी कारण से चोट लगती है और इनसे रुधिर का रिसाव होने लगता है तो उसे रक्तस्त्राव या हेमरेज कहते हैं।
- कई बार त्वचा को ऊपर से कोई नुकसान नहीं होता है पर अन्दर से रक्तवाहिनी में रक्तस्त्राव होने लगता है कभी-कभी त्वचा पर चोट लगने से त्वचा के साथ रक्तवाहिनी भी फूट जाती है और रक्तस्त्राव होने लगता है।
- गिरना एवं कार दुर्घटना, ब्लन्ट दुर्घटना (Blunt trauma) के उदाहरण है जब कि चाकू के घाव जिसमें नुकीली वस्तु शरीर में घुस जाये 'पेनिट्रेटिंग दुर्घटना' (Penetrating trauma) के उदाहरण हैं।
- रक्त की कमी होने से शरीर के अंग संघात (शॉक) की स्थिति में चले जाते हैं क्योंकि उसे रक्त द्वारा मिलने वाले आवश्यक पोषक तत्व एवं आक्सीजन नहीं मिल पाती है और इससे उस अंग को स्थायी नुकसान भी हो सकता है।
- सामान्यतः रक्तस्त्राव के कारण होने वाले संघात (शॉक) के लक्षण
  - पीली, ठण्डी एवं नम त्वचा
  - तेज श्वसन गति
  - बेचैन एवं अस्थिर मानसिक स्थिति
  - हल्का सिरदर्द, उंनीदापन, बेहोशी

- रक्तस्राव को रोकने के कई उपाये हैं जैसे चोट की जगह पर दबाब बना कर रक्तस्राव रोकना एवं इसे नियंत्रित करने के लिए IV लाईन द्वारा फ्लयूड देना।
- रक्तस्राव रोकने का एक उपयोगी उपकरण रुधिर बहाव रोकने की पट्टी (tourniquet) है जो रक्तस्राव वाली जगह से ऊपर बांधी जाती है जिससे सही दबाव के कारण क्षतिग्रस्त रुधिर वाहिनी से रक्त का रिसाव बन्द हो जाता है।
- कई बार रक्तस्राव बाहर से नहीं होता है इसलिए दिखाई नहीं देता। शरीर के अन्दरूनी अंगों में चोट लगने पर आन्तरिक रक्तस्राव होता है।
- आन्तरिक रक्तस्राव को देखना मुश्किल है पर इसके शुरू होते ही संघात (शॉक) के लक्षण दिखने लगते हैं।
- प्राथमिक सहायताकर्ता को बाहर से दिखने वाले जख्मों और चोटों की पट्टी तथा दबाव देना शुरू कर देना चाहिये एवं अगर कोई वस्तु त्वचा में अन्दर घुसी हुई है उसे बाहर नहीं निकालना चाहिये।
- रक्तस्राव की अवस्था में घायल को जितनी जल्दी हो सके चिकित्सालय स्थानांतरित करना एक जरूरी प्रक्रिया है।

प्रस्तावना

रुधिर सभी अंगों तक पोषक तत्व एव ऑक्सीजन पहुंचाता है हृदय के रक्त पम्प करने पर जो रक्तवाहिनियां सभी अंगों तक रक्त ले जाती हैं उन्हें धमनियां कहते हैं दूसरी तरह की रक्तवाहिनियां शिरायें है जो अंगो से रक्त वापिस हृदय तक लाती हैं। मानव शरीर के हर अंग में यहां तक कि त्वचा में भी असंख्य छोटी रक्त वाहिनयां होती हैं। जब किसी कारण से इन रक्तवाहिनयों को चोट पहुंचती है तो इनमें रिसाव होने लगता है इसे रक्त स्राव या हेमरेज कहते हैं। इसलिए आवयश्क है कि सभी प्रकार के रक्तस्राव को रोका जाये। रक्तस्राव के दो प्रकार है बाह्य रक्तस्राव जिसमें रक्त शरीर के बाहर बहता है एवं आन्तरिक रक्तस्राव जिसमें रक्त शरीर के बाहर नहीं आता है।

रक्तस्राव आमतौर पर दो प्रकार की दुर्घटना से हो सकता है। ब्लन्ट दुर्घटना (Blunt trauma) या पेनिट्रेटिंग दुर्घटना (Penetrating trauma। बलन्ट दुर्घटना में तेज गति से आती वस्तु या **ब्लन्ट दुर्घटना (Blunt trauma)** शरीर से टकराता है जिससे शरीर में रक्तवाहिनियां फट जाती हैं इससे बाह्य या आन्तरिक दोनों प्रकार का रक्तस्राव हो सकता है। उदाहरण के लिए कार दुर्घटना या ऊंचाई से गिरना। **पेनिट्रेटिंग (Penetrating trauma)** में कोई वस्तु शरीर में चुभने से रक्तवाहिनी को चीर देती है उदाहरणतया बन्दूक की गोली लगना और चाकू से लगने वाले जख्म।

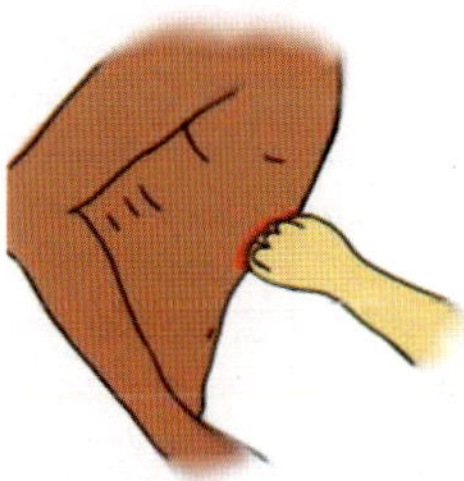

चित्र 8.1. **ब्लन्ट दुर्घटना (Blunt trauma)**

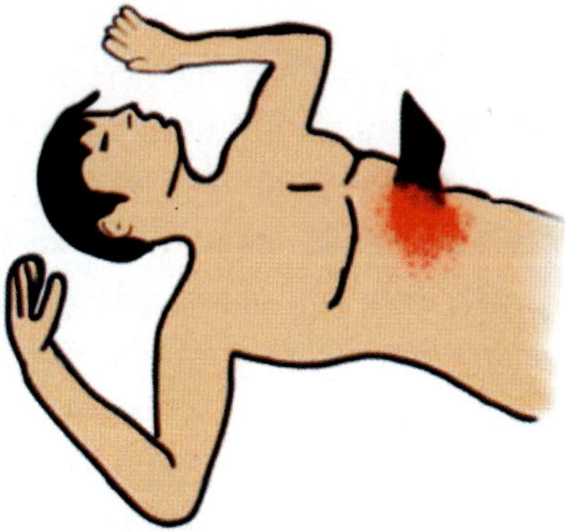

चित्र 8.2. पेनिट्रेटिंग दुर्घटना (Penetrating trauma)

दुर्घटना में रक्त की कमी होना संघात (शॉक) का प्रमुख कारण है। संघात का अर्थ है रक्त की सही मात्रा का संचरण नहीं होना, जिससे प्रमुख अंगों तक ऑक्सीजन एवं अन्य पोषक तत्व नहीं पहुंच पाते हैं। अनुपचारित संघात के गंभीर परिणाम हो सकते है जैसे गुर्दे एव मस्तिष्क को नुकसान होना, हृदयघात, ऊतकों का नष्ट हो जाना, शरीर का तापमान कम होना, बेहोशी एवं मृत्यु।

दुर्घटनाग्रस्त घायलों का सामान्य आकलन

उच्च प्राथमिकता वाले घायल

उच्च प्राथमिकता वाले घायल	कम प्राथमिकता वाले घायल
1. चोट लगने की प्रक्रिया को समझना 2. श्वसन मार्ग, श्वसन गति रक्त परिवहन एवं अन्य प्राण घातक स्थितियों का आकलन करना। 3. प्राण घातक स्थिति होने पर तुरन्त स्थानांतरण 4. चिकित्सालय ले जाते हुए जीवन रक्षक व्यवस्था शुरु कर देना	1. चोट लगने की प्रक्रिया को समझना 2. श्वसन मार्ग, श्वसन गति रक्त परिभ्रमण एवं अन्य प्राण घातक स्थितियों का आकलन करना। 3. प्राण घातक स्थिति न होने पर घायल का विस्तृत आकलन करना 4. साधारण चोटों का स्थल पर ही उपचार 5. चिकित्सालय स्थानांतरण

कम प्राथमिकता वाले घायल

रक्तस्राव का आकलनः अगर रक्तस्राव होता हुआ जख्म ढ़का हुआ नहीं है तो तुरन्त दिख जाता है परन्तु ऐसा हमेशा नहीं होता है इसलिए प्राथमिक सहायताकर्ता को चोट की प्रक्रिया को ध्यान में रखते हुए रक्तस्राव की कोई भी संभावना की तलाश करनी चाहिये। (तालिका 8.1)

चोट लगने की प्रक्रिया

- तेज गति या बल
- मध्यम या तेज गति वाहनों की टक्कर
- पैदल यात्री की वाहन से टक्कर
- वाहन से बाहर गिरना
- मोटर साइकिल से दुर्घटना
- मरीज के कमरे में किसी की मृत्यु होना
- घायल की ऊँचाई से 3 गुणी ऊँची जगह से गिरना
- खेलते हुए लगने वाली चोटें
- बम विस्फोट
- त्वचा में भेद करती हुई चोट जैसे बन्दूक की गोली तगना

तालिका 8.1

आन्तरिक रक्तस्त्राव को पहचानना ज्यादा मुश्किल है क्योंकि इसमें क्षतिग्रस्त रक्तवाहिनियां शरीर के अन्दर होती हैं उनसे रुधिर का रिसाव भी अन्दर ही रहता है। कई बार त्वचा के नीचे रक्त इक्ट्ठा होने के कारण त्वचा पर बाहर नीलापन दिखाई देता है जो कि आन्तरिक रक्तस्त्राव को इंगित कर सकता है। उपचारकर्ता को ध्यान रखना चाहिये कि ज्यादा बाह्य रक्तस्त्राव की तरह ही गंभीर आन्तरिक रक्तस्त्राव के कारण घायल संघात (शॉक) की स्थिति में जा सकता है। इसलिए यह आवश्यक है कि वह रक्तस्त्राव न होने की स्थिति में भी संघात के लक्षणों को पहचाने जो कि प्राणघातक आन्तरिक रक्तस्त्राव का संकेत हो सकते हैं।

सामान्यतः रक्तस्त्राव के कारण होने वाले संघात के लक्षणः

- पीली, ठण्डी एवं नम त्वचा
- तेज नब्ज, कम या अनुपिस्थत नब्ज
- तेज श्वसन गति
- बैचन एवं अस्थिर मानसिक स्थिति
- हल्का सिरदर्द, उंनीदापन, बेहोशी

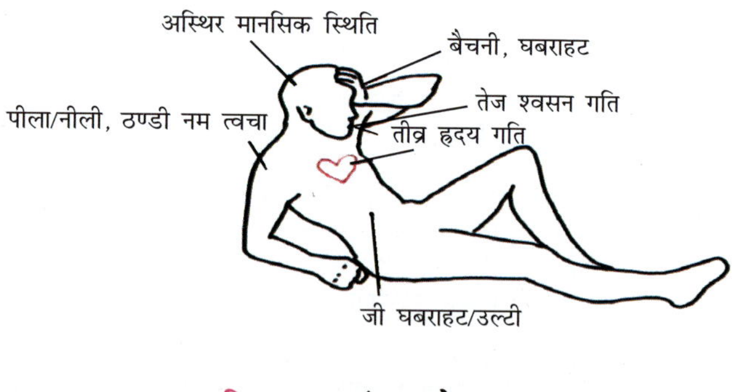

चित्र 8.3. संघात के लक्षण

प्राथमिक सहायताकर्ता को दुर्घटना के बाद घायल के पूरे शरीर की तेजी से पर बारीकी से पूरी जांच करनी चाहिये ताकि किसी प्रकार का रक्तस्त्राव जाँच से चूक न जायें।

1. खोपड़ी एवं वस्त्रों के नीचे रक्तस्राव की जगह, रक्त के घावों एवं त्वचा के नीलेपन को अच्छे से जाँचें।
2. तीव्रता से सीने व उदर पर आन्तरिक रक्तस्राव के लक्षण को परखें।
3. श्रोणि (Pelvis) एवं फिमोरल (पांव की हड्डी) चोटों को देखें क्योंकि ये अधिकतर आन्तरिक रक्तस्राव का स्रोत होती हैं।

रक्तस्राव रोकने की सामान्य व्यवस्था

1. श्वसन मार्ग खोलने की प्रक्रिया के तुरन्त बाद रक्तस्राव को नियंत्रित किया जाना चाहिये। यदि मरीज की श्वसन क्रिया सुचारु है व रक्तस्राव गंभीर है तो इसे दूसरे सहायताकर्ता की मदद से साथ में भी किया जा सकता है।
2. चोट की जगह पर सीधा दबाव बनायें।
3. गंभीर स्थिति में दबाव पूरा नहीं है तो रक्त बहाव रोकने की पट्टी (Tornique) बाँधें। रक्त बहाव रोकने की पट्टी वह उपकरण है जो हाथ पैरों पर दबाव बना कर रक्त वाहिनी में रक्त के बहाव को अस्थायी रूप से रोकता है व रक्त के बहाव को नियंत्रित करता है। (चित्र 8.4)
4. रक्तस्राव रोकने के बाद संघात से बचाने के लिए IV लाईन (अंन्त:शिरा नियोजन) द्वारा फ्ल्यूड दिया जा सकता है।
5. प्राणघातक रक्तस्राव की स्थिति में तुरन्त चिकित्सालय स्थानांतरण आवश्यक है।

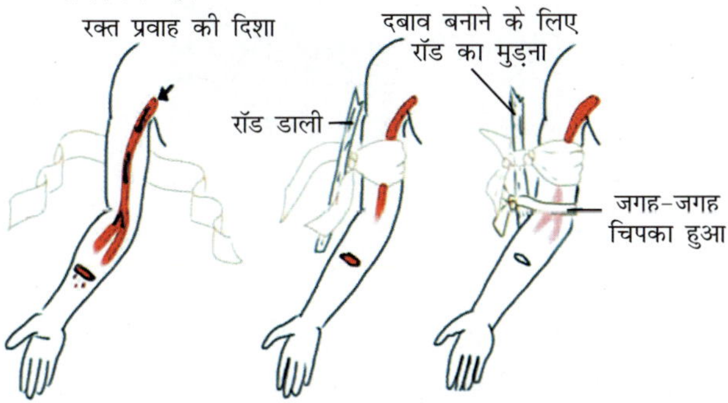

चित्र 8.4. रक्त बहाव रोकने की पट्टी लगाने की विधि

विशिष्ट तरह के रक्तस्राव को रोकने की व्यवस्था

A. बाह्य रक्तस्राव

1. हाथ व पैर

व्यवस्था

1. पैड का उपयोग करते हुए चोट की जगह पर सीधे दबाव बनायें (चित्र 8.5) पैड कपड़े या गॉज के हो सकते है दबाव को कपड़े की पट्टी बांध कर बनाये रखें। यह दबाव रक्त स्राव रोक देगा।

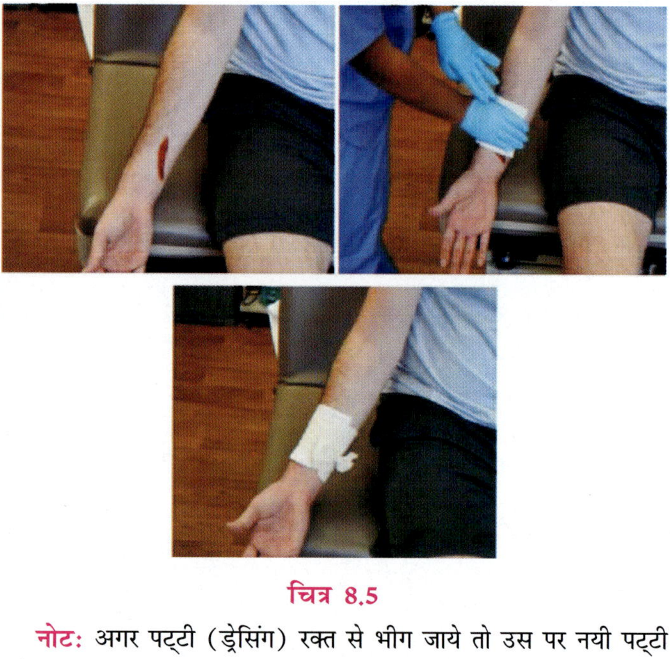

चित्र 8.5

नोट: अगर पट्टी (ड्रेसिंग) रक्त से भीग जाये तो उस पर नयी पट्टी (ड्रेसिंग) रख दें।

2. यदि बाह्य दबाव रक्त स्राव रोकने में सक्षम नहीं है तो चोट से उपर की तरफ रक्त बहाव रोकने की पट्टी बांधे

रक्त बहाव रोकने की पट्टी बांधने के चरण

1. रक्त स्राव हो रहे हाथ/पैर से वस्त्र हटा दें।
2. रक्त स्राव वाले जख्म से उपर पर पास में 8 सेमी चौड़ाई की पट्टी कई बार बांधे व अंत में गॉठ लगायें (चित्र 8.6)

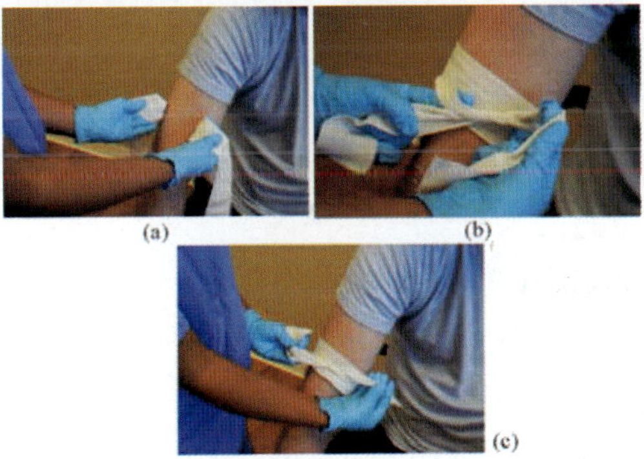

(a) (b) (c)

चित्र 8.6

नोट: पट्टी चौड़ी और समतल होनी चाहिये जो कि किसी मजबूत एवं लचीले वस्त्र जैसे बैन्डेज, चौडे रिबन से बनायी जा सकती है कम चौड़ी वस्तुएं जैसे रस्सी, डोरी या तार का उपयोग न करें क्योंकि यह त्वचा में गड़ कर त्वचा को काट सकती है।

3. गॉठ के उपर एक मजबूत छड़ी जैसी वस्तु रख कर पुनः गाँठ लगायें। कोई भी मजबूत वस्तु जैसे चम्मच, पेन या पाईप का उपयोग किया जा सकता है।

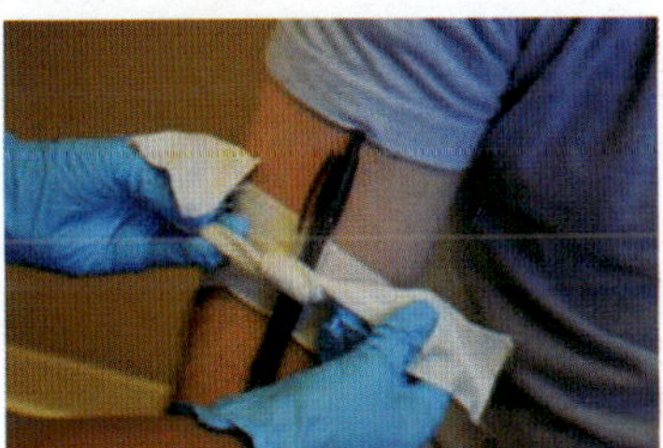

चित्र 8.7

4. इस छड़ी नुमा वस्तु को घुमा कर पट्टी को कसें ताकि रक्तस्राव को नियंत्रित किया जा सके।

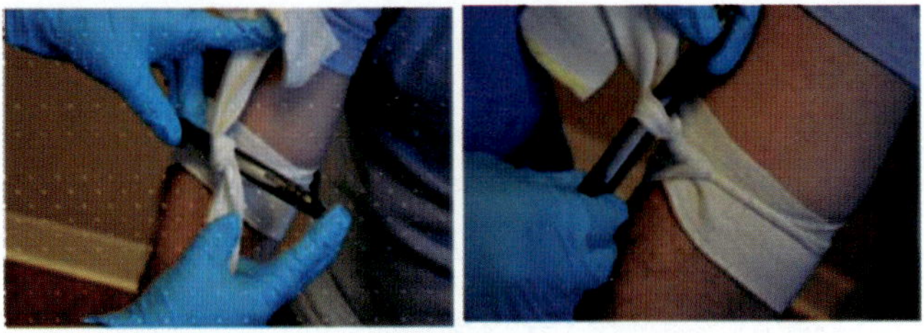

चित्र 8.8

नोटः रक्त स्राव रोकने के लिए कम से कम आवश्यकतानुसार दबाव ही लगायें।

5. घुमी हुई छड़ी को स्थिर करने के लिए एक अन्य पट्टी बाँधे। इस प्रकार रक्तस्राव नियंत्रित करने के लिये ज्यादा दबाव पड़ेगा। (चित्र)

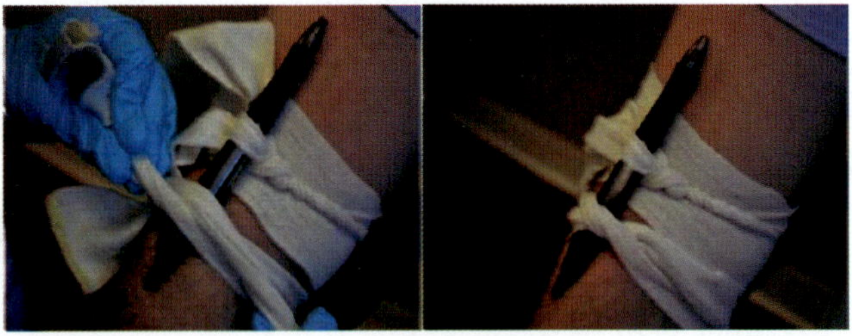

चित्र 8.9

चूंकि जख्म के पास की जगह से बहुत सी रक्त वाहिनियाँ जाती हैं और रक्त बहाव रोकने की पट्टी जख्मी रक्त वाहिनियों के साथ-साथ सभी स्वस्थ रक्तवाहिनियों में भी रक्त प्रवाह रोक देता है इसलिए सामान्य रक्त वाहिनियों से होने वाले रक्त प्रवाह की कमी से होने वाले नुकसान से बचने के लिए नियतकालिक समय पर रक्त बहाव रोकने की पट्टी को खोल देना चाहिये। इसलिए रक्त बहाव को रोकने की पट्टी को बांध

ने का समय अंकित करें आवश्यकतानुसार एवं नियमानुसार पट्टी को बार-बार खोलें एवं पुनः बाँधें।

विधि 1: रक्त बहाव पट्टी बांधने के एक घण्टे बाद उसे कुछ ढीला करें एवं देखें कि रक्तस्राव रुका है या उसे सीधे दबाव बना कर संभाला जा सकता है।

- अगर रक्तस्राव रुक गया है तो सीधा दबाव बना कर इसे नियंत्रित करें।
- अगर रक्तस्राव नहीं रुका है तो दोबारा पट्टी कस दें।

विधि 2: रक्त बहाव रोकने की पट्टी का हर आधे घन्टे से 3 से 5 मिनिट के लिए ढ़ीला किया जा सकता है पट्टी के नीचे के भाग में रक्त के बहाव का व्यवस्थित होने दें एवं जख्म के ऊपर सीधा दबाव दें कर वहां पर रक्त प्रवाह नियंत्रित करें।

महत्वपूर्ण बिन्दु

- हाथ/पैरों की त्वचा के रंग, उनमें गति एवं संवेदना को (सिहरन एवं सूनापन) नियमित रूप से देखें।
- जोड़ों के उपर रक्त प्रवाह रोकने की पट्टी न बाँधें/घुटनों, टखनों या कोहनी पर इसे बांधने से नसों को नुकसान या लकवा हो सकता है।
- रक्तस्राव रोकने की पट्टी को कपड़ों पर नहीं बाँधें। न ही इसको कपड़ों या बैन्डेज से ढकें।
- रक्तस्राव वाले जख्म की ठीक ऊपर पट्टी बांधें। अगर फिर भी रक्तस्राव हो रहा हो तो पहली पट्टी के ऊपर एक ओर पट्टी बांध दें।
- रक्त बहाव रोकने की पट्टी बांधने से घायल की स्थिति अगर स्थिर है तो भी चूंकि इससे रक्त का प्रवाह उस अंग में रुक जाता है इसलिए कोई क्षति होने की संभावना या चोट के बढ़ने की आंशका का ध्यान रखें। रक्त बहाव रोकने की पट्टी दो घन्टे तक बाँधे रखना सुरक्षित है उससे किसी महत्वपूर्ण क्षति से बचा जा सकता है।

- आवश्यकता होने पर हाथ/पैर में रक्तस्राव रोकने के लिए स्प्लिंट लगाया जा सकता है।

सिर, गर्दन या धड़ में बाह्य रक्तस्राव

किसी भी अन्य रक्तस्राव की तरह, प्राथमिक सहायक को मोटी-मोटी पट्टियों से बचाना चाहिये जो केवल जख्म से रक्त अवशोषित करती हैं क्योंकि जख्म से रक्त का बहना केवल दबाव द्वारा ही नियंत्रित होता है। अधिक दबाव वाली पट्टियां से मस्तिष्क के खुले भाग या जख्मों को नहीं बांधना चाहिये। सिर की चोटों में अक्सर सूजन आ जाती है और दबाव डालने से ये आगे मस्तिष्क में नुकसान पहुंचा सकती है।

सार-संभाल

1. जख्म के पास इकट्ठा रुधिर साफ करें।
2. सीधा दबाव बनायें व जख्म को पैड से ढ़क कर ड्रेसिंग कर सुरक्षित करें।

नाक, मुख, कान, गुदाद्धार, मूत्रमार्ग एवं योनि से होने वाला रक्तस्राव:

व्यवस्था

1. रन्ध्र के बाहर ड्रेसिंग रख कर रक्त को अवशोषित करें।
2. रन्ध्रों को बन्द न करें इससे संक्रमण हो कर ज्यादा नुकसान हो सकता है।

नोट: शरीर के रन्ध्रों से होने वाला रक्तस्राव अधिकतर आन्तरिक रक्तस्राव या आन्तरिक अंगों के गंभीर नुकसान को इंगित करता है।

B. आन्तरिक रक्तस्राव

आन्तरिक रक्तस्राव खतरनाक होता है क्योंकि इसमें जख्म से रक्त का रिसाव नहीं दिखता है और प्राथमिक सहायताकर्ता इसे आसानी से पकड़ नहीं सकता है। साथ ही आन्तरिक रक्तस्राव से काफी रक्त की हानि हो सकती है। जमा रक्त की अत्यधिक मात्रा अन्य अंगों पर दबाव डालती है इससे वे काम करना बन्द कर देते हैं।

चिकित्सालय पूर्व चिकित्सा में अक्सर इन पर पूरा ध्यान नहीं दिया जाता है इसलिए यह जरूरी है कि प्राथमिक सहायकताकर्ता आन्तरिक रक्तस्त्राव के चिन्ह व लक्षण देखकर पहचानें एवं उपचारक को महत्वपूर्ण सूचनायें दें।

चिन्ह् एवं लक्षण

- संघात (शॉक) के लक्षण परन्तु रक्तस्त्राव नहीं दिख रहा हो।
- दर्द, जकड़न और सूजन (स्थान विशेष पर)
- उल्टी, मूत्र एवं मल में रक्त आना
- त्वचा के नीचे रक्त एकत्र हो जाने के कारण त्वचा का ऊपरी भाग नीला-जामुनी हो जाना।
- मस्तिष्क में रक्तस्त्राव होने पर सिरदर्द एवं सजगता में कमी।

व्यवस्था

- शीघ्र स्थानांतरण
- टूटी अस्थियों का स्थिरीकरण

शरीर में धसी हुई वस्तु

व्यवस्था

1. अन्दर धंसी वस्तु को कभी न निकालें, हो सकता है इससे रक्तस्त्राव रुका हुआ हो। जैसे टायर के पंचर होने पर कील को लगा रहने देने पर हवा धीरे-धीरे बाहर निकलती है जब कि कील निकाल देने से हवा जल्दी बाहर निकल जाती है।
2. वस्तु पर सीधा दबाव बनाने की जगह वस्तु के चारों ओर दबाव बनायें।
3. वस्तु जब तक घायल के अन्दर है, उसके चारों ओर ड्रेसिंग करके उसे स्थिर बनायें। वस्तु के हिलने-डुलने से गंभीर क्षति हो सकती है।

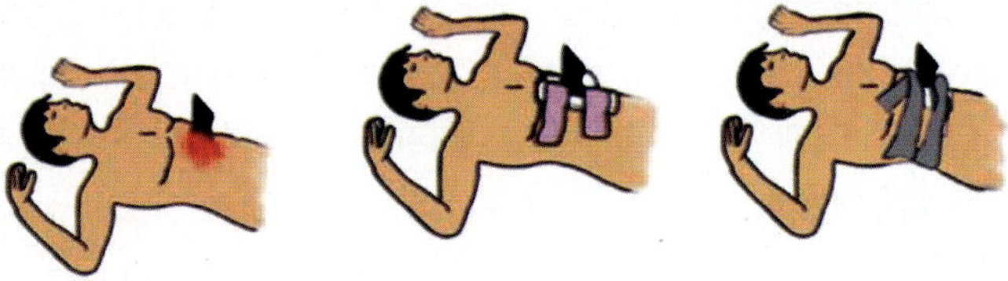

चित्र 8.10

बच्चों में रक्तस्राव: 15 वर्ष से छोटे बच्चों में रक्तस्राव रोकने की व्यवस्था वयस्क की तरह ही होती है। बच्चों मे रक्तस्राव के कारण होने वाले संघात (शॉक) के लक्षण वयस्क से जल्दी दिखायी देते हैं। इसलिए हृदय गति में थोड़ी से भी तेजी, सजगता में कमी या त्वचा के रंग में बदलाव को संघात (शॉक) के लक्षण समझें। साथ ही बच्चों में रक्त कम मात्रा में होता है इसलिए रक्तस्राव जो दिखने में कम लग रहा हो बच्चों के लिए गंभीर हो सकता है।

ध्यान देने योग्य बिन्दु

1. चोट की प्रक्रिया
2. जैविक लक्षण (Vital sign)
   - A-श्वसन मार्ग (खुला या बन्द)
   - B-श्वसन प्रक्रिया (गति एवं प्रकार)
   - C-रक्त परिसंचरण (नब्ज गति, हृदय गति एवं त्वचा का रंग और तापमान)
3. आन्तरिक रक्तस्राव और/या संघात (शॉक) के लक्षण।
4. रक्त बहाव रोकने की पट्टी का विवरण: जगह, बाँधने का समय, खोलना एवं पुन: बाँधना और क्या यह रक्तस्राव रोकने में समर्थ है?
5. परिवहन के समय: चोट का बढ़ना, प्राथमिक सहायताकर्ता द्वारा किया गया उपचार एवं उसके परिणाम।

सामग्री/उपकरण

- गॉज पट्टी और दबाव बनाने वाली ड्रेसिंग।
- रक्त बहाव रोकने की पट्टी: 8–10 सेमी चौड़ी पट्टी, छड़ी या पेंसिल जैसी वस्तु और छड़ी को हाथ/पैर से बाँधने के लिए सामग्री जैसे कि पट्टियां।

संक्षेप

- आन्तरिक एवं बाह्य रक्तस्राव पर तुरन्त ध्यान दें जिससे आगे होने वाले संघात (शॉक) और बचने योग्य घायल को बचाया जा सके।
- बाह्य रक्तस्राव हाथ/पैर पर होने की स्थिति में पहले सीधे दबाव दे कर रक्तस्राव रोकें व फिर रक्त बहाव रोकने की पट्टी बाँधे। रक्तस्राव का बन्द न होना जानलेवा हो सकता है।
- बाह्य रक्तस्राव सिर, गर्दन या शरीर के उपरी भाग में होने पर एकत्रित रक्त को साफ करें और सीधे दबाव बना कर इसे रोकें।
- प्राथमिक सहायताकर्ता अन्दर धसी वस्तु का बाहर न निकालें तथा वस्तु पर सीधे सीधे दबाव देने की जगह वस्तु के आस-पास दबाव बनायें।
- आन्तरिक रक्तस्राव अक्सर दुर्घटनाग्रस्त व्यक्तियों में होता है परन्तु इसे दुर्घटना स्थल पर संभालना बेहद मुश्किल होता है इसलिए घायल का जल्दी से जल्दी चिकित्सालय स्थानांतरण, अधिक ही उपयोगी कदम है।

❑❑❑

औद्योगिक एवं पर्यावरणीय दुर्घटना

अध्याय 9

सारांश

- काम के दौरान या प्राकृतिक आपदा के कारण होने वाली दुर्घटनायें औद्योगिक एवं पर्यावरणीय दुर्घटनाओं के अन्तर्गत आती हैं।
- दुर्घटना का आकलन पिछले अध्याय में बताये गये तरीकों के अनुसार ही करेंगे।
- चोट की प्रक्रिया जानने व चोट लगने के कारण को दूर करें।
- रक्तस्राव को रोकें।
- घायल की श्वसन प्रक्रिया का आकलन करें।
- रक्त की कमी या संघात (शॉक) का आकलन करें।
- रसायन से, विद्युत से, ऊष्मा (गरमी) के कारण जलने की दुर्घटना होती है।
- रसायन त्वचा को नुकसान पहुंचा सकते हैं इसलिए सबसे पहले नुकसानदायक रसायन को हटायें एवं स्वयं को भी इससे सुरक्षित रखें।
- आग के कारण ऊष्मा से जलने की दुर्घटना होती है जिसमें त्वचा अलग-अलग स्तर पर झुलस जाती है और आन्तरिक अंगों को भी नुकसान पहुंचता है।
- दुर्घटना के आकलन एवं व्यवस्था में सबसे महत्वपूर्ण कारक है दुर्घटना के कारण को पहचानना और घायल को एक सुरक्षित जगह पर ले जाना।
- आकलन के लिए यह महत्वपूर्ण है कि पिछले अध्याय में बताये गये संघात (शॉक) के आकलन के तरीकों का पालन करें, श्वसन प्रक्रिया जाँचें और सुनिश्चित करें कि सारा रसायन पास से हटा दिया गया है।
- पर्यावरणीय दुर्घटना के समय जैसे कि भूकम्प या बाढ़ में प्राथमिक सहायताकर्ता को घायलों को चिकित्सालय भेजने से पूर्व किसी सुरक्षित स्थान पर स्थानांतरित कर देना चाहिये।

प्रस्तावना

काम के दौरान या प्राकृतिक आपदा के कारण होने वाली दुर्घटनायें औद्योगिक या पर्यावरणीय दुर्घटना के अन्तर्गत आती हैं। वातावरणीय दुर्घटना में भूकम्प या बाढ़ जिसमें कुचले जाना, आन्तरिक व बाह्य रक्तस्राव और दूषित भोजन एवं पानी के सम्पर्क में आना आदि सम्मिलित है। औद्योगिक दुर्घटनाओं में जलने की दुर्घटना, नुकसानदायक पदार्थ के सम्पर्क में आना और शारीरिक आघात है। यद्यपि औद्योगिक एवं पर्यावरणीय दुर्घटना में चोट लगने की प्रक्रिया काफी अलग है। फिर भी दुर्घटना का आकलन व व्यवस्था में प्राथमिक सहायताकर्ता की पहली प्राथमिकता उस स्थल की सुरक्षा का आकलन करना है और ध्यान रखना है कि घायल के आकलन में वह स्वयं दुर्घटनाग्रस्त न हो जाये। दूसरी प्राथमिकता दुर्घटना स्थल से घायल को दूर करना है जैसे कि घायल को जलने वाली जगह से हटाना या जहाँ पत्थर आदि गिरने की संभावना है वहां से हटाना। यहाँ प्राथमिक सहायताकर्ता को चोट की गंभीरता को पहचानना है और आवश्यक उपचार तुरन्त देने की आवश्यकता है।

आकलन

1. चोट के कारण को पहचान कर दूर करना।
2. रक्तस्राव का आकलन।
3. श्वसन मार्ग का आकलन
4. संघात (शॉक) का आकलन

चोट के कारण को पहचान कर दूर करना: आगजनी, भूकम्प, बाढ़, गैस रिसाव और रसायनिक दुर्घटना में विशेष तौर पर घायलों को उपचार देने से पहले सुरक्षित जगह पर ले जाना आश्यक है इससे घायल एवं स्वयं सहायताकर्ता आगे दुर्घटना बढ़ने की जोखिम से बच सकता है।

(*i*) जलने की दुर्घटना: घायल के जलने के कारण को जानना आवश्यक है कि वह रसायनिक है, विद्युतीय है या ऊष्मा के कारण है।

(a) रसायनिक जलने की दुर्घटना तेज क्षयकारी (Corrosive) पदार्थ के सम्पर्क में आने से होती है यह त्वचा को नुकसान पहुंचाता है। जैसे

कि **तरल**–नाला साफ करने वाले पदार्थ, पेंट थिनर एवं गेसोलिन। इस प्रकार की दुर्घटना में सबसे पहले नुकसानदायक रसायन को हटायें व स्वयं को भी इससे सुरक्षित रखें। यदि कोई भी रसायन संक्रमित कपड़ा है तो उसे हटायें ताकि आगे होने वोले नुकसान से बचाव हो। यह सुनिश्चित करते हुए कि आँखें सुरक्षित हैं, जले हुए भाग को 8–10 मिनिट तक ठण्डे पानी से धोयें। धोने के बाद जला हुआ भाग ढीली पट्टी से ढक दें।

(b) विद्युतीय जलने की दुर्घटना, विद्युत के शरीर में से गुजरने के कारण होती है इससे तीव्र चोट लगती है यह कार्य स्थल पर, बाढ़ से या आकाशीय विद्युत के कारण हो सकता है। इसके लिए सबसे पहले विद्युत के स्रोत को हटायें। जो बिजली बन्द करके (पावर कट) या घायल को स्रोत से कम से कम 20 फीट दूर हटायें। ध्यान रखें कि आप विद्युत स्रोत्र के सम्पर्क में न आ जायें। साथ ही साथ यह सुनिश्चित करें कि घायल व उसके आस पास की जगह सूखी है, ताकि पानी के जरिये किसी प्रकार की विद्युतीय दुर्घटना से बच सकें। विद्युतीय दुर्घटनाएं विशिष्ट होती हैं क्योंकि ये आन्तरिक उतकों को नुकसान पहुंचा सकती है जो कि हमेशा त्वचा पर दिखाई नहीं देता है।

(c) ऊष्मा के कारण जलने की दुर्घटना या तो आग के कारण या बेहद गर्म वस्तु के सम्पर्क में आने से होती है। प्रमुख जलने की दुर्घटना में हाथ, पैर, मुख, उरुसन्धि, कूल्हा प्रभावित होते है।

जलने की दुर्घटना को तीन वर्ग में बांटा गया है।

- **प्रथम अंशः** छोटी जलने की दुर्घटना सूजन, दर्द व लालिमा के साथ
- **द्वितीय अंशः** गंभीर रूप से जलना लाल, सफेद या धब्बेदार त्वचा, सूजन, दर्द एवं फफोलों के साथ
- **तृतीय अंशः** अधिक गंभीर, श्वास लेने में मुश्किल, जली हुई काली या सफेद त्वचा, असहनीय दर्द, सूजन एवं धुंऐ की साँस द्वारा अन्दर जाने की आंशका

शारीरिक दुर्घटनाः अधिकतर औद्योगिक एवं पर्यावरणीय दुर्घटनाओं में ओपन एव क्लोज्ड प्रकार की अस्थियों का टूटना, कुचले जाने की घटनायें होती हैं।

क्लोज्ड प्रकार के अस्थि अंग में अस्थि टूटती है पर त्वचा से बाहर नहीं आती है जबकी ओपन में अस्थि टूटने पर त्वचा फटने के कारण बाहर से ही दिख जाती है। अगर हाथ/पैर की अस्थियां टूटी है तो शारीरिक विकृति आना संभावित है। इन का स्थिरीकरण उसी स्थिति में करके घायल को सुरक्षित करें। पसलियों के टूटने पर श्वसन क्रिया में रुकावट आती है व दर्द भी होता है।

कुचले जाने की अवस्था में या तो शरीर का कोई हिस्सा मशीन में कुचला जाता है या किसी भारी वस्तु के नीचे आ जाता है। इस प्रकार की चोटों में हड्डियों और प्रभावित हिस्से के कोमल उतकों को काफी क्षति पहुंच सकती है। इन दोनों ही प्रकार की दुर्घटनाओं में प्रभावित हिस्सों के नीचे के भाग में नियमित नब्ज को जाँचें। अगर इस भाग में सूजन आने लगी है अथवा नब्ज कम हो रही है या अनुपस्थित है तो इसे कम्पार्टमेंट सिन्ड्रोम कहते है। इससे प्रभावित भाग में स्थायी क्षति भी हो सकती है।

दूषित पानी पीने या दूषित भोजन खाने सेः पानी और भोजन बैक्टीरिया और रसायनों के कारण दूषित हो सकते हैं जो बीमारी का कारण बन सकते है। इसके सामान्य लक्षण डायरिया (दस्त), जी घबराहट, वमन (उल्टी), पेट दर्द, मरोड़ उठना एवं पानी की कमी हो (डिहाईडरेशन) सकती है। अगर मरीज में लक्षण बने रहें तो मरीज में पानी की कमी अधिक होने लग सकती है, उसे श्वास लेने में तकलीफ हो सकती है या बेहोश हो सकता है। शिशु, बच्चे, गंभीर रूप से बीमार बच्चे एवं बुजुर्ग विशेषतः संक्रमण और डीहाइड्रेशन के प्रति अधिक संवेदनशील होते हैं। अगर दूषित पदार्थ जहरीला हो तो मरीज में उंनीदापन हो सकता है, वह बेहोश हो सकता है, साँस लेने में तकलीफ हो सकती है, बैचन हो सकता है उसे ताने आ सकती हैं और मानसिक स्थिति में भी बदलाव हो सकता है।

रक्तस्त्राव रोकना: अगर घायल के घाव है, रक्तस्त्राव कम है या ज्यादा, यह देखें। अगर रक्तस्त्राव ज्यादा है, तो रक्त सुर्ख लाल व घाव से तीव्रता से बाहर निकलेगा। परन्तु रक्तस्त्राव कम होने पर रक्त गहरा लाल होगा एवं जख्म से धीरे-धीरे बाहर टपकेगा। रक्तस्त्राव ज्यादा होने की स्थिति में प्राथमिक सहायताकर्ता को घाव पर तेज दबाव बनाना चाहिये उसके बाद घाव से 2 इन्च ऊपर रुधिर रोकने वाली पट्टी को कस कर बांधना चाहिये ताकि रक्तस्त्राव रुक जाये। अगर रक्तस्त्राव हल्का है तो प्राथमिक सहायताकर्ता को पहले श्वसन प्रक्रिया और संघात (शॉक) का आकलन करना चाहिये। एक बार इनकी पूरी तरह से व्यवस्था होने के बाद हल्के रक्तस्त्राव को दबाव बना कर रोकना चाहिये व पट्टी बाँधनी चाहिये।

श्वसन मार्ग का आकलन: मुख का जलना, धुंये को सांस के साथ अन्दर लेना, रसायनिक पदार्थ का धुंए के साथ अन्दर जाना या श्वसन मार्ग के ऊपरी भाग का गरम पदार्थ से जल जाना आदि में श्वसन मार्ग प्रभावित होता है फेफड़ों के क्षतिग्रस्त होने के कारण या श्वसन मार्ग में सूजन के कारण घायल सही प्रकार से साँस नहीं ले पाता है। प्राथमिक सहायताकर्ता यह सुनिश्चित करें की श्वसन मार्ग खुला है (विस्तृत विवरण अध्याय-3) एवं श्वसन गति को मापें। अगर श्वसन गति 20 श्वास/मिनिट से ज्यादा है तो घायल को अतिरिक्त ऑक्सीजन देने/बी.वी.एम की आवश्यकता है।

यदि श्वसन गति 30 श्वास प्रति मिनिट से ज्यादा है तो यह घायल के संघात या श्वसन मार्ग के जलने के कारण सूजन आने की सूचक है ऐसी स्थिति में मरीज को Ventilation की आवश्यकता है।

संघात (शॉक) का आकलन: प्राथमिक सहायताकर्ता घायल के श्वसन मार्ग, हृदय गति और ऑक्सीजन को (विस्तृत विवरण अध्याय 4 में) शुरू से एवं नियमित रूप से मापता रहे जिससे वह संघात (शॉक) के लक्षणों को जांच सके। किसी भी दुर्घटना में यदि घायल के श्वसन मार्ग पर चोट लगी है, गंभीर रक्तस्त्राव है तो यह संघात (शॉक) के कारक हो सकते है ऐसे घायलों में संघात (शॉक) में लक्षणों को लगातार जाँचते

रहे, घायल को सूखा रखें एवं शरीर का तापमान कम होने से बचाने के लिए ढक कर रखें।

व्यवस्थाः औद्योगिक एवं पर्यावरणीय दुर्घटनाओं में लगने वाली चोटों का सही उपचार तो चिकित्सालय में ही संभव है। अगर प्राथमिक चिकित्सालय रक्तस्राव न रोक पाये, श्वसन प्रक्रिया सुचारू न हो सके या घायल में संघात (शॉक) के लक्षण दिखें तो उसे जितनी जल्दी हो सके घायल को चिकित्सालय या अधिक सुविधायुक्त स्वास्थ्य केन्द्र पर स्थानांतरिक करना चाहिये। स्थानांतरण के दौरान घायल का आकलन व उपचार चालू रखें। स्थानान्तरण के समय घायल पीठ के बल लेटा हो, कपड़े कसे हुए न हो, ढका हुआ हो तथा उसकी चोंटें व उपचार आसानी से पुनः आकलन के लिए समझाई जा सकें।

दुर्घटना के बाद संभालने में रक्तस्राव को रोकना, चोटों को आगे होने से रोकना, अतिरिक्त ऑक्सीजन द्वारा श्वसन प्रक्रिया को सुचारू रूप से चलाते हुए घायल को संघात (शॉक) की स्थिति से बचाना आता है। अगर घायल की रीढ़ की हड्डी में चोट लगी है तो स्थानांतरण एवं उपचार के समय घायल को स्थिर रखें। अगर किसी चोट के कारण घायल पीठ के बल लेट कर नहीं जा सकता तो उसे सबसे अधिक स्थिर और आरामदायक स्थिति में स्थानांतरित करें एवं जीवन रक्षक उपचार चालू रखें साथ ही अगर कोई चोट रह गई है तो उसको जाँचे।

ऐसे मरीज जिनमें श्वसन प्रक्रिया सुचारू न हो, धुआं या कोई रसायन साँस के साथ अन्दर चला गया हो या संघात (शॉक) की स्थिति में हो, तो उन्हें अतिरिक्त ऑक्सीजन देनी चाहिये (अगर उपलब्ध हो)। उनका ऑक्सीजन सैचुरेशन को पल्स ऑक्सीमीटर से लगातार देखते रहे एवं 95 प्रतिशत (समुद्र तल) पर बनाये रखें। अतिरिक्त ऑक्सीजन न होने की स्थिति में बैग-वल्व-मास्क (BVM) की सहायता से श्वसन क्रिया सुचारू रखें (BVM के लिए अध्याय-3 में चित्र 2.1 देखें) संघात का उपचार आगे अध्याय-4 में बताया गया है।

अगर घायल में गंभीर रक्तस्त्राव हो रहा है तो सबसे पहले उसे बन्द करें फिर घायल को संघात (शॉक) में जाने से बचायें और रक्त की कमी दूर करने के लिए IV लाईन (अन्त:शिरा नियोजन) द्वारा सैलाईन फ्लूइड दें। (यह अध्याय-8 में है।)

सभी प्रकार की जलने की छोटी चोटे एक ही तरह से उपचारित होगी चाहे जलने का कारण कुछ भी हो। जलाने वाले स्त्रोत को घायल के पास से हटायें, सभी आभूषण, बेल्ट भी हटायें, बाधित करने वाले वस्त्र भी हटायें। रासायनिक जलने की चोट (बड़ी या छोटी) एवं गर्म पदार्थ से जलने वाली छोटी चोट मे बहते ठण्डे पानी के नीचे 10 मिनिट या अधिक समय तक रखें। जला हुआ घाव जीवाणु रहित पट्टी से ढकें अगर जीवणुरहित पट्टी न हो तो साफ कपड़ा काम में लें। कम्बल या तौलिया जैसे कपड़े जिनमें ढीले धागे हो काम में न लेवें क्योंकि इनके ढीले धागे जले हुए भाग से चिपक सकते है। प्राथमिक सहायताकर्ता यह सुनिश्चित करें कि घायल गीला नहीं है एवं ढका हुआ और गर्म है ताकि संघात (शॉक) या शरीर के तापमान कम होने की स्थिति से बचा जा सकें।

शारीरिक दुर्घटना जिसमें अस्थियां टूटी हुई हो या अपनी जगह से हिल गईं हो या कुचले जाने वाली दुर्घटनाओं में घायल को जिस स्थिति में है उसमें ही स्थिर करें और उसकी गतिशीलता को रोकें ताकि आगे होने वाली क्षति से बचा जा सके। इस प्रकार की चोटों में किसी कठोर एवं समतल वस्तु की सहायता से (जो टूटी अस्थि से लम्बाई में ज्यादा हो।) चोट को स्थिर करें। वस्तु को जख्म या चोट पर बांधने के लिए कपड़े, गॉज या पट्टी की सहायता लें। एक बार टूटी अस्थि को स्थिर करने के बाद चोट वाली जगह के नीचे, नब्ज को जाँचें।

अगर नब्ज नहीं है तो पट्टी को ढीला कर नब्ज पुनः जांचे। अगर प्राथमिक सहायताकर्ता को कम्पार्टमेंट सिण्ड्रोम की आंशका हो तो टूटी अस्थि वाला भाग ढीला बांध कर तुरन्त चिकित्सालय स्थानांतरित करें इससे क्षतिग्रस्त भाग को स्थाई नुकसान से बचाया जा सकता है। पसलियों के टूटने पर घायल को बांधे नहीं व उसे आरामदायक स्थिति में रखें ताकि श्वसन प्रक्रिया में बाधा न पहुंचे।

अगर मरीज ने दूषित पानी या खाना खा लिया हो तो उसे खूब तरल पदार्थ पिलायें अगर ऐसा संभव न हो तो IV लाईन से तरल दें। अगर दूषित पानी या खाना विषाक्त है तो उसे हटायें। अगर मरीज बेहोश है तो उसे करवट के बल लिटाये ताकि वमन (उल्टी) की स्थिति में भी वह सांस ले सकेगा। हो सके तो दूषित पदार्थ के बारे में मरीज व आस-पास के लोगों से जानकारी हासिल करें।

औद्योगिक या पर्यावरणीय दुर्घटना में (Accessing a Higher Echelon of Care)

स्वास्थ्य-केन्द्र-सहायक को बताने योग्य जानकारी एवं तथ्य की प्रक्रिया संघात (शॉक) या किसी भी गंभीर चोट के अध्याय में वर्णन के समान ही है।

1. चोट लगने की प्रक्रिया
   - जलना
   - घाव
   - रसायन या गैस से क्षति पहुंचना
   - कुचले जाने के कारण चोट पहुंचना
2. जैविक लक्षण
   - A-श्वसन मार्ग की स्थिति (खुला या बन्द)
   - B-श्वसन प्रक्रिया (गति एवं श्वसन के प्रकार)
   - A-रक्त परिसंचरण (नब्ज, हृदय गति, त्वचा का रंग एवं तापमान)
3. आन्तरिक रक्तस्राव के लक्षण या संघात (शॉक)।
4. परिवहन के समय: चोट का बढ़ना, अन्य सामान्य चोटें एवं प्राथमिक सहायक द्वारा किया गया उपचार और उसके परिणाम।

संक्षेप

सभी प्रकार के औद्योगिक एवं पर्यावरणीय दुर्घटनाओं का आकलन एवं व्यवस्था एक जैसी होती है। इसमें महत्वपूर्ण कारक चोट की प्रक्रिया को पहचानना एवं घायल को सुरक्षित जगह पर स्थानांतरित करना है। एक बार सुरक्षित जगह पहुंचने के बाद चोटों का पूरा आकलन करें एवं घायल को उचित स्वास्थ्य केन्द्र पर स्थानांतरित करें यद्यपि प्राकृतिक आपदा जैसे भूकम्प एवं बाढ़ इत्यादि में वातावरणीय परिस्थितियों के कारण घायल को चिकित्सा-केन्द्र तक पहुंचाने में देरी संभावित है।

❑❑❑

अध्याय 10

वृद्धावस्था में दुर्घटना

सारांश

इस अध्याय में विशेष तौर पर वृद्धावस्था में होने वाली दुर्घटनाएं आती हैं। बुजुर्गों में दुर्घटना के सामान्य कारण गिरना, वाहनों की आपस में टक्कर एवं पैदल यात्रियों की वाहन से टक्कर है। वृद्धावस्था में गिरना दुर्घटना का सबसे बड़ा कारण है। इसमें कलाई की हड्डी व कूल्हें की हड्डी टूटना दो सामान्य प्रकार की चोटें हैं।

कूल्हें की हड्डी टूटने के निम्नलिखित एक या कई लक्षण हो सकते है:

- गिरने के तुरन्त बाद हिलने में असमर्थतता।
- कूल्हे या उरूसन्धि में असहनीय दर्द।
- कूल्हे में जिस तरफ चोट लगी है उस टांग पर वजन देने में असमर्थतता।
- कूल्हें वाले भाग में जकड़न, लालिमा अथवा सूजन।
- चोट लगे कूल्हे की तरफ की टाँग का छोटा होना।
- चोट लगे कूल्हे की तरफ की टाँग का बाहर की तरफ घूम जाना।
- दर्द का कभी-कभी घुटने तक पहुंच जाना

चूंकि कूल्हें में चोट के साथ आन्तरिक रक्तस्राव हो सकता है इसलिए नियमित अन्तराल पर संघात (शॉक) और संबंधित पैर में संवेदनशीलता जांचते रहें। ध्यान रहे कि इस जानकारी को चोट से सम्बन्धित अन्य प्रासंगिक ब्यौरे से जोड़ कर चिकित्सक को बतायें।

बुजुर्गों के उपचार के दौरान ध्यान रखने वाली परिस्थितियां: जब रक्तचाप 140/90 से ज्यादा होता है तो उसे उच्च रक्तचाप माना जाता है। बुजुर्ग व्यक्तियों में अधिकतर रक्तचाप उच्च मिलता है। उच्च रक्तचाप वाले व्यक्तियों को दुर्घटना में ज्यादा परेशानियों का सामना करना

पड़ता है। इन मरीजों के मस्तिष्क में व इसके बाहर रक्तस्राव की ज्यादा संभावना होती है।

पूर्व में हृदय संबंधित बीमारी होने पर दुर्घटना से ज्यादा प्रभाव पड़ता है सामान्यतः इसका परिणाम सीने में दर्द, हृदयघात या दिल का दौरा हो सकता है।

बहुत से हृदय रोगियों को रक्त को पतला करने की दवाईयां दी जाती है ऐसी मरीजों में दुर्घटना में रक्तस्राव ज्यादा होता है इसलिए उन्हें जितना जल्दी हो चिकित्सालय ले जायें।

मधुमेह जैसी बीमारी में रक्त में शर्करा की मात्रा बढ़ सकती है।

प्रस्तावना

वृद्धावस्था में दुर्घटना के अन्तर्गत विशेष तौर पर बुजुर्गों में होने वाली दुर्घटनाएं आती हैं। बुजुर्गों में दुर्घटना का सामान्य कारण गिरना, वाहनों की टक्कर एवं पैदल व्यक्तियों से वाहन की टक्कर है। चूंकि अन्य अध्याय में वाहनों की टक्कर का विस्तृत विवरण है इसलिए इस अध्याय में वृद्धावस्था में उन दुर्घटनाओं के बारे में बताया गया है जो गिरने से संबंधित हैं।

वृद्धावस्था में गिरना दुर्घटना का प्रमुख कारक है और गिरने पर कलाई की अस्थि और कूल्हे की अस्थियां टूट सकती हैं। इन दोनों में से कूल्हे की अस्थि टूटना ज्यादा परेशानी वाला है।

बुजुर्गो में कूल्हे की अस्थि के उपचार के साथ-साथ अन्य कुछ बीमारियों एवं स्थितियों को भी ध्यान में रखना पड़ता है। वर्तमान में अधिकतर वृद्धों मे एक या एक से अधिक स्थाई सामान्य बीमारियां जैसे उच्च रक्त चाप (53%), जोड़ों से संबंधित रोग (50%), हृदय रोग (31%), कैन्सर (21%), असाध्य गुर्दे की बीमारी (39%) और मधुमेह (18%) होती है। जब प्राथमिक सहायकताकर्ता इन सब का उपचार करने में सक्षम न हो तो यह आवश्यक है कि वह उपचार के समय ज्यादा से ज्यादा बीमारियों का ध्यान रखें।

कूल्हे की अस्थि टूटना

कूल्हा फीमर एवं पैलविस अस्थियों से मिल कर बना होता है जो बॉल एण्ड सॉकेट जोड़ बनाती है इसका अर्थ है कि जांघ की लम्बी अस्थि (फीमर) का गोल सिर पैलविस के गोल कप जैसे भाग में फिट हो जाता है। वृद्धों में गिरने के कारण ये जोड़ टूट जाता है या क्षतिग्रस्त हो जाता है और हड्डी टूटने की जगह भी अलग-अलग होती है कूल्हें में अधिकतर जांघ के ऊपरी चौथाई भाग के पास फीमर का ऊपरी भाग में होता है।

दुर्घटना में कूल्हे की हड्डी किसी भी व्यक्ति की टूट सकती है, परन्तु बुजुर्गो में बढ़ती आयु के कारण अस्थि-घनत्व कम हो जाता है इस कारण गिरने पर कूल्हे की हड्डी टूटने की संभावना ज्यादा होती है।

आकलन

किसी भी अन्य दुर्घटना की तरह जो भी व्यक्ति सहायताकर्ता की तरह काम कर रहा हो, पहले घायल का सामान्य आकलन करे। इस दौरान प्राथमिक सहायताकर्ता पहले घायल में जैविक लक्षणों का सही होना सुनिश्चित करे जिनका विवरण पहले अध्यायों में दे चुके हैं। सामान्य आकलन के मुख्य भाग के अनुसार सहायताकर्ता घायल जहां वह दर्द महसूस कर रहा है उन जगहों को चिन्हित करें। गिरने से संबंधित चोटों में कूल्हे की अस्थि टूटने के साथ-साथ कुछ सामान्य चोटें पसलियों की, कलाई की एवं सिर की भी होती हैं। मरीज के गिरने के कारण सिर की चोट की आंशका होने पर तंत्रिका तंत्र संबंधी आकलन जरूरी है।

कूल्हे की हड्डी टूटने पर एक या एक से अधिक लक्षण दिख सकते हैं जो निम्नलिखित हैं

- गिरने के तुरन्त बाद हिलने में असमर्थता।
- कूल्हे या उपसन्धि में असहनीय दर्द।
- कूल्हे में जिस तरफ चोट लगी हो उस पैर पर वजन देने में असमर्थता।
- कूल्हे व आस-पास के भाग में जकड़न, लालिमा एवं सूजन।
- चोट लगे कूल्हे की तरफ की टांग का छोटा होना।
- चोट लगे कूल्हे की तरफ की टांग का बाहर की तरफ घूम जाना।
- दर्द कभी-कभी घुटनों तक पहुंच जाना।

कूल्हे की हड्डी टूटने पर घायल को चिकित्सालय ले जाने के लिए एक सख्त पाटिया देखे जो घायल की लम्बाई व चौड़ाई के अनुसार हो। उदाहरण के लिए स्थानांतरण के लिए उतारा गया दरवाजा, एक बड़ा लोहे का तख्ता या ऐसी मेज जिसकी टांग बन्द हो सकती है, को प्रयोग में ला सकते हैं।

इस सख्त आधार को घायल के पास जमीन पर रखें। अगर घायल पेट के बल लेटा है तो उसे सावधानीपूर्वक घुमाकर सख्त आधार पर ले आयें जिससे उसकी कमर आधार पर आ जाये। घायल को घुमाते समय

ध्यान रखें कि उसे टूटे कूल्हे की तरफ से न घुमाया जाये और उसके टूटे हुए कूल्हे की जगह का हमेशा ध्यान में रखें। एक बार घायल जब सख्त मजबूत आधार पर स्थानांतरित हो जाये फिर उसके कूल्हे का स्थिरीकरण शुरू कर दें।

कोई मुलायम वस्तु ढूढ़ें जिसे घायल की टांगों के बीच रखा जा सके। एक तकिया या रोल किया हुआ कम्बल अच्छा विकल्प हो सकते हैं। अब अप्रभावित टांग को टूटी हुई टांग के पास लाये। अब कोई मुलायम और चौड़ी वस्तु ढूंढ़े जिससे दोनों टांगों को बांधा जा सके। वस्तु इतनी चोड़ी होनी चाहिये ताकि दोनों टागें ज्यादा कसे या जकड़े ना जायें। लम्बी बाजू वाली कमीज इसके के लिये उपयुक्त विकल्प है जो आसानी से उपलब्ध हो सकती है। घायल की टांगें बांधते समय प्रभावित टांग को न उठायें, इससे दर्द बढ़ सकता है।

पट्टी तीन स्थान कूल्हे, घुटने और पैर के पास की टांग पर बांधें। एक बार दोनों टांगों को साथ करने के बाद घुटने के नीचे मुलायम कपड़ा सहारा देने के लिए रखें।

मजबूत व कठोर आधार जिस पर आप ने घायल व्यक्ति को लिटाया है उसके आकार, नाप व प्रकार के अनुसार घायल को स्थानांतरण के लिए स्थिर करने में हो सकता है आप सक्षम हो या नहीं हो। अगर आप सक्षम हैं तो इसके लिए पट्टियों का उपयोग करें। साथ ही ध्यान रखें कि ये पट्टियाँ ज्यादा कसी हुई न हो ये केवल स्थानांतरण के समय घायल को आधार पर स्थिर रखने के लिये प्रयोग की जाती हैं।

परिवहन के समय

कूल्हे की हड्डी टूटने पर कई बार काफी ज्यादा आन्तरिक रक्तस्राव होता है। इसलिए नियमित अन्तराल पर शॉक के लक्षणों की जांच करते रहें। साथ ही परिवहन के दौरान सहायताकर्ता नियमित अन्तराल पर पैरों की नब्ज भी देखते रहें कि घायल को पैरों में संवेदना महसूस हो रही है या नहीं। इस सूचना के साथ-साथ अन्य कोई भी जानकारी से चिकित्सक को विस्तृत रूप से अवगत करायें।

बुजुर्गों के उपचार में ध्यान रखने योग्य कारक

1. उच्च रक्तचापः अगर रक्तचाप 140/90 से उपर है तो उच्च रक्तचाप की श्रेणी में आता है। बढ़ती उम्र के कारण, धमनियों के सख्त होने, गुर्दे में बदलाव, जिससे सोडियम या नमक इकट्ठा हो जाता है। इन सबसे रक्तचाप बढ़ जाता है इस कारण बुजुर्गों में उच्च रक्तचाप सामान्यतः पाया जाता है। दीर्घकालिक रक्तचाप जब कि सही तरह से नियमित न हो, वह धमनी तंत्र को नुकसान पहुंचा सकता है और इससे शरीर के अंगों की क्षति हो सकती है जैसे हृदय रोग (हृदय का कमजोर होना, हृदयघात), पक्षघात, गुर्दे की बीमारी आदि। अगर कोई व्यक्ति सामान्य निरीक्षण में अपने रक्तचाप के बारे में आप को कुछ नहीं बता पाये तो मान के चलिये कि उसे उच्च रक्तचाप के कारण कुछ आपातकालिक चिकित्सीय आवश्यकता हो सकती है।

अगर किसी व्यक्ति में निम्नलिखित लक्षणों में से कोई लक्षण दिखाई दे तो उसे तुरंत चिकित्सालय ले जायें।

- अचानक नजर का धुंधला होना
- तेज सिरदर्द रहना
- दौरे पड़ना
- मानसिक स्थिति में अचानक परिवर्तन
- सांस फूलना (सांस लेने में तकलीफ)
- सीने में दर्द
- दिल की धड़कन तेज होना

दुर्घटना में उच्च रक्तचाप वाले घायलों को ज्यादा परेशनियों का सामना करना पड़ता है। इन मरीजों में मस्तिष्क में रक्तस्राव की संभावना बढ़ जाती है। (मस्तिष्क में और मस्तिष्क के बाहर रक्तस्राव) साथ ही साथ अगर मरीज उच्च रक्तचाप नियंत्रण की दवाईयां ले रहा होता है तो उन दवाइंयों के कारण शॉक (संघात) से ठीक होने की प्राकृतिक प्रक्रिया बाधित हुई होती है इसलिये रक्तस्राव के कारण होने वाले शॉक (संघात) से ठीक होने में अधिक समय लगता है।

2. ऑस्टियो आर्थराईटसः हड्डियों के बीच की कार्टिलेज के घिसने से जोड़ (Joints) खराब होने लगते है इसे ऑस्टियो आर्थराईटिस कहते है। यह कार्टिलेज जोड़ों की सहज गति में सहायक होता है। कार्टिलेज के अभाव में घुटनों में दर्द होने लगता है क्योंकि कार्टिलेज के खत्म होने से हड्डियों को एक दूसर पर फिसलने के लिए मुलायम सतह नहीं मिलती है। उसकी जगह खुरदरी सतह हो जाती है इस के तीन प्रमुख स्थान हाथ, घुटनें व कूल्हे हैं। आस्टियों आर्थराईटस के मरीज में निम्नलिखित लक्षण दिखाई देते हैं।

- दर्द जो पहले से हो रहा है जोड़ो (Joints) के प्रयोग करने पर ज्यादा हो रहा है।
- जोड़ों में जकड़न सुबह उठने पर या लम्बे विश्राम के बाद।
- जोड़ों को उपयोग में लेने पर आवाज आना।

बुर्जुग व्यक्ति जिन में ये लक्षण दिख रहे हों, उन्हें ऑस्टियो आर्थराईटिस हो सकता है। आपातकालिक चिकित्सा के समय मरीज में इन का ध्यान रखा जाना चाहिये अधिकतर बुजुर्ग घायलों में चलने फिरने पर दर्द दुर्घटना से पहले भी होता है। ऐसी स्थिति में प्राथमिक सहायताकर्ता के लिए आवश्यक है कि वह दर्द को पहचाने। दर्द–दुर्घटना में चोट के कारण है या यह दर्द उस मरीज को पहले से ही है।

3. हृदय सम्बन्धी रोगः हृदय संबंधी रोगों में हृदय प्रभावित होता है सामान्यतः इसके परिणामस्वरूप सीने में दर्द, हृदयघात, सूजन–फेफड़ों में जमाव के साथ अथवा शॉक (संघात) हो सकता है।

हृदय संबंधी रोगों के लक्षण

- सीने में दर्द
- गले या जबड़े में दर्द
- सांस लेने में तकलीफ
- हाथ या पैरों में दर्द या सूनापन

अगर किसी व्यक्ति में हृदय गति संबंधी परेशानी होती है उसमें या तो हृदय गति बढ़ जाती है या कम हो जाती है। सीने में घबराहट, उनिंदापन और हल्का सिरदर्द होता है। किसी व्यक्ति में यदि ये लक्षण दिख रहे हों तो उसे तुरन्त आराम करना चाहिये और चिकित्सालय में आगे निरीक्षण के लिए फिजिशियन के पास ले जाना चाहिये।

काफी व्यक्तियों को हृदय घात या CVA (मस्तिक्षघात) से बचाने के लिए एण्टीकोयेगुलेण्ट दवाईयां दी जाती है इन्हें रुधिर पतला करने की दवाई के नाम से जाना जाता है ये रक्त के गुणों में बदलाव करके उसे पतला कर देती हैं। जिससे रक्त का थक्का नहीं बनता है यह हृदय घात या शॉक (संघात) होने की संभावना को कम करता है यदि किसी व्यक्ति को दुर्घटना में चोट या जख्म होता है तो यह एण्टीकोरोगुलेण्ट रक्त का थक्का बनने के समय को बढ़ा देता है और रक्तस्राव ज्यादा मात्रा में होने लगता है यदि कोई व्यक्ति रुधिर पतला करने की दवाईयों पर है और उसमें निम्नलिखित कोई भी लक्षण दिखाई दे तो उसे तुरंत अस्पताल ले जायें क्योंकि इन दवाईयों के प्रभाव से अधिक रक्तस्राव भी हो सकता है।

- मूत्र में रक्त आना
- मल में रक्त आना या मल का काला या गहरा नीला होना
- महिलाओं में मासिक धर्म के समय असामान्य या अत्यधिक रक्तस्राव
- नकसीर जो रुके नहीं या 10 मिनिट से ज्यादा समय तक नाक से रुधिर बहना
- वमन (उल्टी) में रक्त आना
- कफ में रक्त आना

यह कहने की आवश्यकता नहीं है कि इस तरह की मरीजों में दुर्घटना के समय अत्यधिक रक्तस्राव होगा और इन्हें तुरंत रुधिर पतला करने की दवाईयों का प्रभाव खत्म करने के उपचार की जरूरत होगी।

4. मधुमेहः मधुमेह में रुधिर में शर्करा का स्तर बढ़ जाता है। मधुमेह को आगे दो वर्गो में बांटा गया है। प्रथम (Type 1) में शरीर में इन्सुलिन की कमी हो जाती है। इन्सुलिन वह हारमोन है जिससे कोशिकायें रुधिर में से शर्करा ले लेती है जिससे रुधिर में शर्करा का स्तर संतुलित रहता है। द्वितीय प्रकार (Type 2) में व्यक्ति के शरीर में इन्सूलिन तो बनता है पर फिर भी रुधिर में शर्करा का स्तर बढ़ जाता है क्योंकि इसमें कोशिकायें शरीर में बनने वाले इन्सुलिन के प्रति संवेदनशील नहीं होती हैं। यद्यपि मधुमेह के कुछ सामान्य लक्षण हैं फिर भी सिर्फ लक्षणों से हमेशा व्यक्ति को मधुमेह है यह बताना आसान नहीं होता है।

- भूख एवं प्यास में असामान्य वृद्धि।
- मूत्र की मात्रा व आवश्यकता बढ़ना।
- बिना कारण थकान एवं बैचनी।
- पैरों में दर्द एवं सूनापन।
- चिड़चिड़ापन।
- बिना कारण वजन कम होना
- जननंागों या मूत्रमार्ग में लगातार या बार-बार संक्रमण।

अगर किसी व्यक्ति में उपरोक्त लक्षण दिख रहे हैं तो उसे चिकित्सक को दिखाना चाहिये हो सकता है उसे मधुमेह हो।

अगर किसी व्यक्ति को मधुमेह है तो उसे अपने पैरों की देखभाल सही प्रकार से करनी चाहिये। ऐसे व्यक्तियों में अकसर पैरों की संवेदनशीलता में कमी होने लगती है। इसके साथ-साथ कभी-कभी पैरों में रुधिर परिसंचरण कम हो जाता है जिससे 15 प्रतिशत व्यक्तियों में पंजों या पैरों में किसी जगह घाव हो जाता है। इसमें संक्रमण बढ़ने पर पैर को काटने की स्थिति भी आ सकती है। अगर किसी मधुमेह के रोगी में पैरों में चोट लग जाये तो जरूरी है कि उसे फिजिशियन को दिखाया जाये। मधुमेह के रोगियों के लिए अच्छा है कि वह पैर को चोट लगने से बचायें और दुर्घटना होने पर जल्द से जल्द चिकित्सकीय सहायता लेवें।

अन्तिम टिप्पणी

वृद्धावस्था के कारण शरीर में बहुत से परिवर्तन आते हैं दुर्घटना के समय इन सबको ध्यान में रखना अति आवश्यक है। यद्यपि यह सूची पूरी नहीं है इसमें सामान्य चोटों और स्थितियों को ही बताया गया है।

WORKED CITED

[1] Chu I, Vaca F, Stratton S, Chakravarthy B, Wirachin H, Lotfipour S. Geriatric trauma care: challenges facing emerg¬ency medical services. Cal J Emerg Med. 2007;8(2):51-5.

[2] Aschkeasy, Miriam T., MD, and Todd C. Rothenhaus, MD. "Trauma and Falls in the Elderly." Emergency Medicine Clinics of North America 24 (2006): 413-32. Geri-em.com. Web. 23 Nov. 2016.

[3] htip://actessmedicine.mhmedical.com/content.aspx?bookid= 678&sectionid=44833879

[4] "Percenlage of Adults Aged 65 and Over With Osteoporosis or Low Bone Mass at the Femur Neck or Lumbar Spine: United Stales, 2005-2010." Centers for Disease Control and Prevention, Centers for Disease Control and Prevention, 13 Aug. 2015. Web. 01 Dec, 2016.

[5] Colwell, Chris, MD, Paul Murphy, MA, and Tamara Bryan, BS. "Geriatric Trauma EMSWorld.com." EMSWorid.com. EMS WORLD. 1 Sept. 2006. Web. 24 Nov. 2016.

[6] "Hip Fracture." Hip Fracture Symptoms - Mayo Clinic. Mayo Clinic, 15 Mar. 2015. Web. 24 Nov. 2016. <http://www.mayoclinic.org/diseases-conditions/hip-fracture/basics/symptoms/con-20021033>.

[7] Crosby, Lynn A., MD, and David G. Lewallen, MD. Emerg¬ency Care and Transportation of the Sick and Injured. 6th ed. N.p.: American Academy of Orthopedic Surgeons, 1997. Print.

[8] Limmer, Daniel, Beth Lothrop. Adams, and Edward T. Dickinson. Emergency Care. 9th ed. Upper Saddle River, NJ: Brady/Prentice Hall Health, 2001. Print.

[9] "IMMOBILIZE A SUSPECTED DISLOCATED OR FRAC¬TURED HIP." IMMOBILIZE A SUSPECTED DISLOC-ATED OR FRACTURED HIP. N.p., n,d. Web. 24 Nov. 2016. <http://www.medtmg.net/efmb/tasks/OSl-833-0064.htm>.

[10] http://link.springer.com.lib-e2.lib.ttu.edu/book/IO.l007/978 -l-59259-911-0/page/1

[11] http://accessemergencymedicine mhmedical.com. ezproxy. ttuhsc.edu/content.aspx?sectionid=109388371 &bookid=l658 & jumpsection ID=109388398& Resiiltclick=2&q=hypertensive +crisis

[12] National Collaborating Centre for Chronic Conditions (UK). Osteoarthritis: National Clinical Guideline for Care and Management in Adults. London: Royal College of Physicians (UK); 2008. (NICE Clinical Guidelines, No. 59.) 1, Introduction. Available from: https://www.ncbi.nlm. nih.gov/ books/NBK48990/

[13] http://www.mayoclioic.org/diseases-eonditions/heart-disease/ basics/ symptoms.'con-20034056

[14] hltp://patient.info/health/anticoagulants

[15] Harrison, Tinsley Randolph, and Eugene Braunwald. Ham-son's Manual of Medicine. New York: McGraw-Hill Professional, 2002, eBook Collection (EBSCOhost). Web. 6 Dec. 2016.

[16] http://eds-b.ebscohost.com.lib-e2.lib.ttu.edu/ehost/ pdfViewer/pdfviewer?5id=9b90945e-flac-42f8-8fa9-9a407S87dfde%40 sessionmgr!01&vid=l&hid=l 12

[17] Ramachandran, A. "Know The Signs And Symptoms of Diabetes." The Indian Journal Of Medical Research 140.5 (2014): 579-581. MEDLINE Complete. Web. 6 Dec. 2016.

[18] Halpin-Landry, Joan E., and Sharon Goldsmith. "CE Credit: Feet First: Diabetes Care." The American Journal of Nursing, vol. 99, no. 2, 1999, pp. 26-34. www.jstor.org/stable/3471990. http://www.jstor.org.lib-e2.1ib.mi.edu/stabie/pdfi'3471990.pdf

❑❑❑

अध्याय

11

सीने पर लगने वाली चोटें

सारांश

- सीने पर लगने वाली चोटें गंभीर हो सकती हैं क्योंकि इस भाग में कई महत्वपूर्ण अंग जैसे हृदय और फेफड़े होते हैं।
- यद्यपि इन अंगों की सुरक्षा के लिए पसलियाँ होती हैं फिर भी इन पसलियों को चोट लगने से ये पसलिया स्वयं भी इन अंगों को नुकसान पहुँचा सकती हैं।
- सीने पर चोट ब्लंट (Blunt injury) भी हो सकती है जिससे इन अंगों के बचाव के लिए बनी त्वचा फटती नहीं है या भेदने वाली (Penetraing injury) हो सकती है जिसमें त्वचा फट जाती है।
- ब्लंट चोट गिरने के कारण या वाहन से टक्कर के कारण हो सकती है जबकि पेनिट्रेटिंट चोट चाकू का घाव भी हो सकता है जिसमें कोई नुकीली वस्तु शरीर को भेद देती है।
- फेफड़ों को नुकसान पहुँचाने वाली चोटों के कारण कभी-कभी एक या दोनों फेफड़े क्षतिग्रस्त हो जाते है जिससे घायल को सांस लेने में तकलीफ होती है। इसे 'न्यूमोथोरेक्स' (Penumothorax) कहते हैं।
- फेफड़ों पर चोट लगने के कारण कई बार फेफड़े पिचक जाते हैं और हृदय पर दबाव डालते हैं जिससे कई परेशानियां आ सकती हैं फेफड़ों की इस प्रकार की चोट को टेंशन न्यूमोथोरेक्स (Tension penunothorax) कहते हैं।
- प्राथमिक सहायताकर्ता को फेफड़ों को हुए नुकसान का आकलन करना चाहिये। इसके लिए सबसे पहले देखे कि आहत सांस सुचारू रूप से ले पा रहा है या नही। फिर हृदय गति को देखें और जांचें।

- फेफड़ों पर लगी चोट की चिकित्सा कई प्रकार से हो सकती है जैसे फेफड़ों को चेस्ट टयूब द्वारा फुलाना। दूसरे प्रकार में सुई धरा सीने में फंसी वायु को बाहर निकालना।
- फेफड़ों की चोट में यदि आहत का तुरंत उपचार नहीं किया जाये तो कुछ मिनटों में मृत्यु होने का खतरा हो सकता है।
- इन मरीजों को उपयुक्त उपचार के लिए तुरन्त अस्पताल भेज देना चाहिये।

प्रस्तावना

दुर्घटना में सीने पर लगने वाली चोटे गंभीर हो सकती है क्योंकि इस भाग में कई महत्वपूर्ण अंग होते है चित्र 11.1 में सीने की संरचना दर्शायी गई है।

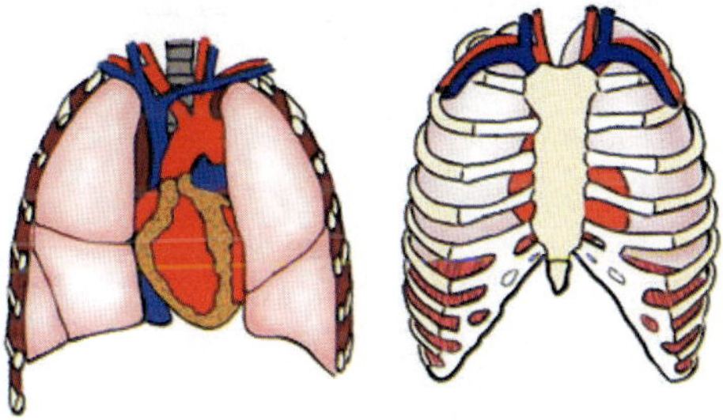

चित्र 11.1. सीने की संरचना

जैसा कि चित्र 11.1 में दिखाया गया है कई जैविक अंग जैसे डायफ्राम, फेफड़े, हृदय और प्रमुख रक्त वाहिनियां सीने में स्थित होती हैं। इन सब अंगों को चोट से सुरक्षित रखने के लिए पसलियों का ढ़ांचा होता है। टूट जाने से पसलियां भी इन अंगों को चोट पहुचाती हैं। जैसे चित्र 11.2 में टूटी हुई पसली फेफड़े में चुभ कर उसे क्षतिग्रस्त कर रही है।

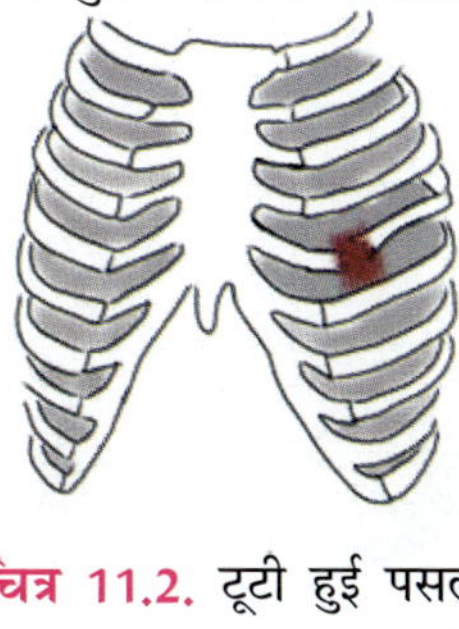

चित्र 11.2. टूटी हुई पसली

चोट की प्रक्रिया: सीने पर चोट कई प्रकार से लग सकती है ब्लंट दुर्घटना में (Blunt trauma) या पेनिट्रेटिंग दुर्घटना में (Penetrating trauma)।

(a) **ब्लंट दुर्घटना (Blunt Trauma):** गिरने या सीने पर चोट लगने से पसलियां टूट सकती हैं। जिससे फेफड़े क्षतिग्रस्त हो सकते हैं, सिकुड़ सकते हैं, श्वसन मार्ग, हृदय और प्रमुख रुधिर वाहिनियों को नुकसान पहुंच सकता है। (चित्र 11.3)

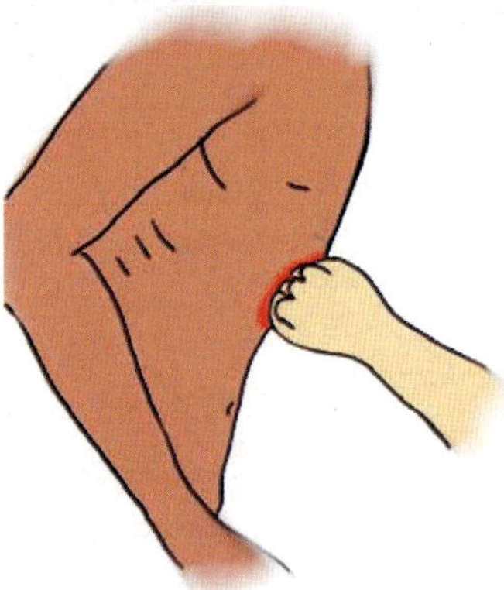

चित्र 11.1. ब्लंट दुर्घटना

(b) **पेनिट्रेटिंग दुर्घटना (Penetrating trauma):** चाकू, बन्दूक की गोली, धातु के टुकड़े, कांच या अन्य प्रदार्थ अगर सीने को भेद दे तो प्रमुख अंगों को नुकसान हो सकता है और ये प्राणघातक रक्तस्राव का कारण हो सकता है। (चित्र 11.4)

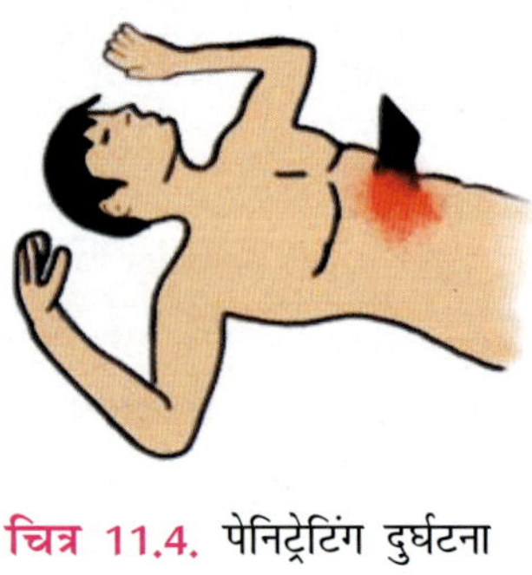

चित्र 11.4. पेनिट्रेटिंग दुर्घटना

सीने पर लगने वाली चोटों के दो प्रकार है ओपन (Open) और क्लोज्ड (Closed) ये त्वचा पर चोट के प्रकार पर निर्भर करता है। क्लोज्ड दुर्घटना में त्वचा में ऊपर से कोई क्षति नहीं दिखती है इसलिए ऐसा लगता है कि ये प्राणघातक नहीं है जबकि कई बार इसमें त्वचा के नीचे के अंगों को काफी क्षति हो चुकी होती है।

ओपन चोट में त्वचा कट जाती है और पेनिट्रेटिंग चोट के कारण अन्दरूनी अंगों को चोट पहुंचती है इसलिए यह प्राणघातक चोट है।

हमारे सांस लेने पर सीने की गुहा में जहां पर फेफड़े होते है एक प्रकार का वायु दबाव बनता है जो बाहर के वातावरण के वायु दबाव से कम होता है। ओपन सीने की चोट में वायु सीने की गुहा में प्रवेश कर जाती है। इससे वायु के दबाव का सन्तुलन बिगड़ जाता है जो कि सुचारू श्वसन क्रिया एवं आक्सीजिनेशन के लिए आवश्यक है। जब वातावरणीय वायु खुले घाव से सीने की गुहा में प्रवेश करती है, इससे अन्दर व बाहर का वायु का दबाव समान हो जाता है तो प्रभावित क्षेत्र के फेफड़े पिचक जाते हैं और वायु सीने की गुहा के अन्दर व बाहर दोनो तरफ प्रवाह कर जाती है इसे न्यूमोथोरेक्स कहते है। (चित्र 11.5)

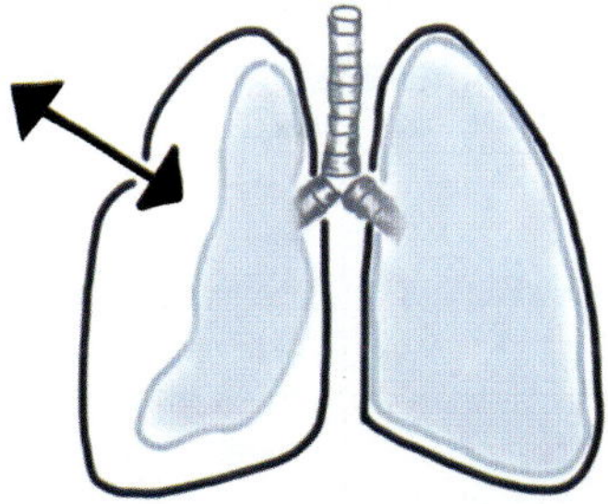

चित्र 11.5. न्यूमोथोरेक्स

जब सीने की गुहा में फंसी वायु जो फेफड़ों के चारों ओर फैलती है बाहर नहीं निकल पाती तो वह वायु अन्दर से फेफड़ों, हृदय और रक्त वाहिनियों पर दबाव डालने लगती है यह वायु न केवल श्वसन प्रक्रिया

में बाधा डालती है बल्कि हृदय के रक्त पम्प करने की गतिविधि को भी बाधित करती है।

इस प्राणघातक स्थिति को टेंशन न्यूमोथोरेक्स (Tension penumothroax) कहते हैं और यदि इसका तुरन्त उपचार नहीं किया जाये तो स्थिति और खराब होकर घायल की जान भी जा सकती हैं।

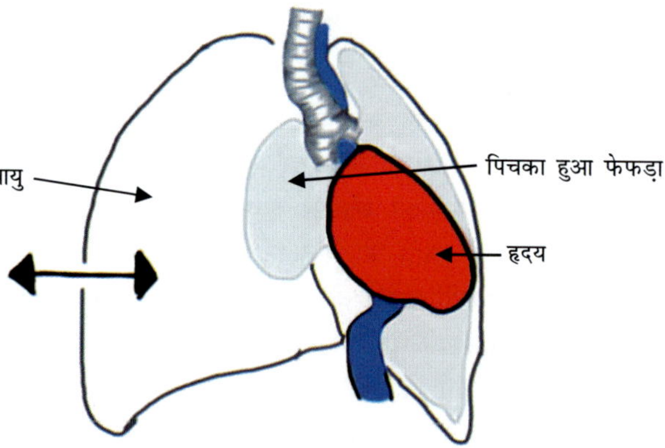

चित्र 11.6. टेंशन न्युमोथोरेक्स

दुर्घटनाग्रस्त घायलों का सामान्य आकलन

उच्च प्राथमिकता वाले घायल	कम प्राथमिकता वाले घायल
1. चोट लगने की प्रक्रिया को समझना	1. चोट लगने की प्रक्रिया को समझना
2. श्वसन मार्ग, श्वसन गति रक्त परिवहन एवं अन्य प्राण घातक स्थितियों का आकलन करना।	2. श्वसन मार्ग, श्वसन गति रक्त परिभ्रमण एवं अन्य प्राण घातक स्थितियों का आकलन करना।
3. प्राण घातक स्थिति होने पर तुरन्त स्थानांतरण	3. प्राण घातक स्थिति न होने पर घायल का विस्तृत आकलन करना
4. चिकित्सालय ले जाते हुए जीवन रक्षक व्यवस्था शुरु कर देना	4. साधारण चोटों का स्थल पर ही उपचार
	5. चिकित्सालय स्थानांतरण

सीने की ओपन चोट वाले घायल का आकलन

1. चोट लगने की प्रक्रिया का पता लगायें।
2. श्वसन मार्ग, श्वसन प्रक्रिया, रक्त परिसंचरण और किसी भी प्रकार की जान-जोखिम वाली स्थितियों का आकलन करें।
3. घाव की जांच करें और हवा के खिचने (Sucking) की आवाज सुनने का प्रयास करें जो सीने की गुहा में किसी वस्तु के चुभने को इंगित करती है।
4. न्यूमोथोरेक्स और टेंशन न्यूमोथोरेक्स के लक्षणों को देखें।

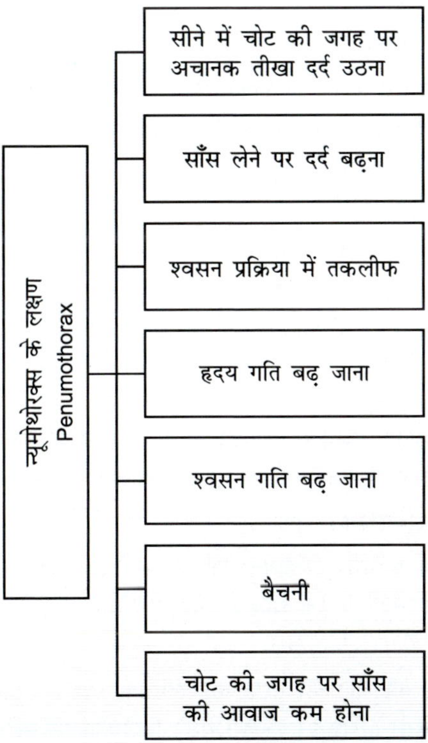

टेंशन न्यूमोथोरेक्स (Tension Pneumothorax) के लक्षण

प्रारम्भिक लक्षण न्यूमोथोरेक्स के जैसे ही हैं बाद के लक्षण निम्नलिखित हैं।

- सजगता की कमी या अस्थिर मानसिक स्थिति।
- वायुनलिका का सीने में चोट की जगह से विपरीत दिशा में जाना।
- रक्त चाप कम होना (शॉक के लक्षण देखें)।
- गर्दन की शिराओं का फूलना।
- त्वचा का रंग बदल कर पीला या नीला होना।
- घायल में खाँसी के साथ लाल रंग या लाल झाग वाला बलगम आना।

चिकित्सा व्यवस्था

टेंशन न्यूमोथोरेक्स एक प्राणघातक स्थिति है जिसे तुरन्त उपचार की आवश्यकता है टेंशन न्यूमोथोरेक्स के प्रारंभिक लक्षण न्यूमोथोरेक्स जैसे ही हैं और साथ ही न्यूमोथोरेक्स बाद में टेंशन न्यूमोथोरेक्स में बदल सकता है। इसलिए दोनों में से किसी के भी लक्षण होने पर टेंशन न्यूमोथोरेक्स की तरह ही तुरन्त उपचार करें।

श्वसन मार्ग को खुला रखें → आवश्यकता होने पर दस्ताने पहन कर खुले हुए सीने के जख्म को तुरन्त दबाव बना कर बन्द करें → सूई द्वारा विसंकोचन (decompossion) करें (विसंकोचन न होने की स्थिति में पट्टी लगाये। → अध्याय 6 के अनुसार ऑक्सीजन दें। → शॉक के लक्षण प्रकट होने पर शॉक को संभाले → जितनी जल्दी हो सके आहत को चिकित्सालय ले जाये।

नोटः उपयुक्त उपरकण तलाशने के लिये जख्म को बन्द करने में देरी न करें दस्ताने पहनें एवं हाथों से तुरन्त घाव को बन्द करें।

सूई द्वारा विसंकोचन

इस प्रक्रिया में प्राथमिक सहायताकर्ता को सीने की गुहा में सूई डालकर हवा को बाहर निकलने देना चाहिये। नहीं तो टेंशन न्यूमोथोरेक्स प्राणघातक हो सकता है।

(*i*) आहत की चोट की तरफ की क्लेविकल (Clavicle) की हड्डी को जांचे। (चित्र 11.7; हरा घेरा) विशेषतौर पर हड्डी की लम्बाई का मध्य भाग, (चित्र 11.7 लाल बिन्दु रेखा)।

(*ii*) मध्य भाग से नीचे जायें ओर दूसरी एवं तीसरी पसली के बीच के खाली स्थान को महसूस करें इसे इन्टरकोस्टल स्पेस (Inter coastal space)। चित्र 11.7 नीला तीर) कहते है पहली पसली महसूस नहीं होती और दूसरी सीधी क्लेविकल (Clavicle) की हड्डी के नीचे होती है।

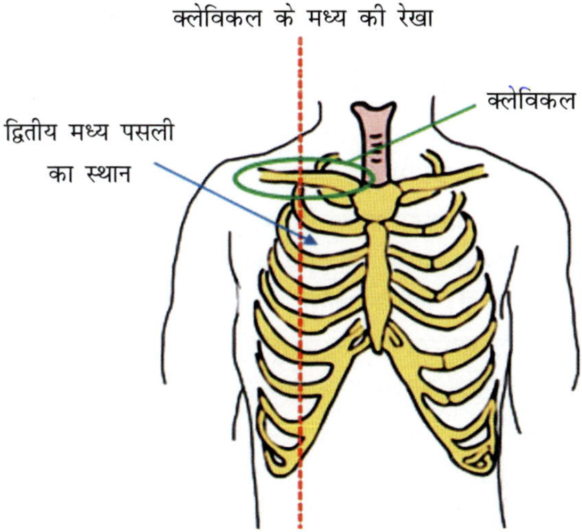

चित्र 11.7. सूई विसंकोचन क्षेत्र

(*iii*) एल्कोहल से दूसरे इंटरकोस्टल क्षेत्र को साफ करें।

(*iv*) $1\frac{1}{4} - 2\frac{1}{4}$ इन्च लम्बी, 14 से 16 गॉज की सूई (कैथेटर के साथ) को धीरे-धीरे तीसरी पसली के ऊपर की जगह से सीने की गुहा में प्रवेश करवायें। सीने की गुहा से 'पॉप' की आवाज या वायु के बाहर निकलने की आवाज अथवा वायु के सूई द्वारा बने निकास से निकलने की आवाज आती है।

(*v*) सूई और कैथेटर को आगे बढ़ाये और कैथेटर का सीने की गुहा में प्रवेश को सुनिश्चित करें।

(*vi*) कैथेटर को सूई के ऊपर से आगे बढ़ाये जब तक की वह त्वचा से न छू जाये।

(*vii*) सूई को निकाल कर सही जगह पर निस्तारण करें।

(*viii*) 10 cc की सिरिंज द्वारा वायु को सीने की गुहा से बाहर निकालें।

(*ix*) प्लास्टिक कैथेरटर से फ्लटर वाल्व (Flutter vlave) जोड़े।

(*x*) न्यूमोथोरेक्स/टेंशन न्यूमोथोरेक्स के शुरूआती लक्षणों की पुनः जांच करें। सुधार के स्पष्ट लक्षण होने चाहिये।

(*xi*) कैथेटर को गॉज पट्टी एवं टेप की सहायता से स्थिर करें साथ ही ध्यान रखें कि फ्लटर वाल्व बाधित न हो।

2. बाधित एवं फ्लटर वाल्व ड्रेसिग: दोनों तरह की ड्रेसिंग में एक मोटे चाकौर प्लास्टिक के टेप के टुकड़े को सीने के खुले घाव को ढकने में उपयोग में लाते हैं। बाधिक ड्रेसिंग में टेप के चाकौर टुकड़े को तीन तरफ से बन्द कर, एक तरफ खुला रखते हैं (चित्र 11.8) इसके विपरीत फ्लटर वाल्व ड्रेसिग में प्लास्टिक के चाकौर टुकड़े को चारों तरफ से इस तरह बन्द करते हैं कि एक कोना खुला रहे। जब आहत व्यक्ति सांस अन्दर लेता है तो टेप का कोना या साईड त्वचा के विरुद्ध खींचती है और ये वायु को सीने की गुहा में और फेफड़ों के चारों ओर प्रवेश से रोकती है।

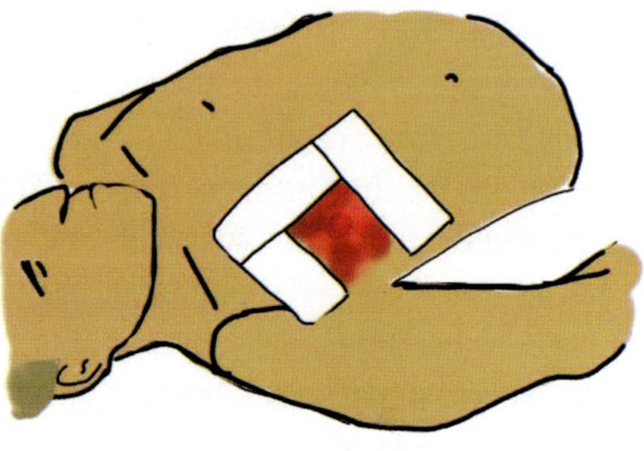

चित्र: 11.8. बाधित ड्रेसिंग

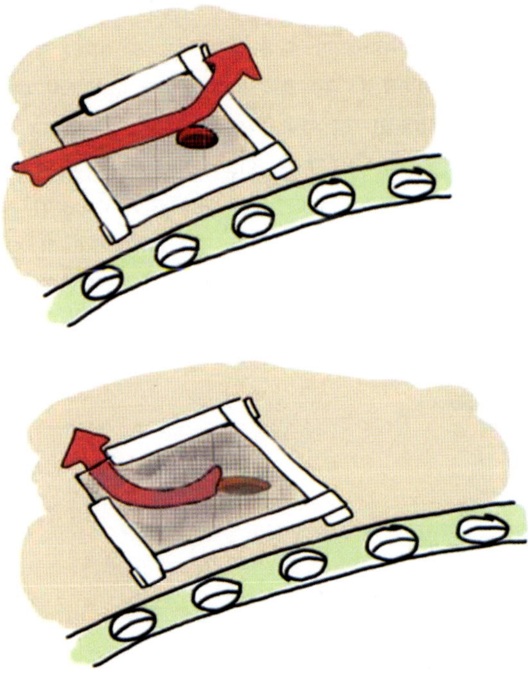

चित्र 11.9. फ्लटर-वाल्व ड्रेसिंग

ध्यान देने योग्य बिन्दु

1. चोट लगने की प्रक्रिया
2. जैविक लक्षण (Vital sign)
   (a) A-श्वसन मार्ग की स्थिति (खुला या बन्द)
   (b) B-श्वसन प्रक्रिया (गति एवं श्वसन के प्रकार)
   (c) C -रक्त परिसंचरण (नब्ज, हृदय गति, त्वचा का रंग एवं तापमान)

संक्षेप

सीने पर चोट बेहद महत्वपूर्ण है क्योंकि सीने के अन्दर प्रमुख जैविक अंग क्षतिग्रस्त हो सकते हैं। यह अति आवश्यक है कि प्रथम सहायताकर्ता दुर्घटना की उस प्रक्रिया को समझ सकें, जिसके कारण यह चोट लगी है और जल्दी एवं प्रभावी रूप से आहत की देखभाल कर सकें। इसमें न्यूमोथोरेक्स की उपयुक्त देखभाल बेहद आवश्यक है। अगर आहत का दुर्घटना स्थल पर ही सही प्रथम उपचार नहीं किया गया तो उसके जान की जोखिम बढ़ सकती है। इन घायलों को सही उपचार के लिए तुरन्त अस्पताल स्थानांतरित करें।

❑❑❑

अध्याय 12

गर्भावस्था

सारांश

- गर्भावस्था मे दुर्घटना का प्रभाव एक से ज्यादा जिन्दगियों (मां व अजन्मा शिशु) पर होता है। इन दुर्घटनाओं के परिणाम स्वरूप शिशु की मृत्यु तक हो सकती है।
    - अजन्मे शिशु के चोट के लक्षण
    - गंभीर पेट दर्द
    - पेट में ऐंठन
    - योनि से रक्तस्राव
- हमेशा पहले माँ की मदद करें-माँ का उपचार करने से शिशु को भी सहायता मिलेगी।
- क्या करें-
    - माँ को बांयी करवट से लिटा दें (दांया हाथ ऊपर की तरफ होना चाहिये)
    - कमर के नीचे सहायता के लिए तकिया या कुशन लगायें
    - अगर योनि से रक्तस्राव हो रहा है तो योनि के बाहर की तरफ पैड या गॉज पट्टी लगाये (अन्दर की तरफ पैक करने की कोशिश न करें)
    - आपातकालीन चिकित्सा सुविधा को फोन करें।
    - जितनी जल्दी हो सकें सुरक्षित रूप से चिकित्सालय ले जायें।

प्रस्तावना

प्राथमिक सहायताकर्ता द्वारा गर्भावस्था में दुर्घटना को संभालना एक मुश्किल काम है क्योंकि इसमें एक से ज्यादा जिन्दगियों को देखना होता है। प्राथमिक सहायताकर्ता को पहले माँ की आवश्यकता को देखना चाहिये फिर यदि संभव हो तो अजन्मे शिशु की (भ्रूण Fetus)।

प्राथमिक सहायताकर्ता को गर्भावस्था के क्रमिक विकास की एवं सम्बन्धित शरीर रचना विज्ञान की जानकारी होनी चाहिये जो मरीज की अच्छी व समय पर देखभाल में सहायक होगी। एक सामान्य गर्भावस्था 40 सप्ताह की होती है। गर्भाशय में भ्रूण (Fetus) का विकास होता है। बच्चे के जन्म के समय गर्भाशय भ्रूण को बाहर निकालता है। भ्रूण के विकास के लिए गर्भावस्था के दौरान गर्भाशय की मांसपेशियां मिलकर गर्भ नाल (Birth cord) बनाते हैं। प्लसेन्टा (गर्भनाल) एक जैविक अंग है जो भ्रूण को भोजन पहुंचाता है एवं अवशिष्ट पदार्थ को बाहर निकालता है। गर्भनाल प्लसेन्टा का विस्तारित भाग है।

चूंकि गर्भाशय श्रोणि की हड्डी के पीछे होता है इसलिए दुर्घटना के समय अति संवदेनशील है।

गर्भावस्था के समय दुर्घटना के तीन प्रकार हो सकते हैं सीधे पेट (उदर) पर लगना, श्रोणि की अस्थि टूटना या नुकीली वस्तु से दुर्घटना। गर्भावस्था में दुर्घटना के पश्चात उपचार की व्यवस्था के लिए प्राथमिक सहायताकर्ता को अच्छी तरह से तैयार रहना चाहिये क्योंकि इसके कारण मातृ मृत्यु-दर बढ़ सकती है।

गर्भावस्था की समस्यायें

गर्भवती महिला की स्थिति की संभाल ठीक से नही होने पर माँ एवं शिशु दोनों की जान को जोखिम हो सकता है।

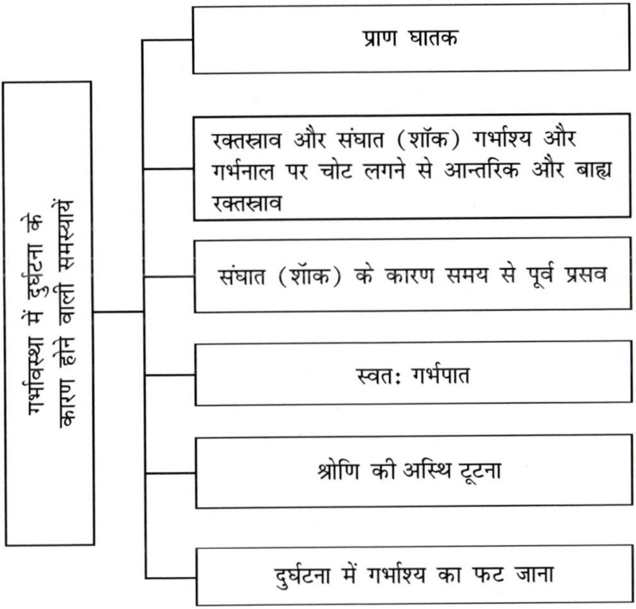

लक्षण

सामान्यतः गर्भवती महिलाओं की हृदयगति बढ़ जाती है, रक्तचाप कम हो जाता है और रक्त का आयतन बढ़ जाता है। इसलिए यह आवश्यक है कि जैविक लक्षणों का निरीक्षण सावधानीपूर्वक करें।

उदाहरण के तौर पर रक्त का आयतन बढ़ा होने के कारण संघात या शॉक के लक्षणों को तुरन्त नहीं पहचाना जा सकता है जब तक कि रक्तस्राव के कारण मरीज में से रक्त की मात्रा काफी ज्यादा कम नहीं हो जाती है। इसलिए रक्तस्राव को रोकने के उपाय में देरी न करें, चाहे मरीज में संघात (शॉक) के लक्षण अभी प्रकट नहीं हो रहें हो।

नोट: अगर गर्भाश्य को नाभि पर छूकर महसस कर सकते हैं तो EGA 20 सप्ताह से बढ़ा है।

1. गर्भाशय का फटना
   - पेट में तेज दर्द
   - योनि से रक्तस्त्राव
   - संघात (शॉक)
   - पेट (उदर) में छूकर महसूस हो सकने योग्य भ्रूण
2. रक्त: गर्भपात
   - पेट में दर्द और ऐंठन
   - योनि से रक्तस्त्राव
3. संकुचन और समय से पूर्व प्रसव की संभावना
4. भ्रूण की गतिशीलता में कमी, भ्रूण की किसी परेशानी को इंगित करती है।

व्यवस्था

1. दुर्घटना में घायल होने पर गर्भवती महिला को उपचार के लिए प्राथमिकता दी जाती है क्योंकि भ्रूण की बचने की संभावना माँ की जिन्दगी पर निर्भर होती है।
2. माँ को बांयी (बांयी तरफ नीचे कर) करवट के बल लिटायें दांयी तरफ को ऊपर रखने के लिए तकिये का सहारा लें। इससे गर्भाशय में रक्त का प्रवाह ज्यादा होगा। जो गर्भवती महिलाये अपने अन्तिम तिमाही में हो, उन्हें कमर के बल लिटाने से रुधिर-वाहिनियां दब

जाती है और रक्तचाप कम हो जाता है। गर्भाशय को बांयी तरफ हाथ से भी किया जा सकता है या दांयी टांग को ऊपर करके भी गर्भाशय को अपनी स्थिति में लाया जा सकता है।

नोट: अगर गर्भावस्था (भ्रूण की उम्र) 20 सप्ताह से ज्यादा है तो उन्हें दो गिनें।

3. किसी सामान्य मरीज की तरह गर्भवती मरीज के श्वसन मार्ग को खुला रखने के लिए सिर ऊपर कर जबड़ों की सहायता से या सिर तिरछा कर ठोडी को उठाने वाली, तकनीक का प्रयोग करें। श्वसन मार्ग बन्द होने पर पेट की जगह सीने पर दबाव दें।
4. श्वसन प्रक्रिया सुचारू बनाने के लिए बैग-वाल्व मास्क की सहायता से या से मुख द्वारा कृत्रिम श्वास दें।

नोट: गर्भवती महिला में सीने में उतार-चढ़ाव को पता लगाना बेहद मुश्किल है

5. रक्तस्राव रोकना (सीधे दबाव बना कर) और सीने पर दबाव (30 दबाव के बाद 2 कृत्रिम सांस) रक्त परिसंचरण को सुचारू रूप से बनाये रखने के लिए आवश्यक है। दबाव द्वारा रक्त एवं आक्सीजन का प्रवाह बना रहता है। कोशिश करके दबाव उरोस्थि के ऊपर तक दें।
6. अगर योनि से रक्तस्राव हो रहा है तो पट्टी योनि के अन्दर न रख कर बाहर की तरफ पट्टी या पैड लगायें।
7. उपलब्धता होने पर तथा रक्तस्राव रुक जाने पर शॉक (संघात) को संभालने के लिए अन्तःशिरा नियोजन (IV लाईन) करें।
8. मरीज का तुरन्त स्थानांतरण अति आवश्यक है।

ध्यान देने योग्य बिन्दु

1. चोट लगने की प्रक्रिया
2. जैविक लक्षण (Vital sign)
   (a) A-श्वसन मार्ग की स्थिति (खुली या बन्द)
   (a) B-श्वसन प्रक्रिया (गति एवं श्वसन के प्रकार)
   (c) C-रक्त परिसंचरण (नब्ज, हृदयगति, त्वचा का रंग एवं तापमान)
3. चिकित्सक को घायल की गर्भावस्था के बारे में और उसके भ्रूण की आयु (गर्भावस्था के समय) के बारे में अवगत करायें।
4. परिवहन के समय-चोट का बढ़ना, प्राथमिक सहायताकर्ता द्वारा दिया गया उपचार एवं उसके परिणाम के संबंध में भी चिकित्सक को अवगत करायें।

संक्षेप

- गर्भावस्था में दुर्घटना को संभालना एक मुश्किल काम है क्योंकि इसमें एक साथ एक से ज्यादा जिन्दगियों को संभालना होता है।
- शिशु भ्रूण से पहले माँ की स्थिति की देखभाल ज्यादा जरूरी है।

- चूंकि गर्भाशय गर्भावस्था के दौरान बड़ा हो जाता है इसलिए दुर्घटना के समय भ्रूण की संवेदनशीलता बढ़ जाती है।
- गर्भावस्था में दुर्घटना में योनि से रक्तस्त्राव एवं पेट में तेज दर्द स्थिति को गंभीर कर देते हैं।
- केवल कुछ बिन्दुओं को छोड़कर गर्भवती महिला की देखभाल भी सामान्य घायल की तरह की जाती है। जैसे पेट पर दबाव की जगह सीने पर दबाव बनाया जाता है श्वसन मार्ग खोलने के लिए बांयी करवट के बल लिटाया जाता है।
- गर्भावस्था के अन्तिम चरण में होने पर गर्भवती को अधिकतर कमर के बल नहीं लेटा कर बांयी करवट ही लिटाया जाता है।

❑❑❑

गर्मी के कारण होने वाले रोगों का उपचार

13 अध्याय

सारांश

- गर्मी के कारण होने वाली क्षति मृत्यु का एक सामान्य कारण है जिसे रोका जा सकता है।
- लक्षण
  - जी घबराहट
  - सिर दर्द
  - थकान
  - भ्रम होना
  - तेज श्वसन क्रिया
  - गर्म, लाल त्वचा
  - मांस पेशियों में ऐंठन
  - बेहोशी
- क्या करें
  - ठण्डे स्थान पर मरीज को स्थानांतरित करें
  - कसे कपड़े हटाये
  - शरीर पर पानी छिड़कें
  - पंखे से ठण्डक करें
  - आहत को बर्फ के पानी में भीगी चद्दर से ढ़कें
  - बगल एवं ऊरुसन्धि भाग में बर्फ का ठण्डा पानी रखें
  - अधिक से अधिक पानी पिलायें

गर्मी के कारण होने वाले रोगों का उपचार

विश्व में मृत्यु एवं अस्वस्थता के प्रमुख कारणों में गर्मी के कारण होने वाली बीमारियाँ भी हैं। इससे होने वाली मृत्यु से बचा जा सकता है। इसके अन्तर्गत लू लगना, गर्मी निकलना, गर्मी के कारण जकड़ना या बेहोश होना जैसे रोग आते हैं।

इन सभी प्रकार की चोटों में प्राथमिक कारक गर्मी है गर्मी के कारण होने वाली बिमारियों में ंजी घबराहट, सिरदर्द और थकान है। विश्वव्यापी तापक्रम वृद्धि (Global warming) के कारण पूरे विश्व में गर्मी से सम्बन्धित दुर्घटनाएें बढ़ रही हैं।

पानी की कमी होना (डिहाईड्रेशन)

वे मरीज जो कई दिन तक पानी कम ग्रहण कर पाते हैं उनमें पानी की कमी होना पाया जाता है। सामान्यतः यह बुजुर्गो में तथा उन व्यक्तियों में पाया जाता है जो व्यायाम के बाद पूरी मात्रा में पानी नहीं पीते हैं। इसके आलावा पानी की कमी होने के कई कारण हो सकते है जैसे वमन, दस्त या ऐसा कोई भी कारण जिसके कारण पानी की ज्यादा मात्रा व्यक्ति के शरीर से बाहर निकले पर उतनी मात्रा शरीर में पुनः नहीं जा सके। गर्मी बढ़ने के कारण अधिक पसीना आने से भी किसी व्यक्ति के शरीर में पानी की कमी हो सकती है। ऐसे व्यक्ति में सिरदर्द, थकान, भ्रम की स्थिति के लक्षण दिख सकते है साथ ही मानसिक व शारीरिक क्षमता में भी कमी हो सकती है।

पानी की कमी के कारण निम्नलिखित शारीरिक विकार आ सकते है। इसलिए जरूरी है कि पानी की कमी दूर करने के लिए मरीज को तरल द्रव्य IV लाईन द्वारा या मुख द्वारा दिया जाये।

A. गर्मी के कारण होने वाली मुख्य बीमारियां

1. लू लगनाः गर्मी से सम्बन्धित बीमारियों में लू लगना सबसे गंभीर है इसलिए जितना जल्दी हो इसे पहचान लें। क्योंकि इसके कारण होने वाली मृत्यु की दर ज्यादा है। लू लगने के दो प्रकार होते है एग्जर्शनल

हीट स्ट्रोक (Exertional heat stroke) और नॉन एग्जर्शनल हीट स्ट्रोक (Non-exertional heat stroke)। एग्जर्शनल हीट स्ट्रोक अधिकतर युवाओं में मिलता है। जो गर्म वातावरण में काम करते है या गर्म जगह पर खेलों में भाग लेते है नॉन एग्जर्शनल हीट स्ट्रोक अधिकतर बुजुर्गों में होता है जो कि हिलने-डुलने में भी अक्षम होते है। इस कारण से तरल पदार्थो का सेवन कम कर पाते हैं।

लू लगने में शरीर का तापमान 41°C (106°F) से अधिक हो जाता है। कभी-कभी व्यक्ति के शरीर का तापमान नाप लेने से पहले स्वयं के पसीने से या चिकित्सीय विधि से कम हो चुका होता है ऐसे में माप लेने पर 41°C (106°F) से कम तापमान आता है इसलिए सिर्फ तापमान ही महत्वपूर्ण नहीं है। व्यक्ति में लू लगने के अन्य लक्षण भी महत्वपूर्ण है।

लू लगने के संभावित मरीज में नब्ज की गति बढ़ जाती है यद्यपि जिन मरीजों में नब्ज गति बढ़ी हुई है पर इसका अर्थ यह नहीं है कि इनका रक्तचाप बढ़ गया है। वास्तव में अधिकतर रक्तचाप कम होना पाया जाता है। रक्तचाप में कमी होना प्राथमिकता नहीं है क्योंकि पूरे शरीर का तापमान बढ़ा हुआ है इसलिए लू लगने का उपचार पहले आवश्यक है अगर मरीज की नब्ज गति तेज है तो उसकी हृदयगति बढ़ी हुई मिलेगी। मरीज मे अधिकतर निम्न न्यूरोलोजिकल लक्षण देखने को मिलते हैं जैसे-अचेतना, व्याकुलता, भ्रम, ऐंठन, उन्माद, मतिभ्रम और अनियत्रित गतिविधि। इन लक्षणों का साथ-साथ होना और मरीज का तेज गर्मी में रहना एवं शरीर का तापमान बढ़ जाना लू लगने की स्थिति को इंगित करते हैं। मरीज हो सकता है मांसपेशियों में ऐंठन एवं दर्द की शिकायत करें। गर्म लाल त्वचा भी लू लगने के लक्षण को दर्शाती है।

तापमान बढ़ने एवं वातावरण में नमी बढ़ने के कारण बहुत से बड़े शहरों में लू लगने का खतरा बढ़ जाता है। वे नागरिक जो स्वयं को ठण्डक में नहीं रख सकते, और जो गर्म वातावरण में काम करते हैं या जिन्हें पसीना ज्यादा आता है उन्हें लू लगने की संभावना ज्यादा होती है। इसलिए प्राथमिक सहायताकर्ता के रूप में मरीज के आस-पास के

वातावरण एवं स्थितियों का ज्ञान होना आवश्यक है ताकि आप मरीज के उपचार की आवश्यकता को समझ सकें।

अगर किसी मरीज में लू लगने के लक्षण दिख रहे हो तो तुरन्त ठण्डक का इन्तजाम करे और चिकित्सालय ले जाते समय भी इसका ध्यान रखें। इस समय महत्वपूर्ण है कि समूह में काम करें। यदि एक सहायताकर्ता मरीज का स्थिरीकरण कर रहा है, तो दूसरा मरीज को ठण्डक पहुंचाने का काम करें। मरीज का स्थानांतरण यदि संभव हो तो वातानुकुलित एम्बूलेंस में करें। मरीज को ठण्डक पहुंचाने के लिए तंग व कसे हुए कपड़े उतारें और शरीर पर पानी का छिड़काव करें साथ ही पंखें से ठण्डक बनाये रखें। मरीज को बर्फ के ठण्डे पानी में भीगी चद्दर से ढकें साथ ही बगल और उरूसन्धि वाले भाग में बर्फ का ठण्डा पानी लगायें।

यह जरूरी है कि मरीज के शरीर के तापमान को जाँचें इसलिए प्राथमिक सहायताकर्ता को समय-समय पर मरीज का तापमान लेते रहना चाहिये। सुरक्षात्मक उपाय के रूप में या तो तरल देने के लिए मरीज में IV लाईन लगा दें। तरल को शर्करा या D5% के साथ चढ़ायें यह महत्वपूर्ण हो सकता है क्योंकि अधिकतर लू के मरीजों के रक्त में शर्करा की मात्रा कम हो जाती है इसके कारण लू के लक्षणों की गंभीरता बढ़ जाती है व यकृत (Liver) के क्षतिग्रस्त होने की संभावना बढ़ जाती है। मरीज के श्वसन मार्ग एवं श्वसन प्रक्रिया पर भी उचित ध्यान दें, आवश्यकता होने पर इनट्यूबेट (Intubate) करें। साथ ही अगर मरीज होश में हो तो आक्सीजन दें।

लू लगने के कई दिन बाद तक हो सकता है तापमान में अस्थिरता बनी रहे इसलिए यह अति आवश्यक है जब तक की वह स्थिर नहीं हो जाता। मरीज का नियमित तापमान जांचा जाये।

जब तापमान कम होने लगे तो पूरा ध्यान दें। सही देखभाल नहीं होने से शरीर पर लू लगने के गंभीर नुकसान हो सकते है। कई बार शरीर का तापमान कम होने में देरी होने से ज्यादा नुकसान हो सकता है जिसे रोका

जा सकता है। बहुत–से अंगों का एक साथ क्षतिग्रस्त होना लू लगने का एक गंभीर परिणाम है जिससे मरीज को बचाया जा सकता है।

2. गर्मी निकलना (Heat Exhaustion): गर्मी निकलना प्राथमिक सहायतकर्ता द्वारा देखे जाने वाला सबसे समाान्य तापघात है। यह गंभीर हो सकता है। यह बहुत कम समय का या कई दिनों तक रह सकता है। इसे चेतावनी का लक्षण मानते हैं क्योंकि जब शरीर का तापमान बहुत अधिक हो कर असहनीय हो जाता है तो शरीर काम करना बन्द कर देता है। किसी व्यक्ति में लू लगने एवं गर्मी निकलना में भीतरी शरीर का तापमान 104°F से कम होता है। शरीर का तापमान सामान्य भी हो सकता है पर त्वचा ठण्डी एवं चिपचिपी होती है, यह शरीर से अत्यधिक पानी एवं सोडियम निकलने के कारण होती है। प्यास लगना, पसीना आना, जी घबराहट एवं शरीर की गति विधियों में सांमजस्य न होना इसके प्रमुख लक्षण हैं। मरीज को बैठने या खड़े होने पर हल्का सरदर्द या भारीपन लग सकता है लेटने पर मरीज अच्छा महसूस करता है।

चूंकि इसमें पानी व सोडियम की कमी हो जाती है इसलिए मरीज में पानी की पूर्ति करना इसका उपचार है। नमक की पूर्ति केवल चिकित्सक की सलाह के बाद ही करें। तुरन्त मरीज को गर्म वातावरण से निकाल कर ठण्डक में लायें। लू को दर्शाने वाले न्यूरोलोजिकल लक्षणों को जांचे। मरीज को होश में होने पर पानी की कमी दूर करने के लिए फ्ल्यूड द्रव पदार्थ दे। रोग की गंभीरता परखने के लिए मरीज में जैविक लक्षण का आकलन करें। अधिकतर गर्मी निकलना और लू लगने में भेद करना मुश्किल होता है इसलिए मरीज को ठण्डक में रखें। बेहोश मरीज एवं जिनमें सुधार जल्दी नहीं हो रहा है उन्हें पास के स्वास्थ्य केन्द्र पर स्थानांतरित करे स्थानांतरण के दौरान मरीज की मानसिक स्थिति का आकलन करते रहें।

3. व्यायाम के कारण रक्त में सोडियम के स्तर में असामान्यता (Exercise Induced Hyponatremia or Water Intoxication): खेल जगत में व्यायाम के कारण रक्त में सोडियम के स्तर में असामान्य कमी (Hyponatremia water intoxication) एक सामान्य समस्या है। यह एक

प्राणघातक समस्या है जो बाहर खेले जाने वाले खेलों की प्रसिद्धि के कारण बढ़ रही है। थकाने वाले खेलों के दौरान लगातार पानी के अन्त:प्रवाह में कमी से व्यक्ति में कुछ लक्षण जैसे सिर पर दबाव बढ़ना आदि प्राणघातक होते है। यहां इस लक्षण के कुछ मुख्य जोखिम वाले कारक हैं।

1. अगर एक व्यक्ति चार घण्टे से ज्यादा कसरत करता है चाहे वो हल्के व्यायाम हो, उसको ज्यादा पानी पीने की आवश्यकता होती है।
2. शरीर का वजन पानी की कमी के कारण कम होना
3. व्यायाम के दौरान जरूरत से ज्यादा पानी पीना
4. अत्यधिक गर्म या अत्यधिक ठण्डा वातावरण
5. NSAIDs (दर्द निवारक दवाईयां) ज्यादा ग्रहण करना

इस बीमारी के लक्षणों को समझना महत्वपूर्ण है क्योंकि अन्य गर्मी के कारण होने वाली बीमारी से काफी मिलते-जुलते हैं। इसकी प्रामाणिक आकलन विधि में मानसिक स्थिति में बदलाव, थकान, सिरदर्द या जी घबराहट है। इसके साथ ही मूत्र की मात्रा में कमी होना और पानी की अधिकता के लक्षण देखना महत्वपूर्ण है क्योंकि इन व्यक्तियों में पानी ज्यादा मात्रा में होगा। इनमें समस्या शरीर में पानी की मात्रा जरूरत से अधिक होना है।

इसका उपचार समस्या की गंभीरता को पहचानना है। जिन मरीजों की स्थिति गंभीर नहीं है उन पर निगरानी रखें जब तक कि वे सामान्य रूप से अतिरिक्त पानी बाहर निकाल रहे हो। जिन मरीजों के ये लक्षण दिख रहे हैं वे खड़ी स्थिति में रहे और उनकी श्वसन मार्ग खुला रहे व वे वमन न करें। बेहोश मरीजों को बांयी करवट लिटा कर रखें वमन के पुर्वानुमान के कारण भी हो सकती है।

इन मरीजों को तरल द्रव्य देने या IV लाईन लगाने की आवश्यकता नहीं है क्योंकि इनमें पहले ही तरल द्रव्य की अधिकता है। सिर पर दबाव एवं मस्तिष्क में सूजन कम करने क लिए NaCl का बोलस प्रति दस मिनट में चिकित्सालय जाने से पूर्व देना महत्वपूर्ण है।

B. गर्मी के कारण होने वाले साधारण रोग

1. गर्मी से अकड़न (Heat Cramp): अधिक शारीरिक क्रिया के कारण गर्मी से अकड़न आ सकती है इनका उपचार तुरन्त किया जाना चाहिये। पेट, हाथ या पैरों की मांसपेशियों में संकुचन होने लगता है। यह भी संभव है कि व्यक्ति में व्यायाम के बाद स्वास्थ्य लाभ स्थिति में हीट क्रैम्पस आ रहे हो। इस लिए जरूरी है कि मरीज से पूरी जानकारी ले कि वह हीट क्रैम्पस से पहले क्या कर रहा था।

इसके उपचार के लिए मरीज की सभी गतिविधियां बन्द कर दें और उसे ठण्डी जगह पर ले जायें। उसे पीने को ज्यादा मात्रा में तरल दें ताकि उसके शरीर में पानी की पूरी मात्रा जा सके। उपचारक धीरे-धीरे संकुचन की जगह पर मालिश करें जिससे मांसपेशियों में अकड़ने खुल जाये। हीट क्रैम्पस अधिकतर शरीर में सोडियम की कमी के कारण आते हैं परन्तु सोडियम की पूर्ति केवल चिकित्सक की सलाह पर ही की जानी चाहिये।

2. गर्मी के कारण बेहोशी (Heat Syncope): बहुत देर तक गर्म वातावरण में रहने के कारण या ज्यादा तनाव वाली गतिविधियों के कारण पहले उनिंदापन ओर फिर गर्मी के कारण बेहोशी होने लगती है। त्वचा पीली व पसीने वाली होती हैं पर ठण्डी होती हैं। मरीज को ठण्डी जगह पर ले जाने और पानी की कमी दूर करने के लिए पानी या अन्य पेय पदार्थ दे। अगर बेहोशी के दौरान मरीज गिर जाये तो गिरने से होने वाली चोटों की भी जांच करें। मरीज को तरल द्रव्य IV लाईन से या मुख से देवें।

❑❑❑

अध्याय 14

सर्पदंश

सारांश

- पिछले कुछ वर्षों में सर्पदंश के उपचार में बेहद सुधार आया है।
- सर्प के प्रकार की सही जानकारी इलाज में उपयोगी होती है।
- सर्प की हर प्रजाति का जहर अलग होता है।
- **वाइपर सर्प की विशिष्टता**
    - इनके सिर के दोनों तरफ गढ्ढे (पिट) पाये जाते है।
    - आंख की पुतलियां ऊपर-नीचे घूमती हैं।
    - पूंछ के नीचे शल्कों की केवल एक लाईन होती है।
    - सिर तीर की आकृति का होता है।
    - सर्प के काटने पर तुरन्त बेहद ज्यादा दर्द (असहनीय), सूजन एवं त्वचा के रंग में परिवर्तन होता है। दंश की जगह रक्तस्राव हो सकता है
- **कोबरा सर्प की विशिष्टता**
    - मुंह के दोनों तरफ दो बड़े जहरीले दाँत।
    - शरीर पर लाल, पीले व काले रंग की पट्टियां।
    - जहर से पूरे शरीर को नुकसान; घन्टों तक सूजन व दर्द नहीं, पर एक बार जहर के लक्षण प्रकट होने पर ये तेजी से बढ़ते हैं।
- **साँप के काटने पर उपचार-**
    - शान्त रहें।
    - आपातकालीन चिकित्सा व्यवस्था के लिए फोन करवाये।
    - जितनी जल्दी हो सके सुरक्षित तरीके से चिकित्सालय पहुंचें।

- अगर मरीज सुरिक्षत हो चुका है तो काटने वाले सर्प के प्रकार को पहचानने की कोशिश करें।
- मरीज द्वारा पहनी गई अंगूठी या तंग कपड़ों को हटायें।
- प्रभावित हाथ या पैर को हल्का स्थिर करें और हृदय के स्तर से नीचे रखें।
- मरीज को आरामदायक स्थिति में लायें एवं उसकी घबराहट कम करें।
- अगर कोबरा सर्प ने काटा हो (या कोई भी स्नायु तन्त्र को नुकसान पहुंचाने वाला जहरीला साँप) तो हाथ/पैर को जितना हो सके एक चौड़ी इलास्टिक पट्टी से बाँध दें।
- पिट वाईपर के काटने पर यदि जख्म खराब दिख रहा हो तथा मदद आने में समय लग रहा हो तो हाथ/पैर को बाँध दे इससे मरीज की जान बच सकती है पर हो सकता है हाथ/पैर को नुकसान हो जाये।

प्रस्तावना

इस अध्याय में सर्पदंश के बारे में बताया गया है क्योंकि अधिकतर प्राथमिक सहायताकर्ता को सर्पदंश के बारे में मिथ्या जानकारी होती है।

प्राचीन काल से सर्पदंश के उपचार में जबरदस्त परिवर्तन आया है। हमारी विभिन्न साँपों के जहर के बारे में जानकारी बढ़ने से उपचार की विधियां बदली हैं। बहुत सी पुरानी विधियां छोड़ दी गई हैं क्योंकि कुछ पुरानी विधियों के वास्तविक परिणाम बेहद खराब रहे हैं। अन्त में सर्पदंश के उपचार में प्रभावी परिणाम पाने के लिए सर्प के प्रकार एवं उसके जहर के प्रभाव की सही जानकारी होना आवश्यक है।

सर्प के प्रकार की सही जानकारी उपचार की गुणवत्ता बढ़ा देती है इसलिए यह जरूरी है कि जहरीले सर्प एवं हानिरहित सर्प की सही पहचान हो क्योंकि सर्प की हर प्रजाति बिलकुल अलग तरह का जहर छोड़ती है। जहर से हो सकता है केवल उसी जगह के ऊतकों को नुकसान हो या जहर पूरे शरीर में फैल जाये। वास्तव में अभी तक जहर के काम करने की प्रक्रिया पूर्णरूप से ज्ञात नहीं है।

परिणामस्वरूप बिना किसी सही जानकारी के सर्पदंश का उपचार मुश्किल है। सबसे पहले हम कुछ सांपों की प्रजातियों को बतायेंगे जिनका जहर बेहद हानिकारक एवं प्राणघातक है।

पिट वाईपर सर्प की प्रजाति में बहुत सी अलग-अलग जातियां आती है इनके सिर के दोनों तरफ गढ्ढे (पिट) पाये जाने के कारण इनका नाम-'पिट वाईपर' पड़ा। इस गढ्ढे से अल्ट्रारेड किरणों द्वारा इन्हें अपने शिकार की स्थिति का पता चलता है। ये अपनी ऊपर-नीचे घूमती आँखों की पुतलियों, पूँछ की नीचे की तरफ शल्कों की केवल एक लाईन एवं तीर के आकार के सिर के कारण भी पहचाने जाते हैं। इनका जहर केवल काटने की जगह के ऊतकों को नुकसान पहुंचाता है पर यदि इनका जहर किसी तरह रक्त बहाव में पहुंच जाये तो शरीर में अत्यधिक रक्त स्राव होने के कारण जानलेवा हो सकता है।

कोरल सर्प

कोरल सर्प के मुख में दोनों तरफ दो लम्बे जहरीले दांत होते हैं साथ ही इनके शरीर पर लाल, पीले व काले रंग की पट्टियां होती हैं। यह गोल सिर के साथ पतले सुडौल होते हैं। कोरल सर्प की कुछ प्रजातियां हानिकारक नहीं होती हैं। इनके शरीर पर पट्टियों का रंग व प्रकार अलग होता है। जहरीले कोरल सर्प स्नायु तंत्र को नुकसान पहुंचाने वाला जहर छोड़ते है जो पूरे शरीर में फैल जाता है।

सर्प को पहचानना एक चुनौतीपूर्ण काम है क्योंकि ये अपेक्षाकृत ठंडे एवं अन्धेरे स्थानों पर रहते हैं। अधिकतर ये मनुष्य को नुकसान नहीं पहुंचाते और स्वयं ही किसी संभावित खतरनाक स्थिति से दूर चले जाते हैं। फिर भी यदि कोई साँप आक्रामक व्यवहार दर्शा रहा है तो सावधानी रखें। अगर सर्प अपना आकार बड़ा कर रहा है या किसी प्रकार का जहर छोड़ रहा है या कोई आवाज (हिस्स आदि) निकाल रहा है तो स्वयं को सुरक्षित जगह पर ले जायें।

सर्पदंश का आहत के शरीर पर प्रभाव

साँप के काटने का मनुष्य के शरीर पर क्या प्रभाव पड़ेगा यह बहुत से कारकों पर निर्भर करता है। जैसे किस प्रजाति के सर्प ने काटा है? कहां पर काटा है? व्यक्ति का प्रतिरक्षा तंत्र कैसा है? और व्यक्ति की मानसिक स्थिति कैसी है? साँप के काटने की जगह पर संभावित सूजन एवं लालिमा के साथ-साथ शरीर के अन्य अंगों पर निम्नलिखित लक्षण दिख सकते है।

1. धुंधली दृष्टि
2. ऐंठन (अकड़न)
3. चक्कर आना
4. अत्यधिक पसीना आना
5. बेहोश होना
6. बुखार
7. ज्यादा लार आना

8. मांसपेशियों में संकुचन
9. मांसपेशियों की तारतम्यता कम होना
10. जी घबराहट और वमन
11. सूनापन और सिहरन
12. तेज हृदय गति
13. त्वचा का रंग बदलना
14. अत्यधिक प्यास लगना
15. ऊतकों का नष्ट होना

उपरोक्त लक्षणों को सर्प के जहर से या जहर के कारण शरीर की प्रतिक्रिया या दोनों से जोड़ना महत्वपूर्ण है। इसके परिणामस्वरूप व्यक्ति के प्रतिरक्षा तंत्र के अनुसार एवं जहर के प्रभाव के आधार पर आगे की चिकित्सा होती है।

इसके साथ-साथ जहर का प्रकार भी अलग प्रभाव डालेगा। जैसे पिट वाईपर के काटने पर तुरन्त एवं तेज दर्द होगा। साथ ही सूजन त्वचा में रंग परिवर्तन के साथ आयेगी। एक घण्टे बाद व्यक्ति के मुंह का स्वाद धातु जैसा हो जायेगा एवं उसे प्यास लगेगी, ठण्ड लगेगी, जी, घबराहट एवं उल्टी हो सकती है। इसके विपरीत कोबरा सर्प का जहर स्नायु तन्त्र को प्रभावित करता है इसमें घण्टों तक सूजन एवं दर्द नहीं होता है। एक बार लक्षण प्रकट होने पर ये तेजी से बढ़ते हैं। जैसे ही घबराहट, वमन, साँस फूलना, उंनिदापन, सरदर्द और लकवा।

प्राथमिक सहायताकर्ता के रूप में सर्पदंश का उपचार

साँप के काटने पर क्या करें?

1. शान्त रहें! तनाव एवं उच्च रक्तचाप के कारण जहर शरीर में जल्दी फैलता है। मरीज को भी शांत बनाये रखें।
2. कोई व्यक्ति आपातकालीन चिकित्सा केन्द्र पर फोन कर दें। इससे वहां पर उन्हें जहर प्रतिरोधक तैयार करने तथा विशेषज्ञ बुलाने का

समय मिल जायेगा। ध्यान रखें कि प्रत्येक व्यक्ति के लिए साँप काटने के लक्षण भिन्न होते हैं।

3. अगर आहत शॉक (संघात) में हो तो तुरन्त उपचार करें। Anaphylaxis एवं कुछ अन्य शॉक (संघात) जहर जितने ही प्राणघातक हैं।
4. जितनी जल्दी हो सके सुरक्षित तरीके से मरीज को चिकित्सालय में स्थानांतरित करें।
5. जब सब सुरक्षित हो जाये तो साँप की प्रजाति को पहचानने की कोशिश करें। ध्यान रखें कि मरीज का उपचार प्राथमिकता पर रहे इसलिए कोई दूसरा व्यक्ति यह काम कर सकता है।
6. एक घन्टे से कम समय होने पर–
   (a) आहत द्वारा पहनी हुई अंगूठी एवं कसे हुये तंग कपड़े हटायें।
   (b) प्रभावित हाथ/पैर को हल्का स्थिर करें और हृदय के स्तर से नीचे रखें।
   (c) आहत को आरामदायक स्थिति में लायें और उसकी घबराहट कम करें।
   (d) अस्पताल स्थानांतरित करें।
7. एक घन्टे से ज्यादा समय होने पर–
   (a) ऊपर दिये गये उपचार अपनायें पर वे साधारण प्राथमिक उपचार हो।
   (b) अगर उपलब्ध हो तो हाथ से चलने वाला उपकरण 'Sawyer extractor' की सहायता से जख्म से कुछ जहर बाहर निकालें इसे 30 मिनट से ज्यादा नहीं रखें।

   नोटः ध्यान रहे घाव पर किसी तरह का चीरा न लगे।
   (c) अगर कोरल सर्प या स्नायुतन्त्र को नुकसान पहुंचाने वाले जहर वाले सर्प ने काटा है तो प्रभावित हाथ/पैर को जितना हो सके एक चौड़ी इलास्टिक पट्टी से बांध दें। यह नुकसान को कम करने में सहायक होगा।

8. चिकित्सालय में जहर प्रतिरोधक IV लाईन से दिया जायेगा। बेहतर परिणाम के लिए उपचार साँप काटने के 6 घण्टे के अन्दर शुरू हो जाना चाहिये। अगर उपचार 1 घन्टे के भीतर मिल जाता है तो सबसे ज्यादा प्रभावी होता है। साथ ही एंटीबायोटिक्स एवं एंटीटेटनेस दवाएँ शुरु हो सकती है ताकि आगे संक्रमण को रोका जा सके।

प्राचीन काल में साँप काटने के बहुत से उपचार प्रचलित थे पर उनमें से कई अप्रभावी सिद्ध हुए, कुछ खराब थे और कुछ हानिकारक थे। इन उपचार में 'चीरा लगाकर विष चूसो' विधि, शीत चिकित्सा (Cryo-therapy), रुधिर बहाव रोकने की पट्टी बांधना विधि शामिल है। इनमें से कई उपचारों के दौरान जहर शरीर में जल्दी फैल जाता है और आगे नुकसान पहुंच सकता है। इसलिए आवश्यक है कि उपर्युक्त तथ्यों को ध्यान में रखें व जितनी जल्दी हो सकें चिकित्सालय में स्थानांतरित करें जहां आहत का सही व प्रभावी उपचार शुरू हो सके।

संक्षेप

सर्पदंश प्राणघातक है पर इससे होने वाली मृत्युदर का प्रतिशत बहुत कम है। सर्प के आक्रमण से बचें एवं सावधानी रखें। सर्प के रहने के स्थान जहां मध्यम तापमान हो चट्टान, लकड़ी के बड़े टुकड़े, पत्तियों के ढेर में जाने से बचें ताकि सर्प के सीधे आक्रमण से बचाव हो। अगर कभी ऐसे स्थान पर जाना पड़े तो उपयुक्त कपड़े पहने जैसे लम्बे जूते, मोटे कपड़े और दस्ताने यदि आवश्यकता हो। ध्यान रखें अधिकतर साँप मनुष्य पर आक्रमण करने से बचना चाहते हैं और आक्रमण से पहले चेतावनी देते हैं इसलिए अपने पैरों हाथों पर ध्यान दें। अधिकतर सर्प भूलवश पैर रखे जाने पर या चोट पहुंचाने पर लापरवाही के कारण ही काटते है।

अन्त में सर्प के काटने पर उपचार संभव है। अतएव शान्त रहें, शॉक (संघात) की किसी भी अवस्था का तुरन्त उपचार करें, आपातकालीन चिकित्सा केन्द्र में फोन करें और तुरन्त सुरक्षित रूप से अस्पताल पहुंचें। चिकित्सालय में दिया गयी उचित पूर्व सूचना चिकित्सा कमी को तैयारी का उचित समय दे देता है एवं आवश्यकता होने पर वे विशेषज्ञ को भी बुला सकते हैं।

References

- https://www.omicsonline.org/open-access/pathophysiological-and-pharmacological-effects-of-snake-venom-components-molecular-targets-2161-0495.1000-190.php?aid=25709 http://tpwd.texas.gov/education/resources/texas-junior-naturalists/snakes-alive/venomous-texas-snakes
- http://tpwd.texas.gov/education/resources/texas-junior-naturalists/snakes-alive/snake-bit http://tpwd.texas.gov/education/resources/texas-junior-naturalists/snakes-alive/snake-bite-statistics http://tpwd.texas.gov/educatiori/resources/texas-junior-naturalists/snakes-alive http://www.dshs.texas.gov/idcu/health/zoonosis/Animal/Bites/Information/venom/snake/

❑❑❑

दुर्घटना में हृदय रोगियों की देखभाल

15 अध्याय

सारांश

- हृदय की देखभाल के अन्तर्गत किसी भी गंभीर दुर्घटना में घायल का हृदय सही काम कर रहा है इस जांचना जरूरी है।
- हृदय की तुरन्त देखभाल न करने पर मरीज की स्थिति गंभीर हो सकती है।
- किसी भी आहत में सबसे पहले जैविक लक्षण देखें जिनमें:
    - **रुधिर परिसंचरण:** यह जाँचें कि क्या आहत के सभी अंगों को पोषक एवं आक्सीजन युक्त रक्त मिल रहा है?
    - **श्वसन मार्ग:** क्या आहत के दोनों फेफड़ों में बिना किसी परेशानी के वायु पहुंच रही है?
    - **श्वसन प्रक्रिया:** यह भी जाँचें कि क्या आहत के किसी फेफड़े में चोट के कारण श्वसन प्रक्रिया बाधित तो नहीं हो रही है।
- आहत व्यक्ति की देखभाल के दौरान शुरू से लेकर अन्त तक उपर्युक्त तीनों कारकों को बार-बार जांचते रहें।
- आहत के हृदय की देखभाल में भौतिक साधन जैसे हृदय को यांत्रिक रूप से पम्प करने के लिए सीने पर दबाव देना, AED's की सहायता से हृदय को बिजली के झटके देना ताकि हृदय की धड़कन दुबारा आ सके और आहत को ऑक्सीजन देना शामिल होता है।
- हृदय की देखभाल के अन्तर्गत एक और महत्वपूर्ण तथ्य EKG (Electro Cardiogram) है इससे पता चलता है कि हृदय सही तरह से कार्य कर रहा है या नहीं।
- EKG परीक्षण प्राथमिक सहायताकर्ता को हृदय की कार्य विधि के बारे में इंगित करता है।

- अगर हृदय का कोई क्षेत्र ऑक्सीजन नहीं ले पा रहा है तो इससे हृदय घात का खतरा बढ़ सकता है, इसे दर्शाता है।
- हृदय की गति अत्यधिक तेज है या अत्यधिक धीमी है यह भी दर्शाता है।
- हृदय की संरचना में कोई नुकसान पहुंचने के कारण यह सामान्य गति से नहीं धड़क रहा है उसे दर्शाता है।
- जब हृदय गति बहुत बढ़ जाती है और हृदय उस पर नियंत्रण नहीं रख पाता है जो प्राणघातक स्थिति है उसका भी पता चलता है।

- सामान्यतः दुर्घटना में या तो रक्तस्त्राव के कारण रक्त परिसंचरण में मुश्किलें आती हैं या हृदय को सीधे क्षति पहुंचने के कारण वह सही प्रकार से काम नहीं कर पाता है।
- जैसा कि पहले भी बताया गया है शुरूआत में आहत के सीने पर दबाव बनायें, देखें कि अगर आहत के शरीर के अंगों को प्रचुर मात्रा में रक्त मिल रहा है या नहीं। आहत सही प्रकार से श्वसन कर पा रहा है या नहीं। सबसे आवश्यक कदम है कि जब तक कि सहायता न आ जाये आहत का स्थिरीकरण रखना आवश्यक है।

प्रस्तावना

दुर्घटना में घायल व्यक्ति को हृदय सम्बन्धी उपचार देना सर्वोत्कृष्ट चिकित्सीय सहायता है। सभी प्रकार के चिकित्सीय उपचारों में प्राणघातक हृदय रोग को प्राथमिकता दी जाती है। आहत में आधार भूत जैविक लक्षणों को व्यवस्थित करके आगे के चिकित्सकीय इलाज के लिए आधार बनाया जाता है तुरन्त और सटीक हृदय सम्बन्धी उपचार के बिना मृत्यु दर बढ़ सकती है।

प्राथमिक निरीक्षण

दुर्घटना में आहत व्यक्ति के सर्वप्रथम रक्त परिसंचरण, श्वसन मार्ग एवं श्वसन प्रक्रिया का आकलन करें यह CAB's (Circulation, Airway, Breathing) कहलाता है।

रक्त परिसंचरण

रक्त परिसंचरण में रक्त लगातार हृदय एंव रुधिर वाहिनियों में प्रवाह करता है और हृदय के पम्प करने की प्रक्रिया द्वारा व्यवस्थित रहता है। यह ऊतकों तक पोषण एवं ऑक्सीजन पहुँचाने के साथ ही साथ ऊतकों से दूषित पदार्थ निकालने का काम करता है। परिसंचरण में आई बाधा को तुरन्त सही नहीं किया जाये तो यह जोखिम कारक है। परिसंचरण को नब्ज जांच के देखा जा सकता है। नब्ज का अनुपस्थित होना, असामान्य या अनुपस्थित श्वसन और संवेदनशीलता की कमी, रक्त परिसंचरण खराब या न होना (हृदयघात) के लक्षण हैं।

सीने पर तेज दबाव दें जो कि हृदयघात की पहचान होने के 10 सेकण्ड के अन्दर शुरू कर दें। कम से कम 100 दबाव प्रति मिनट हर आयु वर्ग के व्यक्ति को दे सकते हैं। हर दबाव 2 इन्च (1/3 गहराई बच्चों/शिशु में) तक होना चाहिये। अब हृदय में पूरा रक्त भरने के लिए दबाव हटा लें।

सीने में दबाव एवं श्वास प्रक्रिया का अनुपात व्यस्कों में 30:2 का होता है (अगर 2 स्वास्थकर्ता हो तो बच्चों में इसे 15:2 के अनुपात से

देना चाहिये।) अगर आधुनिक संसाधन (अम्बू बैग, ईटी टयूब इत्यादि) लगे हों तो सीने पर लगातार दबाव देना चाहिये एवं 8–10 श्वास प्रति मिनट देने चाहिये। हर दो मिनट अथवा 5 बार नियमित दबाव के चक्र के बाद सहायकर्ता को दूसरे सहायक की सहायता लेनी चाहिये। इस प्रक्रिया को बार-बार दोहराना है एवं सीने के दबाव में किसी भी प्रकार का विलंब या अवकाश नहीं हो। अगर हो भी तो 10 सेकण्ड से अधिक का न हो व 2 मिनट के बाद ही हो। लम्बे विश्राम हृदयघात की चिकित्सा में प्राणघातक होता है। इसलिए सहायताकर्ता को इससे बचना है।

स्वास्थ्य कर्ता को बार-बार नब्ज की जांच, हृदय की लय का अधिक विश्लेषण, श्वास देने में अधिक विश्राम एवं मरीज को हिलाने डुलाने में समय व्यर्थ नहीं करना चाहिये।

श्वसन मार्ग

श्वसन के स्वयं के प्रयास एवं श्वसन मार्ग में रूकावट के लक्षणों का तीव्रता से आकलन करें।

आहत को मास्क या नासिका से आक्सीजन दें। पहले श्वसन मार्ग को Head tilt-chin lift (सिर पीछे ठोडी आगे) विधि द्वारा खोलें। श्वसन को आधुनिक संसाधन (Airways) जैसे कि ई.टी. टयूब (Laryngeal mask Airway (LMA) King, or combitubes) के उपयोग से भी खुला रख सकते हैं।

कैपनोग्राफी से बिना सूई के शरीर में कार्बन-डाई आक्साइड की मात्रा का पता लगाया जा सकता है इसका प्रयोग श्वसन प्रक्रिया की निगरानी सुनिश्चितता एवं टयूब डालने की प्रक्रिया में सहायता के रूप में किया जाता है। निरन्तर तंरगीय कैपनोग्राफी एवं चिकित्सीय आकलन ई.टी. टयूब की सही स्थिति एवं श्वसन प्रक्रिया के सही आकलन की यह सबसे विश्वसनीय विधि है। इस प्रक्रिया से ई.टी. टयूब की स्थिति का दुर्घटना स्थल, रोगी-वाहन, अस्पताल में आते ही एवं उसके बाद भी मरीज में ई.टी. टयूब की स्थिति एंव उसके विस्थापन के बारे में तुरन्त पता चला जाता है। यह शतप्रतिशत ई.टी. टयूब के बारे में सही सूचना देता है।

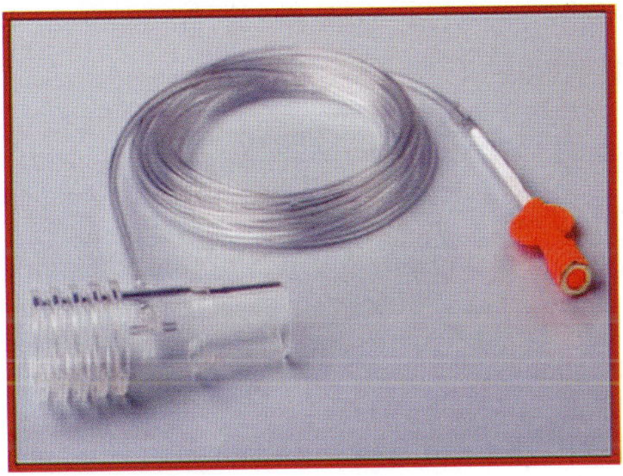

चित्र 15.1. कैपनोग्राफी

श्वसन प्रक्रिया

श्वसन प्रक्रिया के आकलन के लिए सीने में उचित फुलाव देखना चाहिए। यदि आधुनिक श्वसन-मार्ग संसाधन नहीं लगे हैं तो सीने के दबाव व श्वसन में 30:2 का अनुपात होना चाहिये।

कृत्रिम श्वसन प्रक्रिया में बच्चों में एक श्वास प्रति 3-5 सेकण्ड जिनकी नब्ज गति >60 प्रति मिनट एवं वयस्क में एक श्वास 6-8 सेकण्ड में देनी चाहिये। ज्यादा जोर से या जल्दी-जल्दी श्वास देने से घायल के पेट में फुलाव हो जाता है मरीज का ऑक्सीजन सेचुरेशन 94 प्रतिशत से ऊपर या रक्त में CO_2 35-45 mm Hg के बीच होना चाहिये।

डीफिब्रीलेशन

अनियमित या अधिक धड़कन को नियमित करने के लिए सीने के दोनों तरफ डी.सी. करन्ट लगाने की प्रक्रिया को डीफिब्रिलेशन कहते है। डीफिब्रिलेशन का इस्तेमाल हृदय गति के रुकने, असामान्य लय से हृदय गति के बढ़ने (Vcnticular tachycardia) या हृदय की मांसपेशियों के थरथराने (Ventricular febrillation) में होता है। समय पर डीफिब्रिलेशन जिन्दगी बचा सकता है। स्वचालित बाह्य डीफिब्रिलेटर (AEDs) स्वतः ही आवश्यक निर्देश एवं निगरानी करते हुए उचित समय पर डीफिब्रिलेशन करते हैं।

नीचे एक सामान्य AED उपकरण जो कि आवश्यक तारों के साथ (Leads) है दर्शाया गया है। (चित्र 15.2)

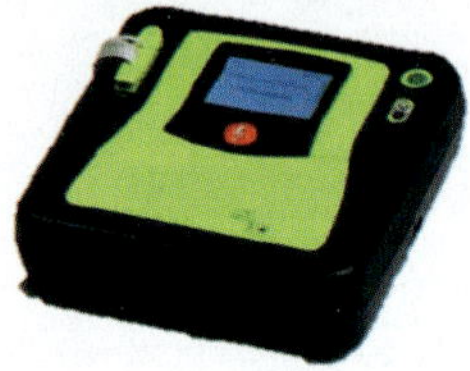

चित्र 15.2. **AED** उपरकण

हृदय देखभाल की नियमावली

लगातार सी.पी.आर. करते हुये हृदय की गति एवं लय की निगरानी जरूरी है हृदय के रुकने पर डी.सी. शॉक एवं डिफिब्रीलेशन जरूरी प्रक्रियायें है। (चित्र 15.3)

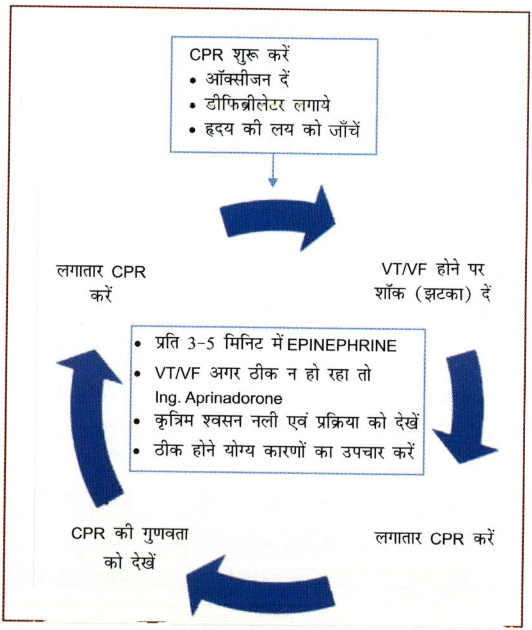

चित्र 15.3. हृदय देखभाल की नियमावली

हृदय की देखभाल में अन्य मुख्य विचारणीय विषयों में रक्त परिसंचरण की स्थिरता आवश्यक होती है। इसलिए IV द्रव्य, रक्त एवं रक्त के अन्य उत्पाद/हृदय व शिराओं का संकुचन बढ़ाने की दवाईयों (inotropic drugs) की आवश्यकता होती है जिससे हृदय की क्षमता बढ़ जाये।

जैविक लक्षणों का आकलन, IV द्रव को सही मात्रा में देना, रक्त देना Vasopressor/inotropic दवाईयों को सही प्रकार से देने पर संघात की स्थिति से बचा जा सकता है। इसका मुख्य उद्देश्य सिस्टोलिक BP 90 mm Hg और आर्टेरियल दबाव (MAP) 60 mm Hg बनाये रखना है।

चित्र 15.4 में हृदय की देखभाल में दी जाने वाली सामान्य दवाईयां दर्शायी गई है।

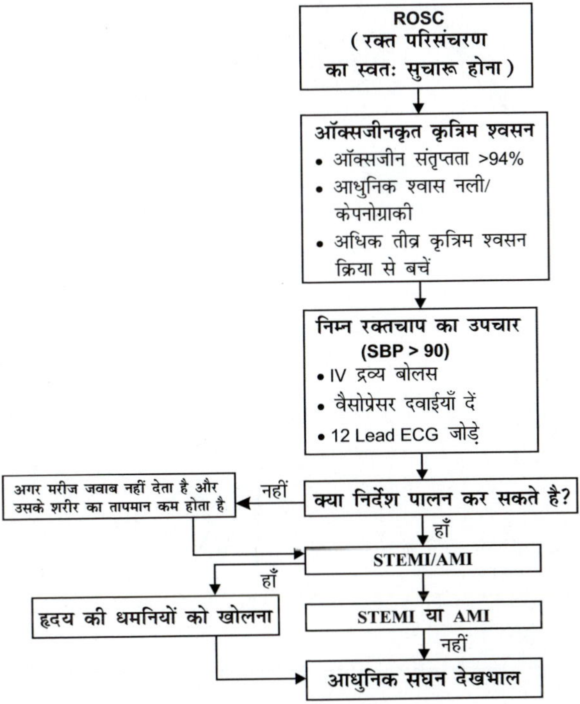

चित्र 15.4. डीकंपनसेशन के तुरन्त बाद हृदय की देखभाल

EKG का आकलन एवं व्यवस्था

हृदय की गति एवं लय को देखने के लिए 12 lead की EKG से देखा जाता है (चित्र 15.5)। अकस्मात् प्राणघातक लय (रिद्म) को दवाईयों या बिजली (डिकिब्रिलेशन) से कार्डियो वर्जन से ठीक किया जा सकता है।

12 Lead लगाना

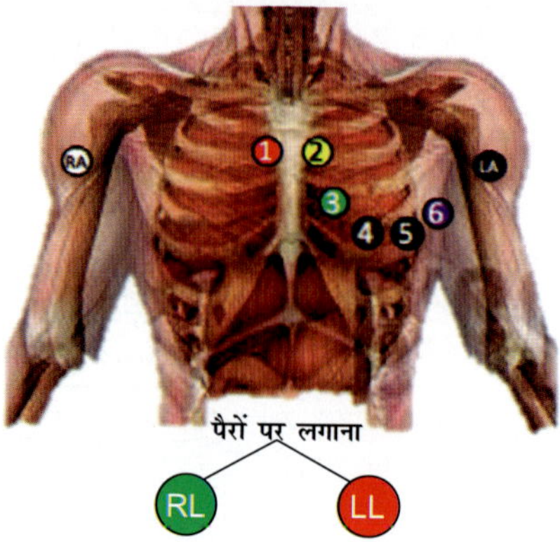

LIMB LEADS ARE CALLED "LIMB LEADS" FOR A REASON.

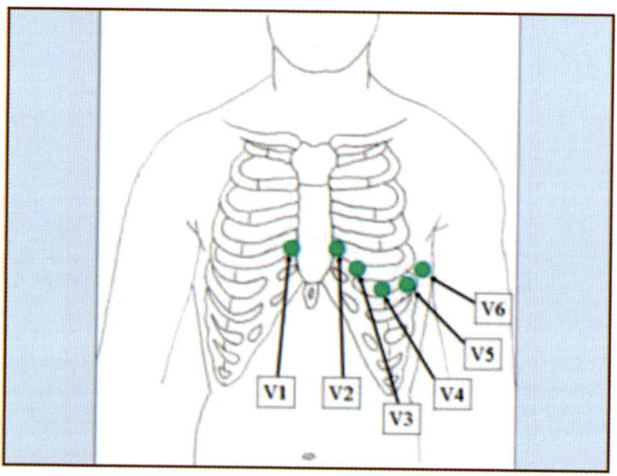

चित्र 15.5. EKG Leads लगाना

EKG Leads लगाने के बाद रिद्म पट्टी पर प्राणघातक अरिदमिया, डीकंपनसेशन परिस्थिति या पुराने हृदय विकारों को देखा जाता है।

चित्र 15.6 व 15.7 एक सामान्य हृदय तरंग के पैमान को दर्शाती है।

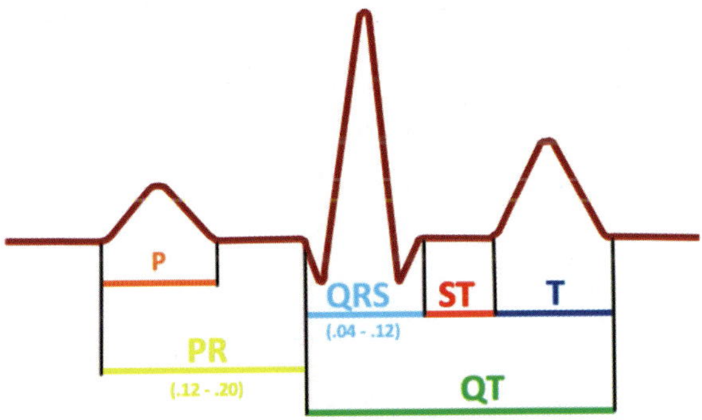

चित्र 15.6. तरंगों के घटक

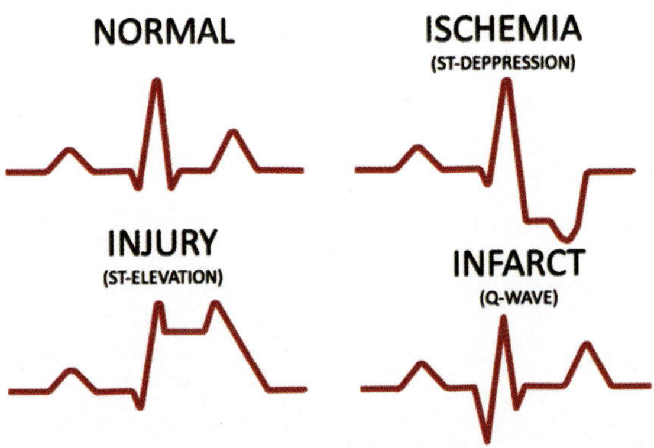

चित्र 15.7. सामान्यतः हृदय की होने वाली बिमारियाँ

प्राणघातक हृदय रोग जिसे तुरन्त उपचार की आवश्यकता है को पहचानना अत्यन्त महत्वपूर्ण है। ST तरंग का (जैसा कि चित्र 15.7) का सामान्य स्तर से ऊपर उठना हृदय की मांसपेशियों के घायल होने का

महत्वपूर्ण सूचक है। किन EKG leads में यह ST तरंग ऊँचाई पर है, उससे हृदय के उस क्षेत्र की मांसपेशियों पर असर हुआ है यह पता चल जाता है। प्राणघातक अरिदमिया में वैन्ट्रीकुलर ट्रैकीकार्ड्रिया (VT) (चित्र 15.8) को तुरन्त दवाईयों से या DC करन्ट से नियत्रित किया जाता है।

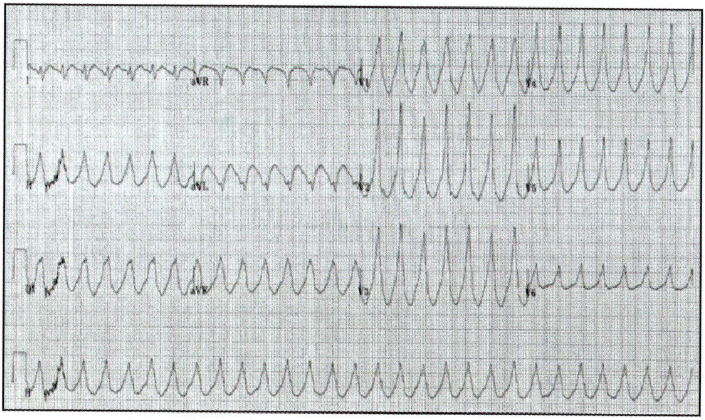

चित्र 15.8. Ventricular tachycardia EKG

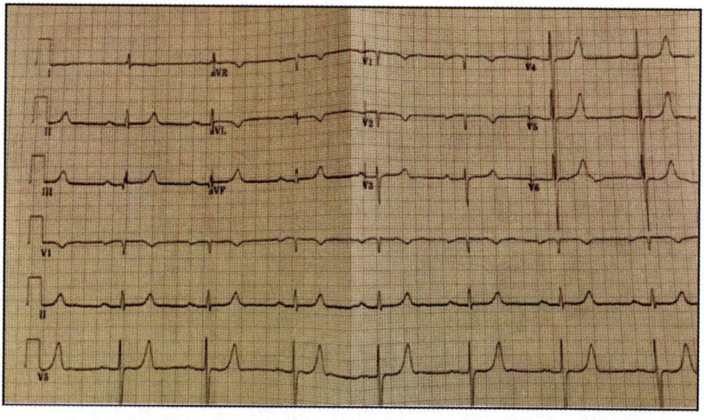

चित्र 15.9. Sinus bradycardia EKG

आलिन्द की लय में नये उत्पन्न होने वाले विकार (Atrial fibrillation) को भी पहचाना जाना चाहिये। इसमें मरीज के रक्त परिवहन स्थिरता

एवं खून के थक्के अधिक जमने की संभावना के अनुसार तुरन्त उपचार करना चाहिये।

चित्र 15.10 में Atrial flutter का आरी वाला आकार एवं Atrial fibrillation में स्पष्ट P तरंग नहीं होना दर्शाया गया है।

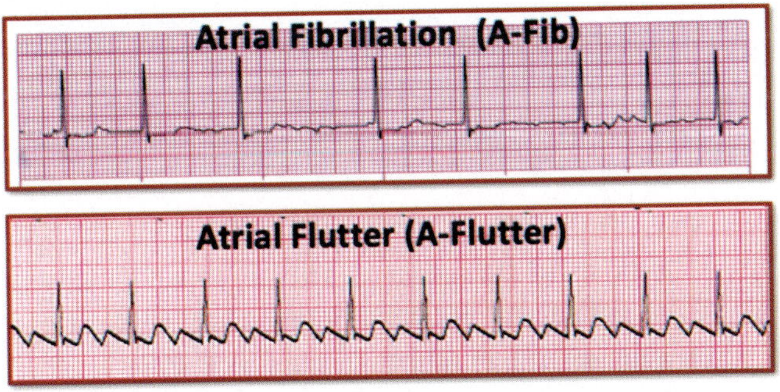

चित्र 15.10. Atrial fibrillation and flutter waveform

इनके अलावा धीमी गति के अरिदमिया को पहचानना महत्वपूर्ण है जिसमें कई तरह के हार्ट ब्लॉक आते है। इनमें तुरन्त दवाईयों (Atropine and dopamine) या पेसमेकर की आवश्यकता हो सकती है।

सारांश में पीड़ित व्यक्ति में रक्त परिवहन, रक्तस्त्राव, शरीर में द्रव्य की कमी, सीधे हृदय पर चोट जिससे कि अरिदमिया या हृदय की मांस पेशियों पर चोट लग सकती है। इसकी समय पर पहचान और समय रहते उपचार शुरू कर देना प्राण रक्षक हो सकता है। शुरूआती आधार भूत उपचार जैसे सीने पर दबाव, श्वसन मार्ग और श्वसन क्रिया की व्यवस्था अगर सही समय पर उचित तरीके से नियमावली के अनुसार हो जाये तो मरीज के जीवन के लिए बहुत महत्वपूर्ण है। कभी-कभी अधिक गंभीर एवं आधुनिक देखभाल की आवश्यकता भी होती है।

❑❑❑

अध्याय 16

बच्चों में दुर्घटना

सांराश

- विश्व में दुर्घटना में बच्चों (0–18 आयु वर्ग)की मृत्यु दर अत्यधिक है
- घायल बच्चों की देखभाल भी वयस्कों के समान ही होती है (ABCDE)
- बच्चों की शारीरिक रचना वयस्कों से काफी भिन्न होती है–
    - बच्चों में सिर का अनुपात पूरे शरीर के अनुपात में ज्यादा होता है। इसलिए सिर की चोट सामान्यतः ज्यादा लगती है।
    - बच्चों की खोपड़ी कोमल (नाजुक) होती है।
    - बच्चों में सीने की हड्डी कोमल और लचीली होती है।
    - बच्चों में उदर की चोटें भी ज्यादा लगती हैं।
- क्या करें–
    - आपातकालीन स्वास्थ केन्द्र में फोन कर दें।
    - जितनी जल्दी हो सके सुरक्षित तरीके से चिकित्सालय में स्थानांतरित करें।
    - बच्चों के कपड़े गीले हो तो उसे बदल दें और बच्चें को सूखा रखें।
    - उन्हें ढ़क कर रखें (गर्म वातावरण में भी)
    - गर्मी बनाये रखें।
    - गर्म कंबल से ढ़कें।

प्रस्तावना

विश्वभर में दुर्घटना में बच्चों (0–18 आयु वर्ग) की मृत्यु दर अत्यधिक है साथ ही दुर्घटना में लगी चोट के कारण उनके वयस्क होने पर आगे का उत्पादक जीवन भी खत्म हो सकता है। भविष्य में उनमें किसी सामान्य व्यक्ति से अधिक रोग हो सकते हैं।

गैर औद्योगिक राष्ट्रों में इस तरह की दुर्घटनायें ज्यादा होती हैं। यह ध्यान रखने योग्य तथ्य है कि बच्चे छोटे वयस्क नहीं है। उनकी शारीरिक रचना और गुण काफी भिन्न होते हैं, जिन्हें उपचार के समय ध्यान में रखना आवश्यक है। साथ ही बच्चों में चोट लगने की प्रक्रिया वयस्कों से अलग होती है। यद्यपि बच्चों में भी दुर्घटना में प्रारंभिक इलाज वयस्कों के समान होता है (ABCDE)।

शरीर रचना विज्ञान

दुर्घटना में बच्चों में सबसे पहले श्वसन मार्ग देखें। चूंकि बच्चों की शारीरिक रचना भिन्न है, इसलिए श्वसन मार्ग को खुला रखना एक चुनौतीपूर्ण कार्य है बच्चों में सिर का आकार बाकी शरीर के अनुपात में बड़ा, जीभ बड़ी, छोटे जबड़े, छोटा एवं संकरा श्वसन मार्ग और लेरिंग्स अग्रवर्ती होता है। साथ ही जब बच्चों को जमीन पर लिटाते हैं और उनका सरवाईकल स्पाइन स्थिरीकरण करते हैं तो सिर का पिछला उभरा भाग उभर (Occiput) श्वसन मार्ग को आगे की ओर विस्थापित कर देता है। जिन बच्चों में श्वसन मार्ग (Trachea) छोटा होता है उनमें ट्यूब डालना अपेक्षाकृत सरल होता है। श्वसन नली को ट्यूब के आकार से तीन गुणा से ज्यादा अन्दर नहीं डालना चाहिये।

बच्चों की कपाल (खोपड़ी) कोमल होती है। नवजात शिशु में आमतौर पर तालू 12 से 18 महीनों में बन्द होता है इस आयु तक खुले तालू से तरल के तनाव की स्थिति और मस्तिष्क के अन्दर के दबाव का आकलन जल्दी से हो सकता है। अगर तालू उभरा हुआ है तो यह दबाव बढ़ने का लक्षण है। बच्चों में दुर्घटना के समय कोमल एवं नाजुक कपाल खुला तालू एवं शरीर की अपेक्षा बड़ा सिर होने के कारण मस्तिष्क की चोट की आंशका ज्यादा होती है। बड़े सिर के कारण वाहन दुर्घटना या

दोपहिया से टक्कर के समय भारी सिर के तीव्र गति से झटके के कारण सरवाईकल तन्तुओं की चोट की आंशका भी अधिक होती है।

साथ ही एक महत्वपूर्ण तथ्य SCIWORA (Spinal Coad Injury Without Radiographic Abnormality–(रेड्रियोग्रफिक असामान्यता के बिना रीढ़ की हड्डी में चोट) को ध्यान में रखें।

अगर बच्चे के रेडियोग्रफिक परीक्षण में रीढ़ की हड्डी में चोट के लक्षण नहीं दिख रहे हैं परन्तु भौतिक परीक्षण में सरवाईकल स्पाईन में क्षति के लक्षण मिले तो सरवाईकल कॉलर की व्यवस्था और न्यूरोसर्जन से परामर्श आवश्यक है। बच्चों में सीना भी कोमल एवं लचीला होता है इसका अर्थ है कि सीने पर टक्कर या चोट लगने पर दबाव अन्दर स्थानांतरित हो जाता है और फेफड़ों पर चोट लगती है। अर्थात अगर पसलियां टूट जाती हैं तो काफी दबाव अन्दर के अंगों पर पड़ सकता है।

बच्चों में असामान्य चोटें ज्यादा पाई जाती हैं। बच्चों के उदर की त्वचा वसा एवं मांसपेशी के कम होने के कारण पतली होती है इनमें यकृत एवं तिल्ली (Spleen) दोनों के किनारे पर होने के कारण उन पर चोट लगने की आशंका ज्यादा होती है। साथ ही मूत्राशय उदर के भीतर होता है। चूंकि बच्चों में धड़ का आकार छोटा होता है इसलिए ब्लंट दुर्घटना में कई अंगों को नुकसान हो सकता है।

शारीरिक विज्ञान

बच्चों में जैविक लक्षण वयस्क से भिन्न होते हैं यह जरूरी नहीं है कि हर विशिष्ट उम्र के जैविक लक्षणों को याद किया जाये। उम्र, ऊँचाई एव वजन के अनुसार सन्दर्भ पत्र (reference card) साथ में होना सहायक होता है।

तालिका 16.1. बच्चों में अस्थिर जैविक लक्षण

आयु	श्वसन दर	हृदय गति	सिस्टोलिक रक्तचाप
0–12 महीने	< 20 या > 60	< 89 या > 189	< 70
12–24 महीने	< 16 या > 50	< 70 या > 160	< 75
2–5 साल	< 10 या > 40	< 60 या > 140	< 80
6–17 साल	< 10 या > 30	< 60 या > 130	< 90

बच्चों में सामान्यतः रक्त का आयतन 70 से 80 मिली लीटर प्रति किलोग्राम होता है। रक्त की कमी और तरल पदार्थ देने की गणना बच्चे के वजन के आधार पर की जाती है। सामान्यतः 20 मिली लीटर प्रति किलोग्राम की दर से क्रिस्टलोयड़ द्रव पहले दिया जाता है। इसे दुबारा भी दिया जा सकता है इसके बाद पी.आर.बी.सी. (पैकड़ लाल रक्त कणिकायें) या अन्य रक्त तत्व जैसे एफ.एफ.पी. (फ्रेश फ्रोजन प्लाजमा) एवं प्लेटलेट जैसे द्रव्य 10 मिली लीटर प्रति किग्रा की दर से देने चाहिये।

ऊतकों को सही मात्रा में ऑक्सीजन न मिलने से शॉक (संघात) की स्थिति आ सकती है। शरीर के ऊतकों में ऑक्सीजन रक्त द्वारा पहुंचती है और यह कार्डियक आउट पुट पर निर्भर करती है। कार्डियक आउटपुट की गणना एक मिनट में हृदय की दर एवं स्ट्रोक वाल्युम के गुणक के बराबर होती है। बच्चों में एक स्थिति तक कार्डियक आउट पुट हृदय दर बढ़ने से नियमित रहता है, परन्तु व्यस्कों की तरह उनमें स्ट्रोक वाल्यूम बढ़ाने की क्षमता नहीं होती है। इस कारण से बच्चों में 30 प्रतिशत तक अगर रक्तस्राव हो भी जाता है तो जैविक लक्षणों में ज्यादा परिवर्तन नहीं होता रक्तचाप तभी कम होता है जब सामान्य शारीरिक क्रिया से क्षतिपूर्ति नहीं हो पाती है।

तालिका 16.2. बच्चों में रक्तस्राव के लक्षण

तन्त्र	<25% रक्त की कमी	25-45% रक्त की कमी	>45% रक्त की कमी
हृदय	बढ़ी हुई हृदय गति	बढ़ी हुई हृदय गति	निम्न रक्त चाप बढ़ी हुई या घटी हुई हृदय गति
स्नायुतन्त्र	सुस्त, चिड़चिड़ापन	चेतना में कमी दर्द के लिए धीमी प्रतिक्रिया	बेहोश
त्वचा	शीतल, चिपचिपी	नीली, कोशिका में रक्त भरण की सुस्त प्रक्रिया, हाथ-पैर का ठण्डा पड़ जाना	सफेद एवं ठण्डी

अन्ततः बच्चों में ताप नियत्रण की प्रक्रिया अवरोधित होती है। उनके शरीर का अधिक सतही क्षेत्र वजन का अनुपात, पतली त्वचा और त्वचा के नीचे वसा कम होती है इसलिए बच्चों को सूखा (गीले कपड़े हटा दें) एवं ढ़क (गर्म वातावरण में भी) कर रखें उष्मीय उपकरणों को शुरू करें और गर्म तरल पेय एवं कंबल का प्रयोग करें।

चोट की प्रक्रिया

बच्चों में चोट की प्रक्रिया वयस्कों से अलग होती है। 14 वर्ष से कम उम्र में गिरने से चोट लगती है। किशोरावस्था में वाहनों की आपसी टक्कर एवं वाहन से टक्कर में चोट सामान्य है। इसके अलावा बच्चों में जलने के कारण घायल होना भी सामान्यतः पाया जाता है। बच्चों में पेनिट्रेटिग दुर्घटना ब्लंट दुर्घटना से कम पायी जाती है।

सभी तरह के सामाजिक-आर्थिक स्तर पर बच्चों से दुर्व्यवहार, उत्पीड़न इत्यादि बिना दुर्घटना के चोट के अन्तर्गत आता है। सहायताकर्ता बच्चों से दुर्व्यवहार के लक्षणों को पहचानने में प्रशिक्षित होना चाहिये। शारीरिक परीक्षण एवं चोट की प्रक्रिया के मध्य अधिक समय एवं अन्तर होना, चोट लगने के एवं उपचार के बीच अधिक समय लगना, चोट का बार-बार लगना, बच्चें व माता-पिता या संरक्षक द्वारा सही जवाब न मिलना, चिकित्सकीय लापरवाही के लक्षण या चोट की प्रक्रिया में असंभावित घटना से संकेत लेवें जैसे कि अगर वे चलेंगे नहीं तो गिरेंगे नहीं। शारीरिक परीक्षण जैसे कई तरह की खरोचें जो कि पहले के जख्म के भराव के कारण हो, दोनों तरफ दिमाग के अन्दर रक्तस्राव, आंखों में रक्तस्राव, फीमर का टूटना, पसलियों का टूटना और असमान्य जलने के निशान आदि परिस्थितियों में बच्चों में उत्पीड़न की शंका करनी चाहिये।

❑❑❑

वाहन में फंसे हुए व्यक्ति को सुरक्षित बाहर निकालना

17 अध्याय

सारांश

- **बाहर निकालना (Extrication):** व्यक्ति को सही एवं सुरक्षित तरीके से दुर्घटना स्थल से हटाना।
- **फंसे हुए वाहन में से निकालना (Disentanglement):** मोटर कार के हिस्सों को उचित प्रकार से खोलना, जिससे फंसे हुए घायल व्यक्ति को सुरक्षित बाहर निकाला जा सके।

इस अध्याय में व्यक्ति को फँसे हुए वाहन से सुरक्षित बाहर निकालते हुए बचाव करने के तरीकों के सम्बन्ध में बताया गया है।

उपकरणों का मूल्य एवं उपलब्धता एक बड़ा खर्चा है। विश्व के एक बड़े भाग में आज भी मात्र आरी, छैनी, हथौड़े आदि का ही उपयोग किया जाता है, जो कि अपर्याप्त है। एक आधुनिक अग्निरोधक विभाग में हौज, नोजलस, ऐरियल लैडर और अन्य कई आधुनिक उपकरण होते हैं जो कि एक प्रशिक्षित दल के साथ 30 मिनट से कम समय में बचाव प्रक्रिया पूरी कर लेते हैं।

"कार के हिस्सों को जल्दबाजी में नहीं काटना चाहिये इससे अधिक नुकसान की संभावना है।"

दरवाजों को खोलना, गाड़ी की खिड़की से अन्दर जाना और वाहन की छत को हटाना इत्यादि प्रमुख प्रयासों से घायल को बेहतर सुविधा मिल सकती है।

प्रयोगात्मक अनुभव

किसी अच्छे अनुसंधान केन्द्र में वाहन खोलने की इस प्रक्रिया के प्रशिक्षण से प्राथमिक सहायताकर्ता अच्छी तरह से सीख सकते हैं। स्थानीय वाहन बचाव दल एवं अग्निरोधक दल के साथ सामंजस्य एक महत्वपूर्ण अनुभव हो सकता है।

आधारभूत नियम

प्राणरक्षक की स्वयं की सुरक्षा एवं बचावः दस्ताने, जूते एवं अन्य उपकरणः आपके दल के सदस्यों के सुरक्षा के लिए विशेष दस्ताने (कांच एवं अग्नि रोधक) व अन्य उपकरणों के चित्रों को ध्यान में रखें।

स्थिरीकरण

स्थिरीकरण के तीन चरणः दुर्घटना स्थल, वाहन और मरीज।

वाहन को स्थिर करने के लिए चित्रानुसार आधुनिक उपकरणों का उपयोग किया जा सकता है किसी भी वाहन को अस्थिर मान कर ही बचाव कार्य करना चाहिये जब तक कि उस वाहन को सब तरफ से पट्टियों से बाँध न दिया जाये

कांच को हटाना

प्रथम सहायताकर्ता के लिए काँच को हटा कर घायल तक पहुंचना सबसे आसान रास्ता है। इसलिए काँच को सुरक्षित तरीके से हटाने की विधियों (जिससे काँच फैले नहीं) घायल और बचावकर्ता की सुरक्षा के लिए महत्वपूर्ण है। अधिकतम काँच के हिस्से को हटाने के लिए मूल बिन्दु पर प्रहार करने की प्रक्रिया को समझें।

दरवाजे बाहर निकालना

दरवाजों को कब्जे (Hinges) की तरफ से निकालने के लिए कुशलता की आवश्यकता होती है (जैसा कि चित्र में दिखाया गया है) वाहन के दरवाजे दुर्घटना की तरफ के विपरीत दिशा या पीछे की तरफ से खोलने का प्रयास करना चाहिये।

छत खोलना

यह घायल को निकालने का बेहतरीन तरीका है इस पूर्ण प्रक्रिया को इस अध्याय में नहीं दिया गया है यद्यपि कुछ चित्र दिये गये हैं।

फँसे हुए व्यक्ति को सुरक्षित बाहर निकालना (Extrication, Disentanglement and Rescue)

- **बाहर निकालना (Extrication):** व्यक्ति को प्रभावी एवं सुरक्षित तरीके से दुर्घटना स्थल से हटाना।
- **फँसे हुये वाहन में से निकालना (Disentanglement):** मोटरकार के हिस्सों को उचित प्रकार से खोलना जिससे फँसे हुये घायल व्यक्ति को सुरक्षित बाहर निकाला जा सके।

इस अध्याय में व्यक्ति को फँसे हुये वाहन से सुरक्षित बाहर निकालते हुये बचाव करने के तरीकों के सम्बन्ध में बताया गया है।

उपकरणों का मूल्य एवं उपलब्धता एक बड़ा खर्चा है। विश्व के अधिकतर भागों में आज भी केवल आरी, छैनी, हथौड़े आदि का ही उपयोग किया जाता है, जो कि अपर्याप्त है। एक आधुनिक अग्निरोधक विभाग में हौज, नोजलस ऐरियल लैडर और अन्य कई आधुनिक उपकरण होते हैं जो कि एक प्रशिक्षित दल के साथ 30 मिनट से कम समय में बचाव प्रक्रिया पूरी कर लेते हैं।

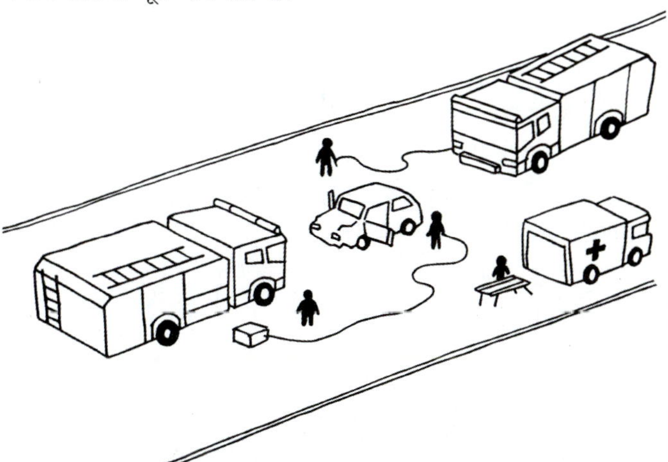

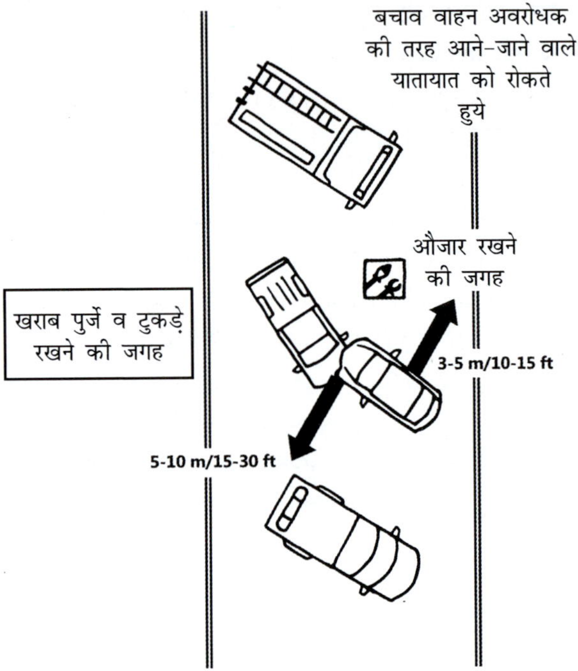

कार के हिस्सों को जल्दबाजी में नहीं काटना चाहिये इससे अधिक नुकसान की संभावना है। दरवाजों को खोलना, गाड़ी की खिड़की से अन्दर जाना और वाहन की छत को हटाना, इन प्रमुख प्रयासों से घायल को बेहतर सुविधा मिल सकती है।

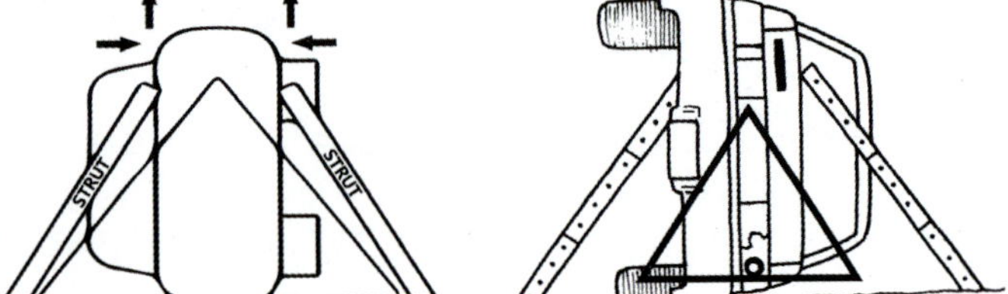

प्रयोगात्मक अनुभवः किसी अच्छे अनुसंधान केन्द्र में वाहन खोलने की इस प्रक्रिया के प्रशिक्षण से प्राथमिक सहायताकर्ता अच्छी तरह से सीख सकते हैं। स्थानीय वाहन बचाव दल एवं अग्निरोधक दल के साथ सांमजस्य एक महत्वपूर्ण अनुभव हो सकता है।

आधारभूत नियम

- **प्राणरक्षक की स्वयं की सुरक्षा एवं बचावः** दस्तानें, जूते एवं अन्य उपकरण आपके दल के सदस्यों की सुरक्षा के लिए विशेष दस्ताने (काँच रोधी व अग्निरोधी) व अन्य उपकरणों के चित्र को देखें।

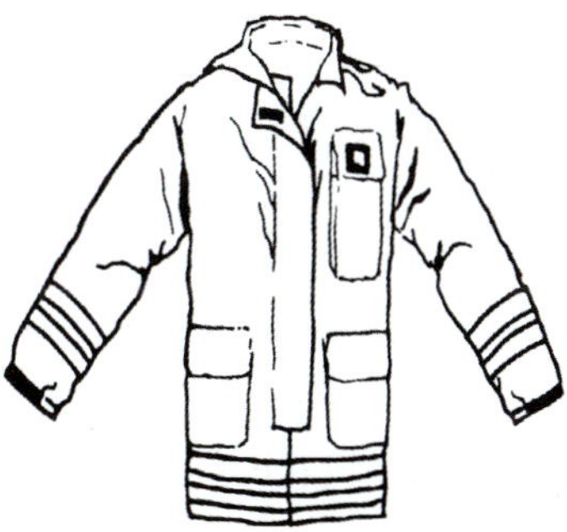

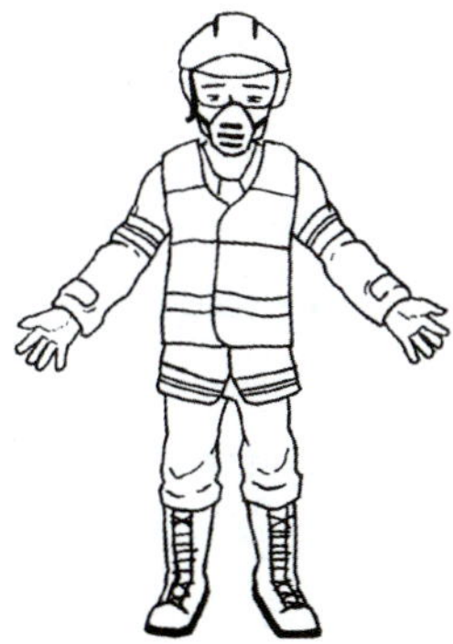

- **स्थिरीकरणः** स्थिरीकरण के तीन चरणः दुर्घटना स्थल, वाहन एवं मरीज।

वाहन को स्थिर रखने के लिए चित्रानुसार आधुनिक उपकरणों का प्रयोग किया जा सकता है। जब तक कि उस वाहन को सब तरफ से पट्टियों से बाँध न दिया जाये उसे अस्थिर मान कर ही बचाव कार्य करना चाहिये।

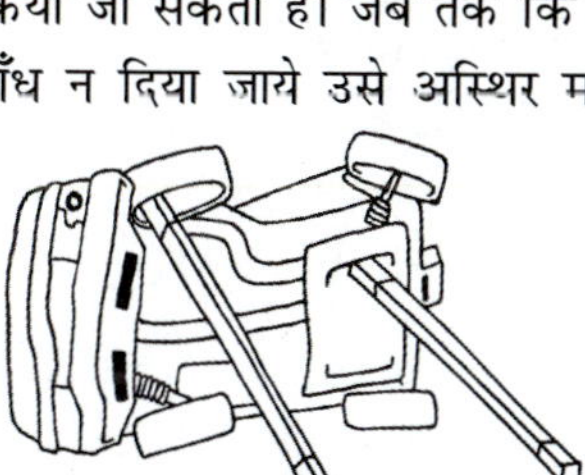

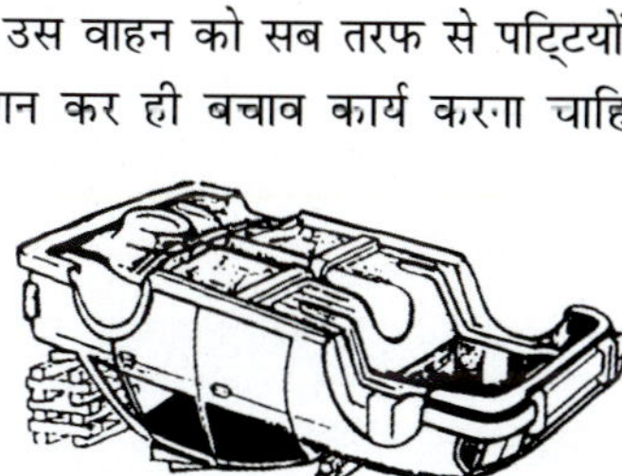

काँच को हटाना

प्रथम उपचारक के लिए काँच को हटा कर घायल तक पहुंचना सबसे सुरक्षित तरीका है। इसलिए काँच को सुरक्षित तरीके से हटाने की विधियां (जिससे काँच फैले नहीं) घायल व बचावकर्ता की सुरक्षा के लिए महत्वपूर्ण है। अधिकतम काँच के हिस्से को हटाने के लिए मूल बिन्दु पर प्रहार करने की प्रक्रिया चित्रानुसार समझें।

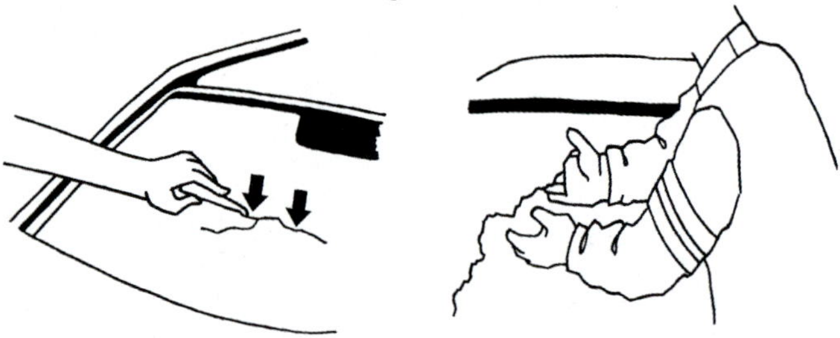

दरवाजे बाहर निकालना

दरवाजों को कब्जे (Hinge) की तरफ से निकालने के लिए अधिक कुशलता की आवश्यकता होती है। जैसा कि चित्र में दिखाया गया है। वाहन के दरवाजों को दुर्घटना की तरफ के विपरीत दिशा या पीछे की तरफ से खोलने का प्रयास करना चाहिये।

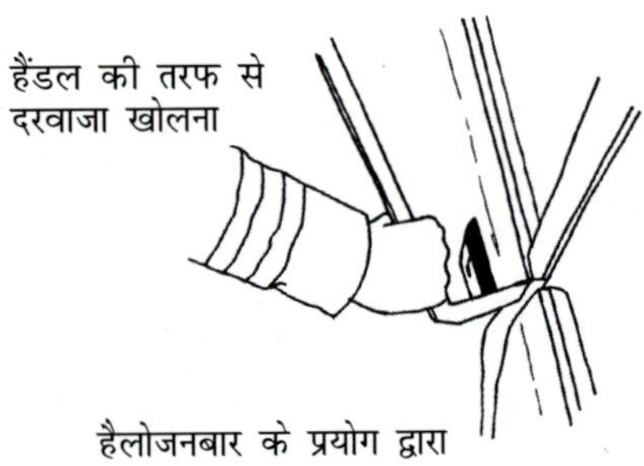

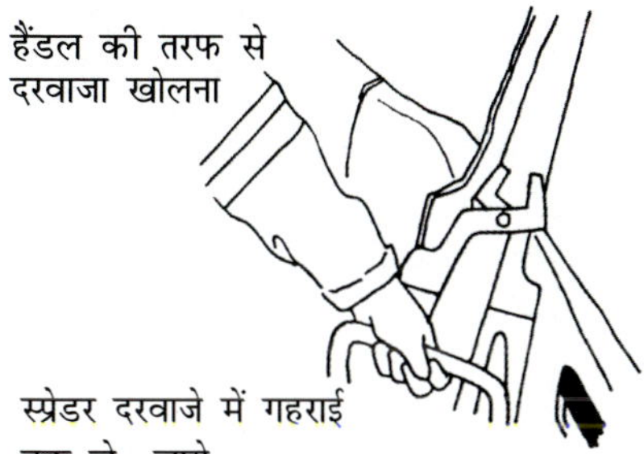

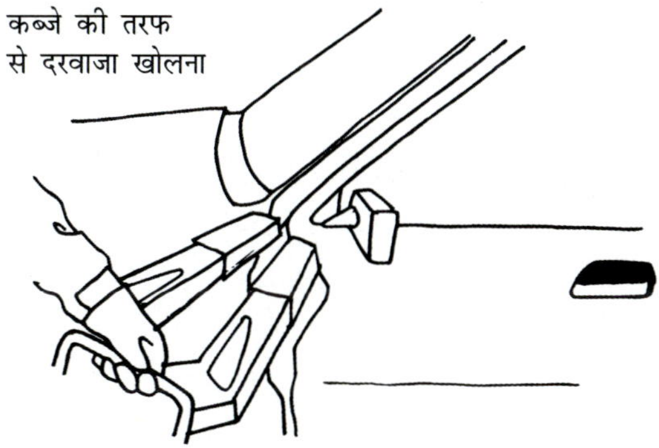

छत खोलना

यह घायल को निकालने का बेहतरीन तरीका है। इस पूर्ण प्रक्रिया को इस अध्याय में नहीं दिया गया है यद्यपि कुछ चित्र दिये हैं।

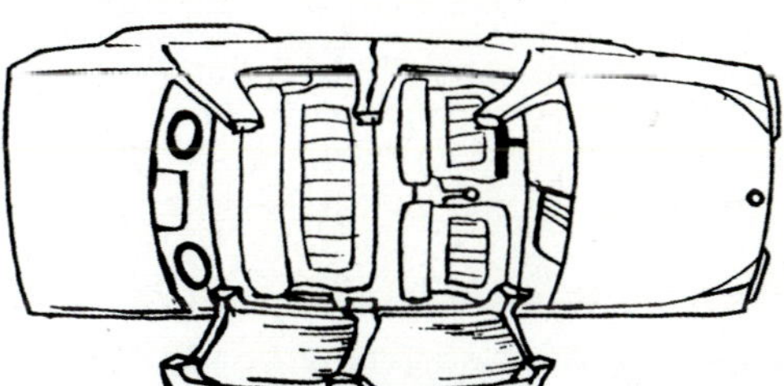

छत काटने के बिन्दु

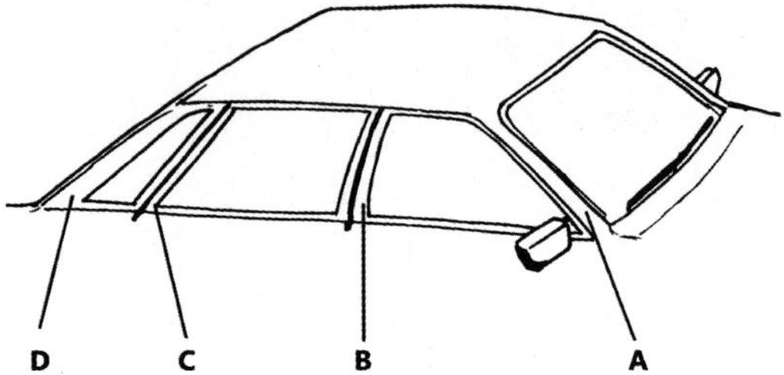

❑❑❑

परिभाषायें

18 अध्याय

अध्याय 5: श्वसन मार्ग

- **श्वसन मार्ग:** वायु के फेफड़ों में प्रवेश करने एवं बाहर निकलने का मार्ग।
- **कृत्रिम बाह्य डीफिब्रिरिलेटर (AED):** यह एक आसानी से स्थानांतरण योग्य उपकरण है जो सीने पर इलेक्ट्राड द्वारा संक्षिप्त DC करेण्ट के झटके से हृदय गति को चालू या नियंत्रित करता है।
- **बैग वाल्व मास्क:** श्वसन में सहायक उपकरण जिससे मरीज के मुख एवं नाक को ढ़ककर ऑक्सीजन दी जाती है।
- **हृदय श्वसन पुनः संचरण बचाव विधि (CPR):** हृदयघात के मरीजों में उपचारक द्वारा सीने पर दबाव एवं कृत्रिम श्वास देने की विधि।
- **भोजन नली (Esophagus):** ग्रसनी से उदर तक भोजन जाने की नली।
- **(Heimlich) प्रक्रिया:** किसी भी व्यक्ति में साँस नली में बाहरी वस्तु के कारण रुकावट आने पर उस वस्तु को बाहर निकालने की प्रक्रिया।
- **किंग LT (King LT):** ऐसे आपातकालीन मरीज जिनमें श्वसन मार्ग खोलने की आवश्यकता हो पर साँस नली को देखना संभव न हो, उनमें ये नली सीधे मुख से प्रवेश कर श्वास नली में चली जाती है।
- **लैरिंक्स (स्वर यंत्र):** साँस नली के ऊपर एवं जीभ के नीचे होता है जिसमें स्वर तन्तु होते है।
- **ग्रसनी:** गला
- **भिंचे हुए होंठ (Pursed lips):** होंठ सिकोड़ना

- **बचाव श्वासः** मरीज को कृत्रिम श्वास देना या तो मुख से या श्वसन उपकरण द्वारा।
- **त्वचा खींचनाः** त्वचा को खींचना।
- **श्वास नली (Trachea):** गले एवं स्वर यंत्र से लेकर फेफड़ों की प्रमुख नलियों तक जाने वाला श्वसन मार्ग।

अध्याय 6: स्थिरीकरण

- **बैक बोर्डः** एक समतल एवं मजबूत पट्टा या वस्तु जिससे पूरे शरीर को स्थिर किया जा सके।
- **सरवाईकल कॉलरः** गर्दन को स्थिर करने वाला उपकरण।
- **सरवाईकल स्पाइनः** कमर के मध्य में उपस्थित कठोर अस्थि की संरचनाः मेरुदण्ड की प्रथम 7 अस्थियाँ।
- **हँसुलीः** कन्धों को बनाने वाली वक्रीय अस्थि।
- **चेतनाः** व्यक्ति का होश में होना।
- **मांसपेशियों में खिंचावः** एक या अनेक मांसपेशियों में होने वाला अनैच्छिक खिंचाव या स्पंदन।
- **पालपेट (Palpate):** चोट को या नब्ज (Pulse) को हाथ के स्पर्श द्वारा महसूस करना।
- **लकवाः** प्रभावित हाथ/पैर या मांसपेशियों में शक्ति का पूर्णतः अभाव।
- **मेरुरज्जुः** तंत्रिका तंत्र का वह भाग जो मेरुदण्ड में से हो कर जाता है।
- **स्पाइनल नर्वसः** नसें जो मेरुरज्जु से निकलती हैं सभी 31 जोड़ी मेरुरज्जू की जड़ से निकलती हैं।
- **झनझनाहटः** पिन या सूईयों के चुभने का एहसास।
- **वर्टिब्राः** मेरुदण्ड के 33 हड्डी के हिस्सों में से एक।

अध्याय: 2 IV लाईन

- **कोहनी का अगला भाग (Anticubital fossa):** कोहनी के मुड़ने के स्थान पर गहरा भाग।
- **नुकीला (Bevel):** सूई की नोक का तिरछा सिरा जिसे आसानी से शिरा में प्रवेश करवाया जा सके।
- **रक्त का थक्का:** रक्त का अर्ध ठोस भाग।
- **बोलस:** तेज एवं अधिक मात्रा में अन्तः शिरा द्वारा द्रव देना
- **कैथेटर:** ट्यूब के आकार का लचीला उपकरण जिसकी सहायता से शरीर गुहा में द्रव दिया जाता है या निकाला जाता है।
- **संदूषण (Contamination):** स्पर्श या अन्य पदार्थ के मिलने से दूषित होना, जैसे घाव में जीवाणु उत्पन्न होना।
- **ड्रिप चैम्बर:** IV ट्यूब का विस्तारित भाग जिसमें द्रव गिरता है, जिसमें प्रवाह की दर को देखा जा सकता है।
- **ड्रोप दर (Drop rate):** द्रव की एक निंशिचित मात्रा जो मरीज में IV लाईन द्वारा दी जाती है।
- **सूजन:** शरीर कोशिकाओं के ऊतकों के मध्य या परिसंचरण तन्त्र में असामान्य से ज्यादा द्रव आयतन।
- **द्रव:** असन्तुलित द्रव आयतन को सही करना विशेष तौर पर जले हुए मरीजों या रक्तस्त्राव ज्यादा हुए मरीजों में।
- **गॉज (Gauge):** एक हल्का, जालीनुमा कपड़ा जिसका प्रयोग पट्टियाँ एवं ड्रेसिंग तथा शल्य चिकित्सा में, रक्तस्त्राव रोकने में होता है।
- **अन्तःशिरा नियोजन:** शिरा में सूई को रक्त निकालने, दवाईयाँ देने या द्रव देने के लिए प्रवेश करवाना।
- **संरक्षण द्रव:** मरीज के वजन के अनुसार निश्चित समय में दी जाने वाली द्रव की नियत मात्रा जो उसे निर्जलीकरण एवं संघात से बचाये।

- **पंचर (भेदन) स्थलः** त्वचा पर वह स्थान जहाँ से सूई शिरा में प्रवेश करती है।
- **रोलर क्लैम्पः** प्लास्टिक से बना उपकरण जिसमें छोटा रोलर लगा होता है रोलर को घड़ी की दिशा में घुमाने से द्रव IV ट्यूब में बहने लगता है एवं विपरीत दिशा में घुमाने से बहना रुक जाता है।
- **संघातः** ऊतकों तक रक्त की सही मात्रा न पहुँचने के कारण प्राणघातक स्थिति, जिसके परिणामस्वरूप कोशकीय क्षति या ऊतकों का सही प्रकार से काम न करना हो सकता है। उदाहरण के तौर पर सेप्टिक शॉक, हाइपोवोलीमिया शॉक (रक्त विकार संघात) और कार्डियोजेनिक शॉक (हृदय जनित संघात)।
- **निष्कीटित करना (Sterilize):** जीवाणु रहित बनाना।
- **रक्त बहाव रोकने की पट्टी (Tourniquet):** रक्तस्त्राव के समय धमनी या शिरा के ऊपर दबाव बना कर अधिक रक्तस्त्राव को रोकने वाला उपकरण।

परिशिष्ट–I

आत्मविश्वास एवं कुशलता परीक्षा

नीचे दिये गये प्रश्न प्रतिभागियों के आत्मविश्वास एवं कुशलता का पाठ्यक्रम प्रारम्भ करने के पहले एवं खत्म करने पश्चात् के आकलन हेतु हैं। इस में प्रश्नावली को आंकड़ों के संकलन एवं इस पाठ्यक्रम की गुणवत्ता के आकलन के लिये तैयार किया गया है। पूर्व अनुभवों में प्रतिभागियों की कुशलता में महत्पूवर्ण वृद्धि पाई गई है।

भाग–1 एवं भाग–2 जनसांख्यिकी एवं पूर्व अनुभव पर आधारित हैं। प्रतिभागियों के इन प्रश्नों का उत्तर पाठ्यक्रम में पंजीकरण के समय देना है। भाग–3 एवं भाग–4 का पाठ्यक्रम शुरू एवं पूर्ण होने के पश्चात आकलन किया जायेगा इन भागों से पाठ्यक्रम के प्रशिक्षक एवं कार्यक्रम के निदेशक को प्रतिभागियों की कुशलता एवं आत्मविश्वास में वृद्धि की जानकारी होती है।

1. जनसांख्यिकी सूचना

A. लिंग

पुरुष महिला अन्य

B. शैक्षेणिक योग्यता

सैकण्डरी से क्रम

सकैण्डरी

महाविद्यालय का अनुभव

स्नातक

स्नातकोत्तर

अन्य

C. व्यवसाय

पुलिस

अग्नि शमनकारी

नर्स

फिजीशियन

सर्जन

अन्य

D. व्यवसाय में अनुभव वर्षो में

0–5 वर्ष

5–10 वर्ष

10 वर्ष से अधिक

E. पिछले महीने में आप ने कितनी बार घायल व्यक्ति की देखभाल की?

कभी नहीं

बेहद कम

प्रायः

F. क्या आपने आज सीखी हुई किसी भी तकनीक का प्रयोग पूर्व में कभी घायल को देखभल में किया है।

हाँ

ना

पता नहीं

1. विगत अनुभव

आपने कितनी बार निम्नाकित कौशल में अपने कौशल का उपयोग किया है।

सही खाने में निशान लगायें

कभी नहीं	बेहद कम	प्रायः	हमेशा
श्वसन मार्ग खोलना			
रक्तस्राव रोकने में			
टूटी हड्डी के स्थिरीकरण में			
गर्दन के स्थिरीकरण में			
सीने की चोटों को संभालने में			
IV लाईन लगाने में			
मरीज को सुरक्षित स्थान पर ले जाने में			
दुर्घटना स्थल के आकलन में			
मरीजों की गंभीरता के अनुसार छंटाई में			
एक दुर्घटना अनेक घायलों की व्यवस्था में			

3. **प्रवीणताः** 0–2 के पैमाने पर उत्तर चिन्हित करें

0 = नहीं कर सकते (असहज)

1. **थोड़े सहजः** कुछ दुविधाएँ, पर आवश्यकता होने पर प्रयास कर सकते हैं।
2. **पूर्णतः सहजः** कोई दुविधा नहीं, आसानी से एवं स्वतन्त्र रूप से कर सकते हैं।

1. श्वसन मार्ग को खोलने में आप कितने सक्षम हैं?
2. रक्तस्राव को रोकने में आप कितने सक्षम हैं?
3. टूटी हड्डियों की देखभाल करने में आप कितने सक्षम हैं?
4. सरवाईकल स्पाईन की चोट के स्थिरीकरण करने में आप कितने सक्षम हैं?

5. सीने की चोटों की देखभाल करने में आप कितने सहज हैं?
6. IV लाईन लगाने में आप कितने निपुण हैं?
7. मरीज को सुरक्षित स्थान पर स्थानांतरित करने में आप कितने सक्षम हैं?
8. दुर्घटना स्थल के आकलन में आप कितने निपुण हैं?
9. दुर्घटना के समय घायलों की प्राथमिकता एवं छंटाई में आप कितने निपुण हैं?
10. मरीजों स्वास्थयकर्ता एवं दुर्घटना स्थल के दर्शकों से वार्तालाप में आप कितने सहज हैं?

4. कार्य क्षमता सम्बन्धी प्रश्न

संघात (शॉक)

1. संघात की सही परिभाषा है?
   (a) सही मात्रा में रुधिर का परिसंचरण नहीं होना।
   (b) मृत्यु
   (c) एलर्जी रक्तस्राव
2. संघात का प्रमुख कारण क्या है?
   (a) डूबना
   (b) दवाईयों की अधिक मात्रा
   (c) रक्त स्राव
3. वयस्क व्यक्ति में सामान्य श्वसन दर क्या है?
   (a) 5 श्वसन प्रति मिनिट
   (b) 18 श्वसन प्रति मिनिट
   (c) 40 श्वसन प्रति मिनिट

श्वसन मार्ग की देखभाल

4. आहत व्यक्ति ऑक्सीजन के बिना कितने समय तक रह सकता है?
   (a) 3–5 घन्टे
   (b) 3–5 मिनिट
   (c) 30–50 सेकण्ड
5. वायु .... के द्वारा फेफड़ों में जाती है।
   (a) रक्त धमनी (Aorta जो हृदय से सीधी निकलती है)।
   (b) श्वसन नली
   (c) भोजन नली
6. बेहोश मरीज में श्वसन मार्ग को निम्नाकिंत में से सामान्यत: क्या अवरुद्ध करता है
   (a) बाहरी वस्तु
   (b) भोजन नली
   (c) दाँत
   (d) जीभ

सीने की चोटें

7. इन में से कौन-सा अंग सीने की पसलियों के अन्दर नहीं होता है?
   (a) यकृत
   (b) हृदय
   (c) फेफड़े
   (d) रक्त धमनी (Arota जो हृदय से सीधी निकलती है।)
8. सीने की चोट खतरनाक क्यों हो सकती है?
   (a) यह नाजुक होता है
   (b) मेरुरज्जु नाजुक होती है

(c) फेफड़े, हृदय एवं प्रमुख रक्तवाहिनियों में चोट की संभावना अधिक होती है।

(d) अमाशय में चोट की संभावना अधिक होती है।

9. निम्न में से कौन-सी कुन्द (Blunt) दुर्घटना है?

(a) पानी में डूबना

(b) कार से चोट

(c) बन्दूक की गोली से चोट

10. निम्न में से कौन-सी दुर्घटना पेनिट्रेटिंग (भेदन करने वाली) दुर्घटना है?

(a) पानी में डूबना

(b) कार से चोट

(c) बन्दूक की गोली से चोट

11. सीने की खुली व बन्द चोटों में क्या अन्तर है?

(a) त्वचा को छिलना या कटना

(b) पसली का टूटना

12. न्यूमोथोरेक्स (सीने में हवा) क्या है?

(a) फेफड़ों में वायु का प्रवेश एवं सीने का पिचकना

(b) सीने ने वायु का प्रवेश एवं फेफड़े का पिचकना

(c) फेपड़े में पानी का प्रवेश एवं फेफड़े का पिचकना

(d) सीने में पानी का प्रवेश एवं फेफड़े का पिचकना

अस्थि का टूटना

13. निम्न में से किस अस्थि का टूटना अधिक चिन्ताजनक नहीं है?

(a) सीने की पसली

(b) हाथ की अस्थि

(c) जांघ की अस्थि

(d) श्रोणि (Pelvic) की अस्थि

14. निम्न में से कौन-सा अस्थि टूटने का लक्षण नहीं होता है?
    (a) जोड़ की गतिशीलता
    (b) विकृति
    (c) दर्द
    (d) सूजन
15. गंभीर अस्थि भंग के उपचार में निम्न में से क्या आवश्यक है?
    (a) रक्तस्राव का नियंत्रण
    (b) स्थिरीकरण
    (c) शीघ्र स्थानांतरण
    (d) उपर्युक्त सभी

रक्तस्राव

16. निम्न में से मृत्यु का कारण कौन-सा है?
    (a) रक्तस्राव
    (b) हृदय घात
    (c) संघात (शॉक)
    (d) गर्दन की हड्डी का टूटना
17. अनियत्रित/अत्यधिक रक्तस्राव से किसी व्यक्ति की मृत्यु कम-से-कम कितने समय में हो सकती है?
    (a) 2-3 मिनिट
    (b) 20-30 मिनिट
    (c) 2-3 घन्टे
18. अत्यधिक रक्तस्राव से निम्न में से कौन-सी जटिलताएं हो सकती हैं?
    (a) अंगों को नुकसान
    (b) बेहोशी
    (c) मृत्यु
    (d) उपर्युक्त में से सभी

ग्रीवा मेरुदण्ड एवं स्थिरीकरण

19. ग्रीवा मेरुदण्ड कहाँ स्थित होता है?
    (a) खोपड़ी
    (b) ग्रीवा
    (c) कमर का ऊपरी भाग
20. ग्रीवा मेरुदण्ड की चोट खतरनाक क्यों हो सकती है?
    (a) ग्रीवा मेरुदण्ड की अस्थियाँ बेहद कमजोर होती हैं
    (b) ग्रीवा मेरुदण्ड में रुधिर की बड़ी धमनिया होती हैं
    (c) ग्रीवा मेरुदण्ड में से मेरुरज्जु जाती है जिसकी चोट से लकवा हो सकता है।
21. ग्रीवा मेरुदण्ड की चोट में स्थिरीकरण की प्रमुख भूमिका क्या है?
    (a) आगे होने वाली क्षति को कम करना
    (b) रक्त स्राव को कम करना
    (c) मरीज को शान्त रखना
    (d) स्थानांतरण को सुविधनाजक बनाना

IV लाईन को लगाना

22. निम्नलिखित में से कौन-सी IV लाईन के प्रवेश की जगह नहीं है?
    (a) कोहनी का अगला भाग (Antecubilal fossa)
    (b) अग्रबाहु (Forarm)
    (c) घुटने के ऊपर की कटोरी (Patella)
    (d) उरूसन्धि (Groin)
23. तीव्रता से द्रव देने के लिए आप .... एवं .... कैथेरटर प्रयोग में लेगें?
    (a) छोटी : चौड़ी
    (b) छोटी : संकरी

(c) लम्बी : चौड़ी

(d) लम्बी : संकरी

24. IV लाईन लगाने से पहले आप क्या करेंगे?

(a) किसी तरह के रक्तस्राव का नियत्रण

(b) CPR शुरू

(c) गर्दन के मेरुदण्ड का स्थिरीकरण

(d) सीधा दबाव देना

दुर्घटना स्थल पर प्रबन्धन

25. प्राथमिक छंटाई के प्रमुख लाभ क्या है?

(a) महत्वपूर्ण संसाधनों का अनावश्यक उपयोग रोकना

(b) ज्यादा संख्या में मरीजों की देखभाल की संभावना

(c) प्राथमिक सहायताकर्ता की सुरक्षा बनाये रखना

(d) पास में उपस्थित व्यक्तियों की सुरक्षा बनाये रखना

26. ऐसे मरीज जो गंभीर अवस्था में है पर चोट प्राणघातक नहीं है उसकी प्राथमिकता का स्तर क्या है?

(a) 1 (b) 2

(c) 3 (d) 4

उत्तर तालिका

1. (a)	2. (b)	3. (b)	4. (b)	5. (b)	6. (d)
7. (a)	8. (c)	9. (b)	10. (c)	11. (a)	12. (b)
13. (b)	14. (a)	15. (d)	16. (a)	17. (a)	18. (d)
19. (b)	20. (c)	21. (a)	22. (c)	23. (a)	24. (a)
25. (b)	26. (b)				

परिशिष्ट–II

निम्नाकित मूल्यांकन तालिका प्रतिभागियों के चिकित्सकीय कौशल के आंकलन के लिए है। इस पाठ्यक्रम के प्रत्येक वर्ग को मरीज के मूल्यांकन हेतु सीढ़ी दर सीढ़ी दिया गया है। इन चुनौतियों का आंकलन पाठ्यक्रम के अन्त में विभिन्न दृष्टान्तों द्वारा किया जाकर उन्हें प्रतिभागी के कौशल के अनुसार वर्गीकृत करना चाहिये।

उदाहरणतयः जैसे कि किसी मरीज में रक्तस्राव के प्राथमिक आकलन में दुर्घटना स्थल का सर्वे भी शामिल है और प्रतिभागी को श्वसन मार्ग, श्वसन प्रक्रिया एवं रक्त परिवहन तीनों बिन्दुओं के लिए एक-एक करके तीन नम्बर देने हैं। उसके पश्चात प्रतिभागी रक्तस्राव के नियत्रण हेतु सीधे दबाव, उचित रक्त बहाव रोकने की पट्टी का, खुला रक्त स्राव रोकने का उचित होने वाले रक्तस्राव को रोकने के उपाय के सहित सभी के 4 अंक ले सकता है।

यदि प्रतिभागी चारों अंक ले लेता है तो उसे एक अतिरिक्त अंक रक्तस्राव नियत्रण कौशल वाले भाग का पूर्ण करने का भी मिलेगा।

चिकित्सकीय आंकलन कुल सौ अंक का है और अतिरिक्त अंक प्रत्येक कौशल के पूर्ण निपुणता के है प्रतिभागियों को इस पाठ्यक्रम में सफल होने के लिए कम से कम सत्तर अंक प्राप्त करना आवश्यक है।

प्रारम्भिक आकलन

प्राथमिक सर्वे

श्वसन मार्ग की जाँच

श्वसन प्रक्रिया की जाँच

रक्त परिवहन की जाँच

सभी कौशल?

कृत्रिम श्वसन (CPR)

प्रतिक्रिया की जांच

ठुड्डी उठाने की प्रक्रिया

CPR करने की सही स्थिति का आकलन

100 प्रति मिनिट की दर से दबाव देना

प्रत्येक सेकण्ड में 2 कृत्रिम श्वास देना 30 दबाव प्रति 2 मिनिट की दर से देना।

प्रत्येक 5 मिनिट में दूसरा सहायताकर्ता यह प्रक्रिया करे।

15 मिनिट चालू रखें। जब तक AED नहीं आ जाये।

वयस्क व्यक्ति एवं एक साल से बड़े बच्चों के लिए:

हाथों को सही स्थिति में रखें

दबाव 5 सेमी तक/या सीने पर 1/3 गहराई तक दें

शिशु एक साल से छोटे बच्चों के लिए

प्रतिक्रिया को अच्छी तरह से देखें

दोनों अंगुलियों सही स्थिति में रखें

दबाव 4 से.मी. गहराई तक दें।

सभी कौशल–?

C-स्पाईन की व्यवस्था

चोट के सही आकलन के लिए प्रश्न पूछें

जांचे, पैलपेट करें, क्षमता का आकलन करें

स्थिरीकरण करें।

श्वसन मार्ग, श्वसन प्रक्रिया का आकलन करें

सरवाईकल कॉलर पहनाये (बैठे/खड़े एवं लेटे हुई मरीजों को)।

मरीज को बैक बोर्ड पर स्थिर करें–

हेलमेट उतारें–

सभी कौशल?

गले में फंसी वस्तु निकालने का तरीका

अगर मरीज आवाज निकाल रहा है तो कफ के लिए प्रेरित करें।

अगर मरीज बेहोश है या किसी प्रकार की आवाज नहीं आ रही तो Heimlich प्रक्रिया अपनायें।

सभी कौशल?

पानी में डूबने पर देखभाल

- अगर मरीज वमन कर रहा है तो करवट के बल लिटा दें
- मरीज को गर्म एवं सूखा रखें
- सभी कौशल?

श्वसन मार्ग व्यवस्था

बैग मास्क श्वसन	–	एक व्यक्ति
बैग मास्क श्वसन	–	दो व्यक्ति

किंग LT ट्यूब लगाना

मुख के एक तरफ से ट्यूब के अग्र भाग को प्रवेश करवाने के लिए अपने प्रभावी हाथ का प्रयोग करें।

अग्रभाग को जीभ के आधार से बीच में से धीरे-धीरे घुमाते हुए आगे ले कर जायें

को दांत मसूड़ों तक पहुंचाने जितना आगे ले जाये।

सिरिंज का उपयोग करते हुए कफ को अधिकतम फुला कर ट्यूब को हल्का पीछे खींच कर श्वसन को सुचारू करें।

सभी कौशल?

द्वितीय कौशल?

द्वितीय सर्वे

सिर से पाँव तक का पूरा परीक्षण GCS की गणना करें

सभी कौशल?

संघात

स्थिति का आकलन

दुर्घटना की प्रक्रिया

दुर्घटना की प्रक्रिया आन्तरिक रक्तस्राव के लक्षण/संघात स्थानांतरण के दौरान की घटना।

सभी कौशल?

रक्तस्राव रोकना

सीधा दबाव बना कर

रूधिर बहाव रोकने की पट्टी बाँध कर

शरीर में चुभी हुई वस्तु के कारण होने वाले रक्तस्राव की चिकित्सा करना

सभी कौशल?

जैविक लक्षण

श्वसन दर का आकलन

हृदय दर का आकलन

केशिकाओं के पुनःभरण के समय का आकलन

रक्त चाप का आकलन

ठण्डे वातावरण का आकलन

सभी कौशल?

IV लाईन लगाना

IV बैग एवं रोलर क्लैम्प तैयार करना

रबर की रुधिर रोकने की पट्टी बाँधना

शिरा ढूँढ़ना एवं त्वचा को जीवाणुरहित करना

सुई का नुकीला सिरा ऊपर रखते हुए, त्वचा पर सही कोण बनाते हुए प्रवेश करायें और फिर कैथेटर लगायें

सूई का सही जगह पर निस्तारण करें

कैथेटर को सुरक्षित करें

IV के साथ IV लाईन लगाये, रक्त बहाव की पट्टी हटायें और रोलर क्लैम्प खोलें

सभी कौशल?

खिंचाव के साथ सीने में हवा भरना (Tension penumothorax)

Tension Penumothorax को आकलन करें

सूई से हवा को निकालें

Flutter value पट्टी करें

सभी कौशल?

मांसपेशियों एवं अस्थि की चोटें

प्रारम्भिक हड्डी टूटने पर व्यवस्था करना

अस्थि भंग के स्थान पर विकृति, दर्द, सूजन, लालिमा, छूने पर दर्द और crepitus का आकलन

अस्थि भंग के आगे हिस्से पर नब्ज त्वचा के रंग, तापमान, गतिशीलता एवं सूनेपन की जांच

रक्त स्त्राव नियंत्रण, घाव एवं अस्थि को ढ़कना

सभी कौशल?

अतिरिक्त स्थिरीकरण के सिद्धान्त

चोट की जगह से कपड़े व गहने हटाते हुए उस जगह को खुला करना स्पलिन्ट के आकार एवं चोट के आगे-पीछे के जोड़ को स्थिर करना

स्पलिन्ट पट्टी को सुरक्षित करना

नब्ज गतिशीलता एवं सूनेपन को पुनः जांचना

सभी कौशल?

विशेष स्पलिन्ट लगाना

ऊपरी हाथ/तिकोनी स्पलिन्ट

ऊपरी हाथ स्पलिन्ट

श्रोणि की स्पलिन्ट

जेब से सभी सामान व बेल्ट हटाना

पसली की टूटी हड्डी या

सीने की चोट पर पैडिंग करना

हाथ की स्थिति सही कर सीने पर सुरक्षित करना

सीने के विस्तार को नहीं रोके तथा सीने को चारों तरफ से घेर कर पट्टी नहीं बाँधें।

सभी कौशल?

सर्पदंश

सर्पदंश का उपचार

मरीज को सर्प से दूर सुरक्षित स्थान पर ले जायें

आवश्यकता होने पर कपड़े या गहने हटायें

सर्पदंश वाले शरीर के हिस्से को हृदय स्तर से नीचे रखें।

घाव का साफ रखें व ढकें

सभी कौशल?

5 अतिरिक्त अंक अतिरिक्त अगर सभी कौशल पूर्ण किये हो।

कुल अंक

Coming Soon

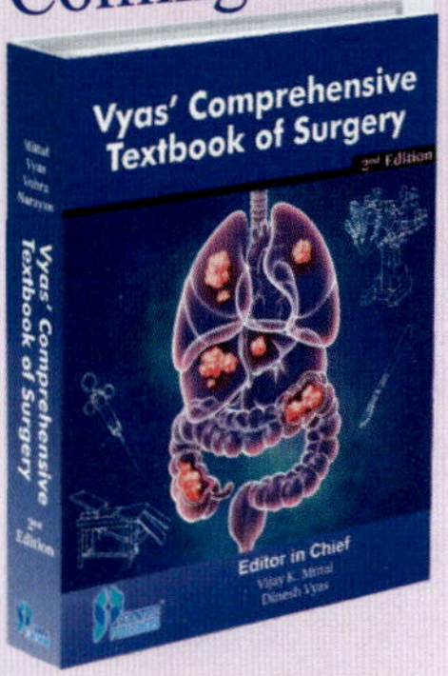

ISBN: 978-93-94645-59-2

2023

Full Color
Approx 1000 Pages

Vyas' Comprehensive Textbook of Surgery

2nd Edition

Vijay K. Mittal | Dinesh Vyas

This is the second edition of the Vyas' Comprehensive Textbook of Surgery, a collaborative effort by distinguished surgical educators. Throughout the textbook development process, the authors and editors remained cognizant of the practical limitations and variations involved in treating most general surgical conditions. The result was a comprehensive clinical review that contains numerous practical insights and thousands of illustrations and figures. While the focus of this textbook is on the medical and operative management of conditions seen in the field of general surgery and subspecialties, it also incorporates extensive coverage of medical management and non-operative treatment of many of these conditions. The textbook is written in simple, easy-to-understand language, so that it is accessible to a wide range of readers, including medical and nursing students, surgery residents, practicing and academic surgeons, and others interested in learning about surgery. The primary purpose of this textbook is to provide practical advice on current best practices in surgery. It is an easily accessible resource for surgeons seeking information on basic and new surgical diseases, including options for diagnosis and treatment of these conditions and any associated complications. Additionally, this textbook includes rationale for why some treatments are preferred over others. In addition to be a resource to learn about general surgery and subspecialties, this textbook also includes discussions of the history of surgery from seven thousand BC, evolution and limitations of TNM staging, simulation, clinical research, education, interventional radiology, rural surgery, and new surgical approaches (e.g., laparoscopic, endoscopic, and robotic surgery).

Overall, this textbook is a valuable resource for anyone interested in learning about surgery, and is sure to be the go-to reference to gain practical advice on best practice and the latest techniques in the field.

SCIENTIFIC® PUBLISHERS
WWW.SCIENTIFICPUBONLINE.COM

Delhi
4806/24, Ansari Road, Darya Ganj,
New Delhi - 110 002 INDIA
Mob: +91-95211-3111

5A, New Pali Road
Jodhpur (Raj.) INDIA
Mob : +91-99292-72222
Tel : +91-291-2433323
Email: info@scientificpub.com

WWW.SCIENTIFICPUBONLINE.COM

Sample Page

the legs or on the side of the patient and 5 laparoscopic ports are used (Figure 4). The omentum is displayed and dissected off the greater curvature of the stomach. The gastro-phrenic ligament is divided to the left of the esophagus and freed from the diaphragm.

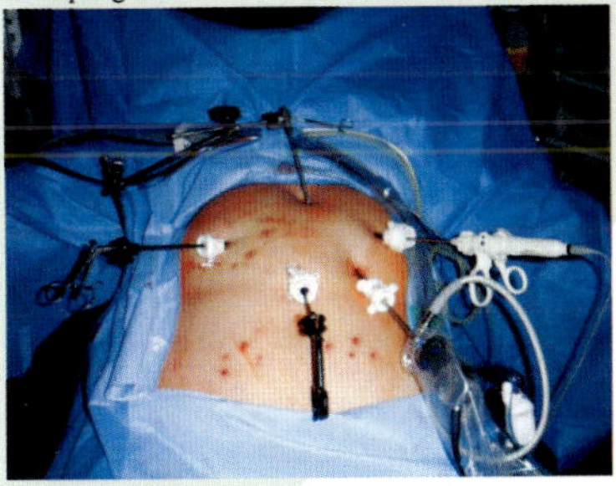

Figure 4: Five port sites used for LSG.

A 32 to 60 French (Fr) bougie is placed through the mouth and into the stomach. A stapling device is used to cut the stomach along the edge of the bougie taking care not to narrow the stomach at the incisura angularis. Using the bougie as a guide and taking care to not allow the staple line to rotate the stomach is vertically transected. At the superior edge, near the esophagus, care is taken to ensure that the final staple line is on the stomach and not on the esophagus or gastro-esophageal junction. Care is taken to ensure that the gastric pouch is not too large (Figure 5 to 7). The last step (Figure 6) may vary among surgeons where some surgeons prefer not to create any pouch.

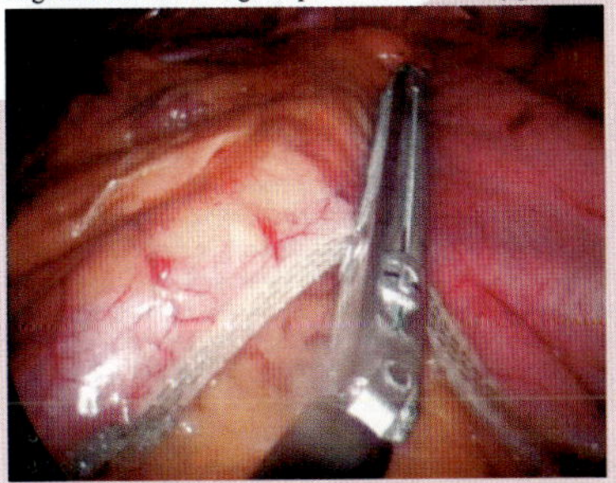

Figure 5: Transection of greater curvature along bougie (inside stomach lumen) during LSG.

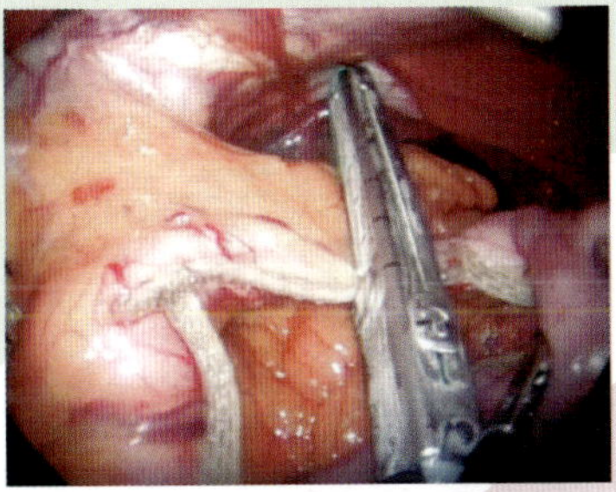

Figure 6: Creation of fundal gastric pouch during sleeve LSG.

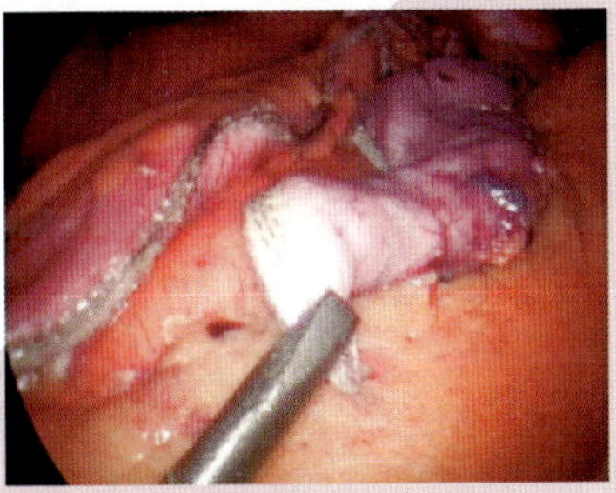

Figure 7: Grasper removing transected greater curve of stomach during LSG.

The integrity of the suture line is checked by either insufflating the stomach with air while the staple line is under water or using blue dye through an NG tube. An upper gastrointestinal series is done on postoperative day one prior to discharge to confirm the integrity of the suture line.

Efficacy of Laparoscopic Sleeve Gastrectomy

LSG has shown to be efficacious at 3- and 5-year follow up with a mean weight loss of 55%.[42] LSG has comparable rates to LRYGB in reduction of comorbidities such as Type 2 Diabetes Mellitus and metabolic syndrome.[43]

LSG works predominantly as a restrictive procedure. Reduction in Ghrelin levels and the rapid transit of nutrients into the small bowel led to earlier secretion of pancreatic polypeptide YY and its associated effects.

Sample Page

Vyas' Comprehensive Textbook of Surgery

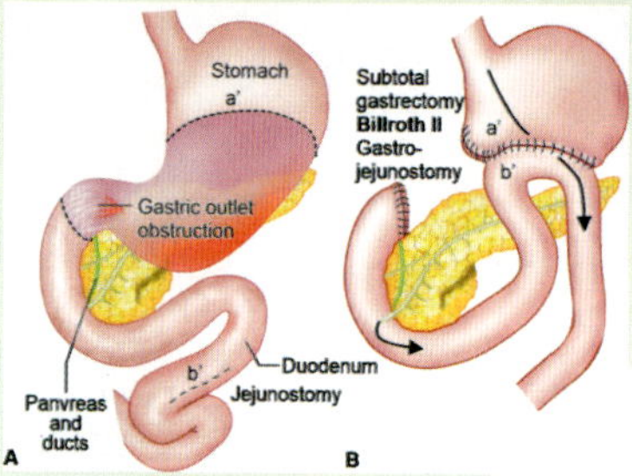

Figure 8: Billroth II Gastrojejunostomy

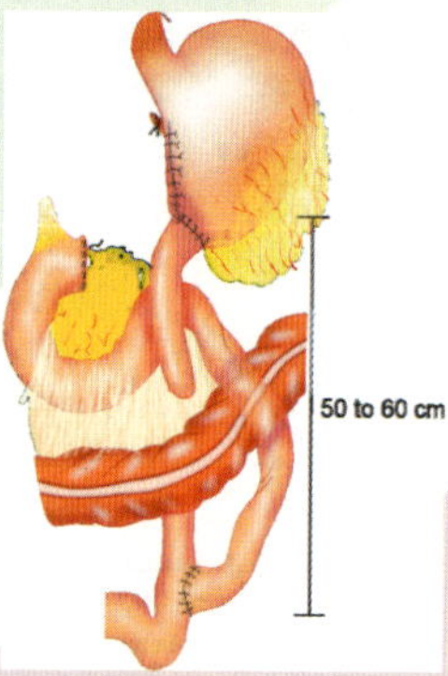

Figure 9: Roux-en-Y Gastrojejunostomy

For Type II gastric ulcers (Figure 4), a distal gastrectomy with truncal vagotomy should be performed once the ulcer has healed sufficiently and the *H. pylori* infection has been cleared. Studies have revealed that individuals getting highly selective vagotomy for Type II or III gastric ulcers had poorer outcomes.

Type IV gastric ulcers (Figure 4) presents a challenge. Surgical treatment is determined by the size of the ulcer, its proximity to the GE junction, and the degree of surrounding inflammation. Ulcers should be excised whenever possible. The most aggressive surgical approach involves a gastrectomy followed by a Roux-en-Y esophagogastrojejunostomy. For type IV ulcers located 2-5cm from the GE junction, the Pauchet procedure should be performed. This involves a distal gastrectomy with the resection to include the lesser curvature with the ulcer. The Sendes procedure may be useful in stable patients or the Kelling-Madlener in unstable patients (Figure 10).

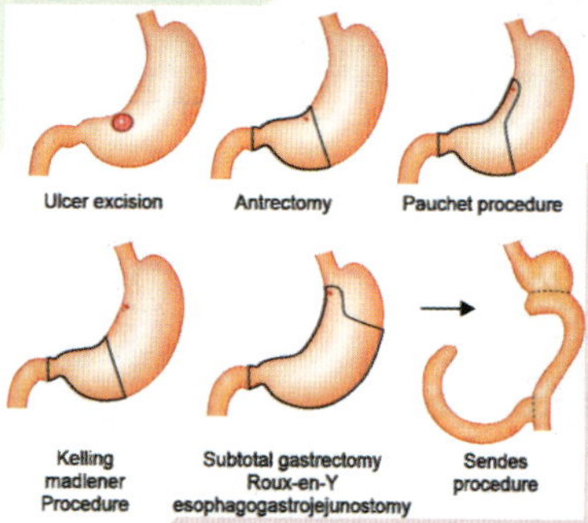

Figure 10: Operative approaches for bleeding gastric ulcers.

Bleeding Duodenal Ulcers

To treat bleeding duodenal ulcers, the standard surgical method is to conduct an anterior longitudinal duodenotomy extending across the pylorus. Bleeding vessels are ligated in the ulcer with 8 sutures at the superior and inferior portion of the ulcer crater to achieve proximal and distal control. The pylorus is repaired in a Heinke-Mikulicz fashion, closing the transverse incision vertically to maintain adequate flow through the conduit (Figure 11). A truncal vagotomy is traditionally performed to lessen the risk of recurrent ulcers. Recurrence rates after truncal vagotomy is between 0-2%.[25] However, the role of vagotomy in bleeding duodenal ulcers remains unclear. According to our current understanding, treating *H pylori* and discontinuing NSAID use should eliminate the underlying risk of ulcer development. Level I data in the literature supports that *H. pylori* eradication eliminates the need for ulcer surgery in perforated duodenal ulcers. However clinical trials with regards to bleeding duodenal ulcers do not exist. According to a survey of surgeons in the UK and US, the majority of surgeons do not conduct a vagotomy as part of an operation to treat a bleeding duodenal ulcer.

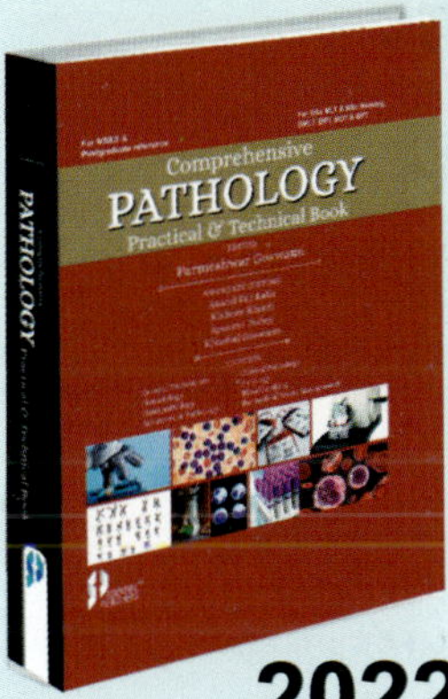

2022

16 Page color

ISBN: 978-93-92590-24-5

Comprehensive PATHOLOGY
Practical & Technical Book

Editors

Parmeshwar Goswami
Principal Chief Medical Officer, SMO (Pathology)

Anand Raj Kalla
Sr. Prof., Dept. of Pathology

Kishore Khatri
Assoc. Prof., Dept. of Pathology

Apoorvi Dubey
Sr. Demonstrator, Dept. of Pathology

Dr. S N Medical College Jodhpur, India

Khushal Goswami
MBBS, NGMC, KU.

This book is study guide and workbook for students looking to broaden or refreshen their skills of Pathology. It is useful for who wishes to understand the subject and is a complementary tool to upgrade their knowledge.
With this book, you will be able to:

- Learn & Understand Pathology laboratory
- Comprehensive Grip over Practical & Technical aspects
- Well illustrated diagrams to understand the concepts

Special Features:

Clinical values within the chapter to evaluate lab investigations. Tabulations, Flow diagrams are also provided Photographs taken to support under- standing of basic fundamentals of the text. Commonly asked question in Viva voce & Past Year Question Papers. Editor tried to make book simple, easy & friendly to readers in aspect of language as well as understanding the study material of optimal concern.

SCIENTIFIC® PUBLISHERS
WWW.SCIENTIFICPUBONLINE.COM

Delhi
4806/24, Ansari Road, Darya Ganj,
New Delhi - 110 002 INDIA
Mob: +91-95211-3111

5A, New Pali Road
Jodhpur (Raj.) INDIA
Mob : +91-99292-72222
Tel : +91-291-2433323
Email: info@scientificpub.com

WWW.SCIENTIFICPUBONLINE.COM

Sample Page

Comprehensive
PATHOLOGY
Practical & Technical Book

Cytology-Normal Cell Structure, Function and Cytologic Criteria of Malignancy

CELL

CELL: Structure and Function

Definition – smallest basic unit of life, responsible for all LIFE's processes.

Discovery: Robert Hooke.

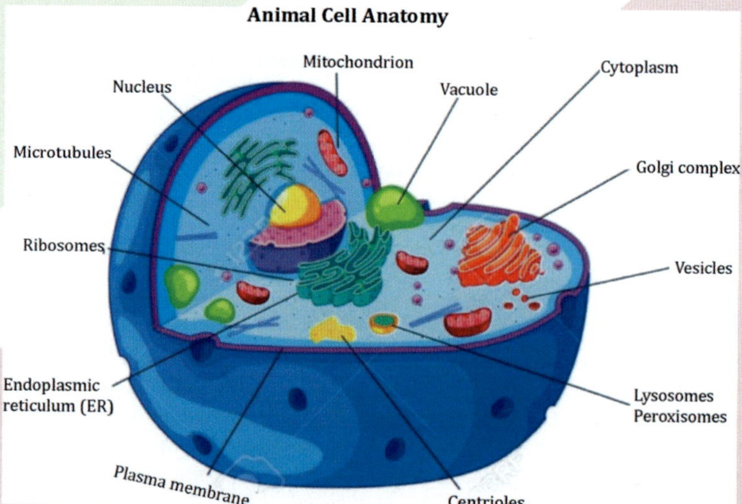

Fig. Cell Anatomy (Courtesy: Alamy)

STRUCTURE: components: cell membrane, cell wall, cytoplasm, nucleus and cell organelles.

Sample Page

Comprehensive
PATHOLOGY
Practical & Technical Book

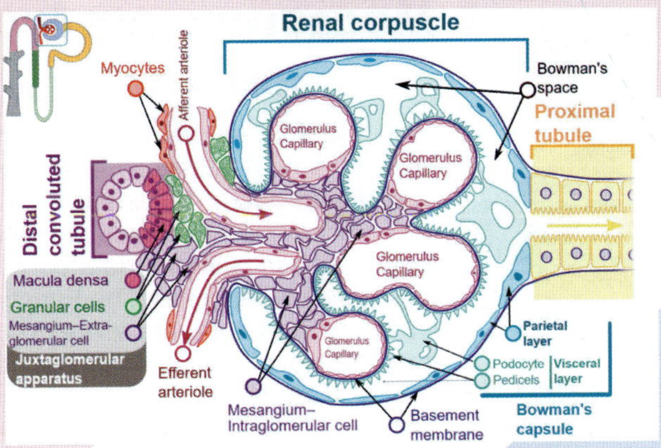

Fig. Structure of Glomerulus (Courtesy: ncbi.nlm.nih)

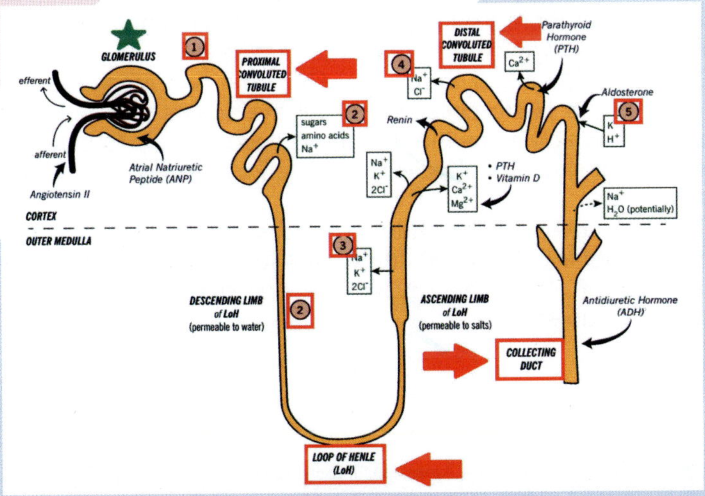

Fig. Physiology of Nephron (Courtesy: pathophys)

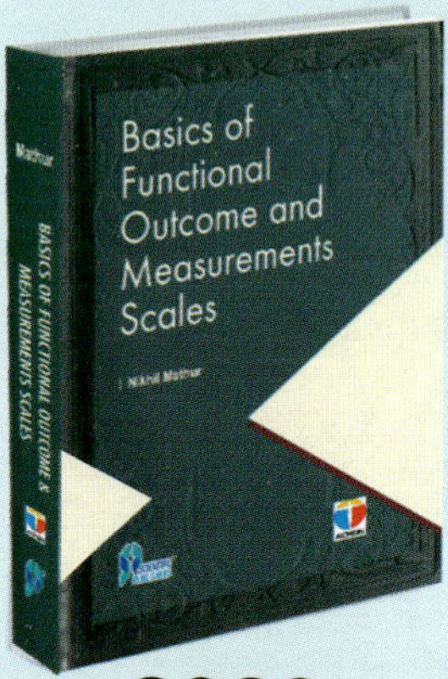

Basic of Functonal Outcome and Measurements Scales

Nikhil Mathur

2023

ISBN: 978-93-94645-88-2

The health care delivery system in present times believes in evidence-based approach. To establish a fact into a true clinical science we rely on functional assessment, data collection and statistical analysis. The Functional Outcome Assessments are extremely important for planning the interventions in clinical research.

This book on functional assessment contains daily regular basic assessments and measurements, which are clinically used by professional therapists and students at their regular college, clinic, hospitals and during research studies.

This book "Basics of Functional Outcome and Measurement Scale" is the basic collection of all the scales and outcome measure, which helps the therapists and medicos to evaluate the current situation of patient and plan effectively with clinical reasoning.

The Book covers all the pattern of problems of patients coming to our regular OPD. It would be best for students enrolled for Bachelor of Physiotherapy course covering Functional and Outcome subjects.

SCIENTIFIC® PUBLISHERS
WWW.SCIENTIFICPUBONLINE.COM

Delhi
4806/24, Ansari Road, Darya Ganj,
New Delhi - 110 002 INDIA
Mob: +91-95211-3111

5A, New Pali Road
Jodhpur (Raj.) INDIA
Mob : +91-99292-72222
Tel : +91-291-2433323
Email: info@scientificpub.com

WWW.SCIENTIFICPUBONLINE.COM